Johann Ludwig Casper
Handbuch der
gerichtlich-medizinischen Leichen-Diagnostik
Thanatologischer Teil, Bd. 2
Nach eigenen Erfahrungen

SE**V**ERUS
Verlag

Casper, Johann Ludwig: Handbuch der gerichtlich-medizinischen Leichen-Diagnostik: Thanatologischer Teil, Bd. 2. Nach eigenen Erfahrungen
Hamburg, SEVERUS Verlag 2011.
Nachdruck der Originalausgabe von 1857.

ISBN: 978-3-86347-055-5
Druck: SEVERUS Verlag, Hamburg 2011

Der SEVERUS Verlag ist ein Imprint der Diplomica Verlag GmbH.

Bibliografische Information der Deutschen Nationalbibliothek:
Die Deutsche Nationalbibliothek verzeichnet diese Publikation in der Deutschen Nationalbibliografie; detaillierte bibliografische Daten sind im Internet über http://dnb.d-nb.de abrufbar.

SE**V**ERUS
Verlag

Sechstes Kapitel.

Tod durch Ertrinken.

§. 53. Allgemeines.

Der Mensch stirbt den Ertrinkungstod, wenn dem atmosphärischen Luftstrom durch Wasser, oder durch irgend eine wässrige oder breiige Flüssigkeit, in welche der Kopf geräth und darin verharrt, der Zufluss zu den Luftwegen versperrt wird. Es ist nicht nöthig, dass der ganze Körper, ja nicht einmal erforderlich, dass der ganze Kopf in das Wasser oder in das Ertränkungsmedium geräth. Der Mensch, der nur mit dem Kopfe darin steckt, und denselben daraus nicht hervorziehn kann oder will, muss ertrinken; eben so gewiss aber auch der, welcher nur mit dem Gesicht sich darin befindet. So ertrinken Menschen in ganz flachen, wasserarmen Bächen, ja in Rinnsteinen, wie z. B. Neugeborne, Trunkene, Epileptische, oder in den allergeringfügigsten Mengen von Flüssigkeiten, wie z. B. Kinder bei der Geburt, wenn dieselbe, wie mir nicht gar wenige Fälle vorgekommen, in ein kleines Gefäss, in das etwas Urin, Blut oder Fruchtwasser geflossen, erfolgt war. Es ist aber auch nicht erforderlich, dass das Medium grade wasserdünn war, denn auch in breiartigen Flüssigkeiten, wie Sümpfen, Abtrittsgruben u. dgl. kann und wird der Tod erfolgen. In allen diesen Fällen entsteht eine negative Blutvergiftung, indem dem Blute der nothwendige Sauerstoffreiz der atmosphärischen Luft plötzlich entzogen, und dieses dadurch unfähig gemacht wird, das Nervensystem zu seinen Functionen anzuregen und zu beleben (§. 39.). Hieraus folgt, dass der Ertrinkungstod in physiologischer Beziehung als ganz identisch zu betrachten ist mit dem Tode durch Erstickung und durch Strangulation. Daher erklärt es sich denn auch, warum die allgemeinen physiologischen Sectionsbefunde beim Ertrinkungstode in keiner Art von denen verschieden sind, die in den beiden vorigen Kapiteln bei den eben genannten Todesarten angegeben worden. Also auch Ertrinkende sterben (vgl. §. 44. S. 491) auf eine vierfache Weise: entweder durch Gehirnhyperämie, oder durch Hyperämie der Brustorgane (Stickfluss), oder durch beide vereint, oder durch Neuroparalyse. Es war der Skepsis der neuern gerichtlich-medicinischen Schriftsteller vorbehalten, den Satz aufzustellen: es könne ein Mensch lebend ins Wasser gerathen, ohne den Ertrinkungstod zu sterben, wenn er z. B. beim Herabstürzen mit dem Kopfe auf Pfähle, Felsen u. dgl. gerathend, sich eine tödtliche Kopfverletzung zufügte! Wenn aber ein Mensch beim Hineinfallen ins Wasser eine Schädelverletzung davon trägt, und daran sofort stirbt, ehe er ertrinkt, dann ist er eben allerdings nicht ertrunken, sondern als Todter ins Wasser gerathen, und wie eine ins Wasser geworfene Leiche gerichtsärztlich zu behandeln. War er aber durch die Verletzungen nicht sofort getödtet worden, sondern lebte er noch, als er ins Wasser kam, dann war er ertrunken, und zu behandeln, wie jeder Fall eines Menschen, dem kurz vor dem Ertrinkungstode noch Verletzungen zugefügt worden waren (vgl. §. 57.). Der Einzelfall kann allerdings unter solchen Verhältnissen Schwierigkeiten darbieten, aber eben die Umstände des Einzelfalles müssen entscheiden.

Von den genannten vier Todesarten ist beim Ertrinken die durch Hirnhyperämie die seltenste. Dass sie niemals vorkomme, wie behauptet worden, kann ich nicht zugeben, noch viel weniger aber, dass sie die häufigste Todesart der Ertrinkenden sei. Allerdings ist den Obductionsprotocollen wenig geübter Obducenten nicht zu trauen, da bei keinem Befunde Täuschun-

gen leichter möglich sind und häufiger vorkommen, als bei diesem. Wollte man sich die Mühe geben (wie ich es gethan),
aus Acten oder Zeitschriften z. B. hundert Obductionsberichte
betreffend Ertrunkene zu vergleichen, so wird man sich nicht
wundern dürfen, den „Blutschlagfluss" nicht als seltne, sondern
als ganz gewöhnliche Todesart der im Wasser Sterbenden genannt zu sehn. Allein sehr, sehr häufig wird die ganz alltägliche, in jeder denkbaren frischen Leiche vorkommende, sichtbar mehr oder weniger starke Anfüllung der nach hinten und
(bei der auf dem Rücken gelagerten Leiche) unten liegenden
Pia mater-Venen und *Sinus,* also die Hirnhypostase (vgl. allg.
Thl. §. 9. S. 25), mit Apoplexie verwechselt, mit welcher sie,
als reine Leichenerscheinung, gar nichts gemein hat. Andrerseits klammern sich Viele bei negativen Obductionsbefunden,
wie sie nach jedem neuroparalytischen Tode oder auch sonst
häufig genug vorkommen, gern, um nur irgend eine positive
Grundlage für das Gutachten aus der Obduction zu entnehmen,
an eine gewisse Anfüllung der Gehirnvenen und Blutleiter an,
die sie *bona fide* für Hyperämie erklären, während eine Verglei-
chung mit v i e l e n andern Leichen zeigen würde, dass hier etwas abnormes Derartiges gar nicht vorlag. Ueberhaupt ist es
einleuchtend, wie einflussreich grade bei diesem Befunde die individuelle Ansicht, ich möchte sagen, das individuelle Auge des
einzelnen Obducenten auf sein Urtheil sein muss, da nichts relativer ist, als der Grad der Anfüllung der Gehirnvenen und
Sinus, nichts unbestimmter, als die Ausdrücke: „sehr gefüllt",
„stark" oder „mässig angefüllt" u. dgl. Es ist auch gar kein
Mittel anzugeben, um diesem Uebelstande abzuhelfen. Versuche,
die ich mit Wägungen des grossen und kleinen Gehirns an-
stellte, allerdings ohne besondre Hoffnung eines Erfolges, da
vorauszusehn war, dass die so sehr verschiednen geistigen und
körperlichen Individualitäten verschiedner Menschen einerseits
und andrerseits die Gewissheit, dass nur verhältnissmässig geringe Uebergewichte von Blut schon hinreichend sind, um wirk-

liche tödtliche Hyperämie zu erzeugen, ein einigermaassen genügendes Ergebniss vereiteln würden, sind so resultatlos geblieben, dass ich sie bald wieder aufgegeben habe! *) — Gewiss ist, dass, selbst wenn man in seltnern Fällen bei Ertrunkenen Hyperämie findet, und als einzigen positiven allgemeinen Leichenbefund, neben den unten zu nennenden speciellen, als Todesursache anerkennen muss, diese Hyperämie immer nur eine verhältnissmässig geringe ist, und dass wirkliche Hämorrhagie zu den allerseltensten Befunden gehört, und nur unter besondern und eigenthümlichen Umständen vorkommt. So habe ich dieselbe bei einem Manne von 30 Jahren gefunden, der betrunken in einen Morast gefallen und darin ertrunken war. Die morastige Flüssigkeit fand sich in der Luftröhre wie alle übrigen Zeichen des Ertrinkungstodes in der Leiche. Die Meningen strotzten von Blut und unter der *dura mater* fand sich ein Extravasat im Durchmesser eines Zolles. (Vgl. 248. Fall S. 572.)

Der Tod durch Hyperämie der Brustorgane und der neuroparalytische Tod kommen beim Ertrinken fast ganz gleich häufig vor. Es versteht sich von selbst, dass wir hier, wie überall, nur frische Leichen im Auge haben. Warum nun aber A. im Wasser apoplectisch, B. suffocatorisch, C. neuroparalytisch stirbt u. s. w., ist mit einiger Sicherheit nicht anzugeben. Gewiss haben individuelle Körperanlage, verschiedne Temperatur des Wassers, Bewusstlosigkeit, Trunkenheit, Schreck im

---

*) Beispielsweise führe ich nur folgende an acht Leichen, sämmtlich Männern und sämmtlich Erhängten, an:

Mann von 25 Jahren; Gehirngewicht 3 Pfd. 6 Loth (bürg. Gew.)

»	»	18	»	»	3	»		»
»	»	50	»	»	2	»	22	»
»	»	40	»	»	3	»	16½	»
»	»	32	»	»	3	»	8	»
»	»	40	»	»	3	»	14	»
»	»	50	»	»	3	»	7¼	»
»	»	28	»	»	3	»		»

Welche Schwankungen unter ziemlich gleichen Verhältnissen!

Augenblicke des ins Wasser Gerathens, der Kampf gegen das
Element oder die freiwillige oder unfreiwillige Passivität beim
Untersinken und andre Umstände der Art hier einen Einfluss.
Aber Thatsächliches lässt sich hierüber Nichts aufstellen, was
indess für die Praxis unerheblich ist, welche sich lediglich an
die, wie immer mannigfaltigen Leichenbefunde zu halten hat,
die ihr die Erfahrung als diagnostische Erkennungszeichen des
Todes im Wasser überliefert.   Aber ausser den erwähnten allgemeinen Befunden der *resp.* physiologischen Todesart hat nun
auch diese Ursache derselben, das Ertrinken, so gut wie die
Ursachen bei der analogen Todesart durch Ersticken und Strangulation, ihre speciellen, ihr eigenthümlichen Wirkungen, die in
Verbindung mit den allgemeinen Befunden erwogen werden
müssen, um die Diagnose festzustellen.

§. 54. Diagnose. a) Die äussern Befunde.

Bei jeder unbekannten, aus dem Wasser gezognen Leiche
drängen sich von selbst die beiden Fragen auf: ob *denatus* lebend oder todt ins Wasser, und ob er durch einen Zufall, oder
durch eigene oder fremde Schuld hinein gelangt war? In ersterer Beziehung ist Leben beim Hineinkommen ins Wasser immer zu präsumiren. Freilich dient das Wasser nicht bloss dazu,
sich unnützer und lästiger Sachen zu entledigen, wie Schutt,
Kehricht, Excremente, leere, von einem Diebstahl herrührende
Kisten und Kästen u. dgl. m., sondern es werden auch Leichen, namentlich die von Neugebornen hineingeworfen, um sie
auf bequeme und wohlfeile Weise zu beseitigen, oder um Verbrechen zu verdunkeln.   Allein die grosse, weit überwiegende
Mehrzahl der Fälle betrifft dennoch aller Orten lebendig ins
Wasser gekommene Menschen. Denn bekanntlich ist kein Tod
durch zufälliges Verunglücken leichter, als der durch Ertrinken
beim Baden, Schiffen, bei Ueberschwemmungen, beim Uebergang
über Brücken und Stege, beim Fischen, bei Färbern, Wäsche-
rinnen, Gerbern, Wasserbauten u. s. w., und eben so bekannt

ist es, dass freiwilliges Ertränken, nächst dem Erhängen, die beliebteste Todesart der Selbstmörder, zumal im Sommer ist. Gegen diese überwiegend grosse Mehrzahl von lebend ins Wasser gelangenden Menschen bilden die Fälle von hineingeworfenen Leichen, namentlich von Erwachsnen, eine unerhebliche Minderzahl, weshalb im Allgemeinen die Präsumption für Ersteres immer gerechtfertigt ist. Allein in irgend zweifelhaften Fällen genügt natürlich diese Präsumption nicht, und es muss dieselbe durch die Leichenuntersuchung wo möglich zur Gewisswissheit, oder mindestens zu jenem Grade der Wahrscheinlichkeit erhoben werden, den der individuelle Fall nach seinen Eigenthümlichkeiten dem gerichtlichen Arzte zu geben gestattet. Von dem Satze ausgehend, dass es kein untrügliches und constantes, d. h. kein solches diagnostisches Zeichen gebe, welches in keiner Leiche eines Ertrunkenen jemals fehle und das ausschliesslich nur dem Ertrinkungstode zukomme, ein Satz, der in dieser seiner Nacktheit nicht bestritten werden soll, hat sich eine grosse Mehrzahl von Schriftstellern bei diesem Thema, wie bei keinem andern in der *Medicina forensis*, höchstens mit Ausnahme der Frage von der Athemprobe, bemüht, die Schwierigkeiten bei Feststellung eines zweifelhaften Ertrinkungstodes als so mannigfaltig und unüberwindlich darzustellen, dass ein Anfänger verzweifeln muss, wenn ihm nach solchen Warnungen die Aufgabe wird, ein betreffendes Gutachten abzugeben. Es kommen nun allerdings schwierige und besonders verwickelte Fälle gar nicht sehr selten vor; allein je zahlreichere Fälle Ertrunkener ich in der Reihe der Jahre gesehn, desto mehr habe ich mich überzeugt, dass die Schwierigkeiten in Betreff der Feststellung des Ertrinkungstodes sehr übertrieben werden, und ich stehe nicht an, mich jetzt dem practisch erfahrnen Devergie anzuschliessen, welcher behauptet *): dass er in neun Zehnteln aller Fälle mit gutem Gewissen erklären

---

*) a. a. O. II. S. 351.

würde, ob das Ertrinken im Leben oder nach dem Tode Statt
gefunden habe? Es versteht sich, dass auch hier wieder die
Zeichen in ihrer Gesammtheit erwogen werden müssen, und
dass darauf zu achten, ob der negative Werth eines oder mehrerer unter ihnen den positiven der andern überwiegt, oder umgekehrt. Kaum Eine Todesart unter allen gewaltsamen hat ein
solches Heer von Bearbeitern gefunden, als die des Ertrinkens;
bei keiner tritt daher auch die Verschiedenheit in den Angaben,
der Streit der Meinungen so grell hervor. Ich würde die Unsicherheit nur vermehren, wenn ich nicht auch hier wieder den
Zweck dieses Buches festhielte, bei nöthiger Berücksichtigung
der Angaben der bessern Autoren, hauptsächlich und namentlich im Urtheile nur eignen Untersuchungen zu folgen, und
auszusprechen, was mich selbst die Naturbeobachtung gelehrt
hat. Versuche an Thieren betreffend den Ertrinkungstod habe
ich nicht angestellt; was sie ergeben konnten, scheint mir durch
die lehrreichen Experimente von Piorry, Orfila, Albert,
Riedel, Maier, Löffler, Kranzler u. A. erschöpft, die viel
des Interessanten geliefert haben, wenn gleich, was ihre Anwendung auf die gerichtlich-medicinische Praxis betrifft, nicht verkannt werden kann, dass der Schluss von Thieren auf Menschen
in der *Medicina forensis* immer und überall ein gewagter und
bedenklicher ist. — Wir lassen zuerst die äussern Zeichen, die
Leichenbefunde bei der Inspection, folgen.

1) Kälte der Leichen. Die Behauptung, dass die Leichen Ertrunkener sich besonders kalt anfühlen lassen, die zuerst
der vormalige Gerichts-Physicus von Berlin, Mertzdorf, ausgesprochen, ist neuerlich wieder von Siebenhaar *) aufgestellt
worden. So lange ein so relativer Begriff wie dieser nicht
durch Thermometermessungen festgestellt werden kann, so lange
wird dabei der Subjectivität des einzelnen Gerichtsarztes viel

---

*) Encyclop. Handb. der ger. Arzneik. I. S. 434.

zu viel Spielraum gelassen, um dem Zeichen irgend einen Werth beilegen zu können.

2) Auffallende Blässe der Leiche. Es ist mir eine eigenthümliche Blässe Ertrunkener noch niemals aufgefallen. In der That ist es auch schon recht schwer unter mehrern gleichzeitig vorliegenden Leichen zu bestimmen, welche blässer als die andere sei, geschweige einen derartigen Ausspruch zu thun, wenn, wie gewöhnlich, eben nur Eine Leiche vorliegt. Hat man vollends einmal eine vorgefasste Meinung, so kann man sich besonders leicht täuschen.

3) Das Gesicht ist bei Leichen von ganz kürzlich Ertrunkenen, die bald aus dem Wasser gezogen worden und bald darauf zur Beobachtung kommen, blass, in der Mehrzahl der Fälle nicht aufgetrieben, die Augen geschlossen, und wenn Erstickung die Todesart war, zeigt sich gern Schaum vor dem Munde. Hatte die Leiche aber schon einige Zeit, d. h. im Sommer zwei bis drei, im Winter acht bis zehn Tage im Wasser gelegen, dann zeigt sich das Gesicht schon nicht mehr bleich, sondern vielmehr röthlich oder bläulich-roth, als erster Anfang der eintretenden Verwesung, welche bei Wasserleichen einen ganz von allen andern Fällen abweichenden Gang und Verlauf nimmt (vgl. §. 58.).

4) Vorlagerung oder Einklemmung der Zunge ist ein ganz unbeständiges, und daher nichts beweisendes Zeichen. Man findet die Zunge eben so häufig hinter den Kiefern, als zwischen ihnen (§. 41. spec. Thl. S. 468).

5) Gänsehaut. Es ist dies jedenfalls ein beachtenswerthes Zeichen, und man versäume nie, die Körperoberfläche der Leiche, namentlich die Vorderfläche der Extremitäten, den Lieblingssitz der Gänsehaut, darauf zu untersuchen. Denn man wird dieselbe kaum je, auch im Sommer nicht, bei einem wirklich Ertrunkenen vermissen, vorausgesetzt auch hier wieder, dass man die Leiche zur Besichtigung erhält, bevor durch den Verwesungsprocess die Hautfläche ganz entstellt und namentlich

die Oberhaut bereits abgelöst ist. Indess für sich allein ist die Gänsehaut nichts weniger als ein diagnostisches Zeichen des Ertrinkungstodes. Denn ich habe schon früher darauf aufmerksam gemacht, dass bei Menschen von „straffer Faser", zumal bei solchen aus der untern Volksklasse, die eine derbe, straffe, im Leben nicht gepflegte Haut hatten, diese im Leben (wie Jeder sich bei solchen Individuen leicht wird überzeugen können), wie nach dem Tode eine körnige Beschaffenheit zeigt, die gar nicht von einer sogenannten Gänsehaut zu unterscheiden ist. Hierzu füge ich aber noch einen andern Thatbestand, von dem ich durch fortgesetzte Untersuchungen von Leichen gewaltsam Gestorbner vergewissert worden bin, den nämlich, dass nach allen Arten von Selbstmord, Erschiessen, Erhängen, Erstechen u. s. w., ja nach allen, auch durch Unglücksfall erfolgenden plötzlichen Todesarten gesunder Menschen, z. B. durch Sturz u. s. w. eine Gänsehaut am Leichnam ungemein häufig zu beobachten ist, ganz eben so körnig und deutlich ausgeprägt, wie nur immer nach dem Ertrinkungstode. Man wird sich bei fast jeder derartigen Leiche davon überzeugen können. Ohne Zweifel ist hier die Gemüthserschütterung im Augenblicke der zufälligen oder der Selbsttödtung als veranlassende Ursache anzusprechen, wie sie ja im Allgemeinen als solche mit Recht anerkannt ist, und dass eben diese Gemüthsbewegung, mehr als der Eindruck des kalten Wassers, auch beim Ertrinken, die Erzeugung der Gänsehaut bedinge, dafür spricht der Umstand, dass eben die Temperatur des Wassers hierin keinen erheblichen Unterschied macht. Denn auch bei recht hoher Temperatur des Wassers im heissesten Sommer erscheint die Gänsehaut, wie bei niederer im Winter.

6) Die Beschaffenheit der Hände und Füsse. Schon wenn ein Mensch 12—24 Stunden im Winter wie im Sommer im Wasser gelegen hatte, (viel früher in der Regel nicht,) beginnen Hände und Füsse eine livide, graubläuliche Farbe anzunehmen. Nach zwei bis drei Tagen ist die Farbe grau-blauer

geworden, und sticht schon sehr deutlich von der übrigen Farbe der Leiche ab. Gleichzeitig hat sich nunmehr auch die Haut der Hände und Füsse in Längenfalten gerunzelt, und die Glieder haben grosse Aehnlichkeit mit denen eines cyanotisch-asphyctischen Cholerakranken. *) Die weitern Veränderungen werden wir unten beim Verlaufe des Verwesungsprocesses bei Ertrunkenen (§. 58.) erwähnen. Was aber den diagnostischen Werth dieser „Cholerahände" bei Wasserleichen betrifft, so ist er gleich Null, denn die Erscheinung ist ein reines Leichenphänomen; natürlich, da sie sich erst nach 12—24 Stunden des im Wasser Liegens auszubilden anfängt, in welcher Zeit der Mensch längst eine Leiche war. Niemals wird man eine Verfärbung oder Hautrunzelung der Hände und Füsse an der Leiche eines Menschen finden, der ertrunken, aber schon nach einer halben, nach zwei, sechs, acht Stunden aus dem Wasser gezogen worden war. Andrerseits haben wir sie zum Ueberfluss auf dem Wege des Experimentes vollständig hervorgebracht durch Einlegen von Leichen ins Wasser, ja durch blosses Einwickeln ihrer Hände mit stets nass gehaltnen Tüchern während einiger Tage. Dies Zeichen, zumal in seinen spätern Ausbildungsgraden, beweist daher nichts mehr und nichts weniger, als dass der betreffende Körper, wenn der ursprüngliche Auffindungsort etwa unbekannt geblieben wäre, im Wasser gelegen haben müsse, in keiner Weise aber, ob derselbe todt oder lebend hineingerathen gewesen sei. Aber auch in der genannten Beziehung kann dasselbe werthvollen Aufschluss für den Richter geben. Denn es kann, wofür ich selbst einen Fall zu behandeln gehabt, vorkommen, dass Diebe die Leiche eines, nahe am Ufer liegenden Ertrunkenen aus dem Wasser hervorziehn und berauben, bei dieser Gelegenheit auch wohl durch rohes Verfahren beschädigen und dann liegen lassen, und der Fall kann dadurch das Ansehn eines an dem Verstorbenen verübten Raubmordes gewinnen.

---

*) S. die Abbildung Taf. III. Fig. 8.

‚Schon beim Herantreten an die Leiche aber würde man sogleich die Ueberzeugung gewinnen und aussprechen können, dass dieselbe, wenn sich jene Beschaffenheit der Haut an Händen und Füssen findet, schon als Leiche längere Zeit im Wasser gelegen haben müsse, und die fernere Untersuchung derselben wird dann das Weitere ergeben.

7) Sand, Kies, Schlamm u. dgl. unter den Nägeln der Finger der Leiche. Die genauste Untersuchung zeigt dergleichen bei den meisten Ertrunkenen gar nicht, und nur bei solchen kommt es vor, die im Untersinken auf den Grund geriethen und hier, oder am Ufer, oder an Schiffen und Flössen u. s. w. längere Anstrengungen machten, um sich zu retten. Der Befund wird von Wichtigkeit sein, da nicht anzunehmen, dass etwanige Mörder sich die Zeit und Mühe genommen haben sollten, auf diese schwierig herzustellende Weise der Leiche das Ansehn eines Ertrunkenen geben zu wollen, wogegen möglicherweise allerdings beim Herausziehn der Leiche aus dem Wasser Sand u. dgl. unter die Nägel gerathen sein konnte. Allein der Mangel eines solchen Befundes ist, aus dem angeführten thatsächlichen Grunde, für die Diagnose des Ertrinkungstodes vollkommen unerheblich.

8) Auf ein anderes und neues Zeichen des wirklichen Ertrinkungstodes habe ich in den „gerichtlichen Leichenöffnungen" *) aufmerksam gemacht, nämlich auf das Zusammengezogensein des *Penis* bei lebendig ins Wasser gerathnen und darin ertrunkenen Männern. Ich habe dies fast bei keiner dergleichen frischen Leiche vermisst, und andrerseits Gleiches so beständig nach keiner andern Todesart gefunden. Auch bei den colossalsten Männergestalten findet man dies Glied kurz und zurückgezogen, und selbst der spätere Verwesungsprocess, der dasselbe aufschwellt, lässt doch immer noch die geringe Längenausdehnung des Organs deutlich wahrnehmen. Brett-

---

*) Zweites Hundert S. 109.

ner *) hat sehr geistvoll dies auffallende Phänomen mit der Gänsehaut zusammengestellt. „Glatte Muskelbündel", sagt derselbe, „in der obern Schicht der Lederhaut gelegen, umfassen die Talgdrüsen und treiben diese körnerförmig hervor, so oft sie sich contrahiren, das ist die Gänsehaut. Eben solche glatte Muskeln finden sich im Unterhautzellgewebe des *Penis;* sie verlaufen vorzugsweise parallel der Längsaxe des Gliedes, aber auch nicht selten mit starken Bündeln der Queere nach (Köllicker). Man darf erwarten, dass ihre Contraction das schwammige, wenig widerstandsfähige Gewebe des *Penis* zusammendrücken, die Dimensionen des Gliedes, seine Breite, seine Dicke, namentlich aber, zufolge seiner beschriebnen Anordnung, seine Länge verringern, kurz recht eigentlich ein „Zusammengezogensein" des *Penis* erzeugen werde, und weiter, dass derselbe Reiz, welcher die glatten Hautmuskeln, auch diese glatten *Penis*-Muskeln zur Zusammenziehung zu bestimmen fähig sei, z. B. die Kälte und der Schreck."

§. 55. Fortsetzung. b) Die innern Befunde.

9) Hirnhyperämie. Es ist davon bereits (§. 53. S. 551) ausführlich die Rede gewesen. Ihr Fehlen bei wirklich Ertrunkenen ist die Regel, wird also niemals das Gegentheil erweisen können. Dazu kommt, dass vorgeschrittne Fäulniss sie, wo sie ursprünglich vorhanden war, ganz verschwinden macht. In solchem Falle, in welchem sich so überwiegend viele Wasserleichen befinden, die zur Cognition des Gerichtsarztes kommen, ist, wie wir unten zeigen werden, so zu sagen der äussere Kopf ein weit beweisenderer Befund, als der innere.

10) Offenstehn des Kehldeckels. In Kranzler's Versuchen an Thieren hat es sich gezeigt, dass, wenn man vor dem Eintritt der Fäulniss obducirt, der Kehldeckel immer grade in die Höhe gerichtet steht, die Thiere mögen ertränkt oder

---

*) m. Vierteljahrsschrift 1855. VII. S. 159.

auf irgend eine andre Weise getödtet sein.   An Thieren habe
ich, wie schon bemerkt, keine Versuche gemacht. Bei Menschen
hat der Stand der *Epiglottis* keinen diagnostischen Werth.   Es
ist eben so oft, wie das Aufrechtstehn, auch das Gegentheil als
beim Ertrinkungstode beobachtet, behauptet worden, und mit
Recht, denn man findet in den Leichen wirklich beides, aber
wohl ganz und gar unabhängig vom Ertrinkungstode, nämlich
bedingt und modificirt — durch die Manipulation der Leiche
und ihres Halses beim Eröffnen der Luftröhre und des Kehlkopfes.

11) Schaum in der Luftröhre. Von diesem hochwich-
tigen Zeichen bei Erstickten, und namentlich bei Ertrunkenen,
ist bereits (§. 40. S. 466) ausführlich die Rede gewesen. Man
findet bei frischen Leichen suffocatorisch Ertrunkener, neben der
zinnoberroth erscheinenden Injection der Schleimhaut, bald nur
einzelne, weisse, aber sehr deutlich wahrnehmbare, kleine Perlbläschen, bald schon weit mehr Schaum, der meist weiss, seltner blutig gefärbt ist, bald endlich den ganzen Canal der *Tra-*
chea vollkommen angefüllt und ausgestopft mit solchem feinbla-
sigen, weissem Gischt.   Dass derselbe bis in die Bronchien
hinabsteigt, oder vielmehr von dort und ihren Verästelungen
ausgeht, erkennt man deutlich, wenn man, was ich schon oben
empfohlen habe, auf die noch unberührten Lungen einen starken
Druck ausübt, wo man dann auch in solchen Fällen, wo in der
geöffneten Luftröhre sich wenig oder nichts von diesem Schaum
vorfindet, ihn sogleich heraufsteigen sehn wird. Wenn Devergie meint, dass der Schaum in der Luftröhre nur dann gefunden werde, wenn der Kopf des Ertrinkenden noch über Wasser kam und atmosphärische Luft athmete, so muss ich, auf
ganz bestimmte Beobachtungen gestützt, das Irrige dieser Ansicht behaupten.   Auch bei Menschen, die notorisch gleich unter Schiffe, Balken u. s. w. geriethen, als sie ins Wasser fielen,
und nicht wieder lebend an die Oberfläche kamen, bei Andern,
die sich mit schweren Steinen belastet hatten, um sogleich und

sicher unterzugehn, was sie anscheinend auch erreicht haben
mussten, habe ich diesen Befund in der Luftröhre ganz wie in
andern Fällen gefunden, in denen ein Wiederemportauchen zwar
nicht bekannt war, aber immerhin angenommen werden mochte.
Jedenfalls, da dieser Schaum ein Product der Mengung der
eingedrungenen Ertränkungsflüssigkeit, des Schleims der Schleimhaut auch wohl des Blutes aus zerrissenen Gefässen mit der in
der Luftröhre und den Lungen noch enthaltenen Luft ist, eine
Mengung, vermittelt durch die letzten gewaltsamen Respirationsbewegungen, muss derselbe als unbestreitbares Zeichen einer vi-
talen Reaction, d. h. des, zur Zeit seiner Entstehung noch vorhanden gewesnen Lebens betrachtet werden. Die Möglichkeit, dass dennoch der betreffende Mensch erst als Leiche ins
Wasser gekommen, nachdem er irgendwie anderweitig erstickt
war, und sich bei diesem Tode dieselbe Schaumbildung erzeugt
hatte (§. 40.), diese Möglichkeit bleibt allerdings bestehn. Aber
abgesehn davon, dass eine solche zufällige Concurrenz gewiss
nur äusserst selten vorkommen wird, und in den gewöhnlichen
Fällen nicht präsumirt werden kann, werden *event.* dann ja auch
noch die übrigen Zeichen des wirklichen Ertrinkungstodes erwogen werden und Licht geben. Leider! wird auch dies vortreffliche Zeichen durch den Verwesungsprocess zerstört, und
man findet dann Luftröhre und Bronchien ganz leer, wenn derselbe nur irgend schon vorgeschritten war. Einen Anhaltspunkt
für das Urtheil wird man in solchen, so häufigen Fällen indess
wenigstens noch in der, dann nothwendig und sicher sich er-
gebenden Verwesungs-Färbung der Luftröhrenschleimhaut haben,
die, wie oben bemerkt (S. 51), schon so verhältnissmässig rasch
und als eine der frühsten Verwesungserscheinungen eintritt,
und durch die kirschbraune Röthe der ganzen innern Fläche
des Kehlkopfs und der Luftröhre leicht erkennbar ist.

12) Die verschiedene Wölbung des Zwerchfells, das
man bald hoch nach der Brust hinaufgestiegen, bald nach unten
gedrängt gefunden haben will, ist zur Berücksichtigung empfoh-

len worden. Ein Zeichen, wie dies, das ganz von der Fäulniss abhängt, kann dem Practiker keinen diagnostischen Anhalt geben. Je weiter die Verwesung vorgeschritten, je mehr die Därme von Gas aufgetrieben sind, desto höher wird das Zwerchfell hinaufgedrängt werden, und umgekehrt.

13) Das Hypervolumen der Lungen. Die Lungen in der frischen Leiche eines wirklich Ertrunkenen in jedem Lebensalter bieten ein so eigenthümliches Ansehn dar, dass das Zeichen ein wahrhaft thanatognomisches genannt werden kann. Nur in den allerseltensten Fällen und bei sehr weit vorgeschrittner Fäulniss des ganzen Leichnams und aller seiner Organe lässt es in Stich. Solche Lungen nämlich füllen die Brusthöhle strotzend aus, so dass sie ganz an den Rippen anliegen und das Herz fast ganz bedecken; sie erscheinen ballonartig aufgeblasen und sind nicht wie gewöhnlich gesunde Lungen ziemlich derb und knisternd, sondern gleichsam schwammartig anzufühlen. Gleiches kommt so constant nach keiner andern Todesart vor, als nur noch bei den höchsten Graden acuten Lungenoedems, was aber hier nicht Statt findet, und ausserdem noch zuweilen nach Erstickung in nicht athembaren Gasen. Dieses Aufschwellen der Lungen ist zum Theil eine wirkliche Hyperaerie, eine Folge gewaltsamster Inspirationen, wenn der Kopf des Ertrinkenden noch über die Wasserfläche emporgetaucht war, zum Theil und hauptsächlich aber eine Folge des Eindringens der Ertränkungsflüssigkeit in die Lungen, wie die vielfach angestellten Versuche an Thieren mit gefärbten Ertränkungsflüssigkeiten unzweifelhaft nachgewiesen haben. Wenn man in die Lungen einschneidet, so fliesst ein wässrig-blutiger Schaum massenhaft hervor. Wenn in den Controversschriften über den Ertrinkungstod, zum Theil auf Grund beiderseitig angestellter Versuche an Thieren, eben so oft behauptet worden ist (Daniel, Morgagni, de Haen, Metzger, Orfila u. A.) als bestritten (Goodwyn, Haller, Maier, Wistrand, Albert u. A.), dass Wasser auch nach dem Tode in die Luft-

wege dringen und nicht dringen, oder endlich, dass es dann
nur noch unter künstlichen Veranstaltungen hineingelangen
könne (Löffler, Riedel, Kranzler), so giebt es Ein Criterium, das diesen wissenschaftlich interessanten Streit für die
Praxis unerheblich macht, ich meine die schaumige Beschaffenheit der in den Lungen, wie in den Luftwegen überhaupt,
befindlichen Flüssigkeit, die unter keinen Umständen, auch durch
die künstlichsten Veranstaltungen, Injectionen u. dgl. nicht, in
der Leiche erzeugt werden kann, da sie ein Product der lebendigen Athemanstrengungen der Sterbenden ist (S. 563). Das
durch Versuche unumstösslich erwiesene Factum, dass nicht
etwa blosse Hyperämie ausschliesslich es ist, die das Hypervolumen der Lungen erzeugt, erklärt es auch, warum diese Beschaffenheit der Lungen bei Ertrunkenen auch da gefunden
wird, wo dieselben gar nicht den Erstickungs- sondern den
neuroparalytischen Tod starben, was den diagnostischen Werth
dieses wichtigen Zeichens erhöht. Wir sagten oben, dass dasselbe nur durch sehr hohe Verwesungsgrade zerstört wird; dagegen ist noch zu bemerken, dass es in den frühern Verwesungsgraden und selbst dann noch wahrnehmbar ist, wenn der
Schaum in der Luftröhre bereits ganz, das Blut im Leichnam
schon fast ganz durch den begonnenen Fäulnissprocess verdunstet ist. Dass die bedeutende Beweiskraft dieses Befundes endlich sich zur unumstösslichen steigern kann, wenn die Flüssigkeit, in der der Mensch ertrank, eine eigenthümliche war, z. B.
Mistjauche, Seifwasser, Urin u. dgl. und diese sich in den Lungen wiederfand, bedarf keiner Erörterung.

14) Hyperämie des rechten Herzens bei gänzlicher
oder fast völliger Leere des linken. Sie ist nur Einer der Befunde des allgemeinen Erstickungstodes (§. 40.) und kann also
nur diesen erweisen, der anderweitig erfolgt sein, und nach
dessen Eintritt die Leiche ins Wasser geworfen worden sein
konnte. Sie fehlt aber eben deshalb bei wirklich Ertrunkenen
in allen den zahlreichen Fällen, in denen deren Tod auf andre

Art als suffocatorisch, namentlich wenn er neuroparalytisch erfolgte. Ganz eben so ist

15) die Ueberfüllung der Lungenarterie und

16) die wirkliche Hyperämie der Lungen zu würdigen.

17) Die auffallende Flüssigkeit des Blutes im ganzen Leichnam, das eine dem Kirschsafte ähnliche Farbe zeigt, ist dasjenige Zeichen, über welches von jeher die Meinungen, wie über kein andres übereinstimmten. Die Blutvergiftung durch den Nichtzutritt des Luft - Sauerstoffes, wodurch seine Gerinnungsfähigkeit beeinträchtigt wird, erklärt diese Blutbeschaffenheit leicht, die auch thatsächlich bei keiner Art des Ertrinkungstodes fehlt und fehlen kann. Aus eben jenem Grunde muss dieselbe Blutzersetzung aber auch entstehn, und entsteht sie (§§. 39. 53.) bei jeder andern Todesart, welche durch Verhindern des Einströmens der athembaren Luft in die Athmungswerkzeuge bewirkt wird, wie ferner dieselbe auch nach narcotischen Vergiftungen, Faulfiebern und, wie behauptet wird, nach tödtlichem Blitzschlag entsteht. In Verbindung mit den übrigen diagnostischen Zeichen wird indess die etwanige Vermuthung einer anderweitigen derartigen Todesart bei aus dem Wasser gezognen Leichen, was diesen Befund betrifft, leicht bestätigt oder beseitigt werden können. Bei einem, in frischer oder nur noch nicht sehr verwester Leiche niemals fehlendem Obductionsbefunde, wie dieser, ist es nur wieder zu beklagen, dass derselbe ebenfalls durch den vorgeschrittnen Fäulnissprocess, der die Leichen ganz blutlos macht, vollkommen verschwindet.

Weniger Anhaltspunkte, als die genannten, geben endlich die Sectionsbefunde in der Bauchhöhle. Der wichtigste und vielbesprochenste unter ihnen ist:

18) Das Vorhandensein von Ertränkungsflüssigkeit im Magen. Es fragt sich zunächst, was die Beobachtung im Grossen an Leichen unzweifelhaft Ertrunkener über die Thatsache lehrt? Es ist dies, dass in den meisten Fällen mehr oder

weniger Wasser im Magen wirklich gefunden wird, von einer ganz schwappenden Anfüllung an, bis zu wenigen Esslöffeln, und dass nur selten der Magen bei nicht ganz verwesten Leichen — denn bei diesen ist, mit allen Flüssigkeiten, meist auch das etwa früher vorhanden gewesene Wasser im Magen verdunstet — vollkommen leer angetroffen wird. Wenn dieser Befund von wässrigem Inhalt des Magens in Abrede gestellt worden, so lag, glaube ich, eine hier sehr leicht mögliche Täuschung zu Grunde, auf die erst eine längere Praxis aufmerksam macht, ich meine den Umstand, dass, wenn man, wie so gewöhnlich, Speisebrei im Magen findet, zumal wenn der Brei nicht sehr flüssig ist, man allerdings gar nicht genauer bestimmen kann, wie viel im Todeskampf verschlucktes Wasser demselben beigemischt worden ist. Dagegen sind die Fälle ungemein häufig, wo der Speisebrei wasserdünn ist, oder wo man ohne alle Speisereste Wasser im Magen findet. Dass dasselbe nicht nach dem Tode hineingelangt sein konnte, darüber ist gegenwärtig kaum noch eine Meinungsverschiedenheit, da vielfache Versuche an Thieren darüber entschieden haben. Riedel*) fand bei fünf todt ins Wasser geworfnen Katzen und bei drei in günstigster Stellung unter Wasser gebrachten Kinderleichen nach 1 — 2 Tagen keine Spur eingedrungner Flüssigkeit; Kranzler**) bei seinen, in Dintenwasser geworfnen Thierleichen selbst dann nicht, wenn er den Thieren das Maul auf beiden Seiten bis nach hinten zum Gelenk des Unterkiefers aufgeschnitten, einen Kork zwischen den Kiefern befestigt und die Thiere so im Wasser gelagert hatte, dass der Kopf und das auf die eben beschriebne Weise offen erhaltne Maul nach oben standen. — Dagegen liegt andrerseits beim Befunde von Wasser im Magen die Annahme der Möglichkeit sehr nahe, dass der Verstorbne noch kurz vor dem Tode Wasser getrunken ha-

---

*) Medic. Vereinszeitung 1847. S. 233.
**) m. Vierteljahrsschrift II. S. 232.

ben könne (247. Fall). In allen Fällen dieses Befundes aber
ein zufälliges, vorheriges Trinken anzunehmen, verbietet die
Logik, denn man müsste fragen, warum man nicht eben so
häufig nach allen andern gewaltsamen Todesarten, bei Erhängten, Erschossenen u. s. w. gleichfalls wasserdünnen Speisebrei
oder Wasser findet, was keinesweges der Fall ist. Wenn man
noch eine andre „Möglichkeit" zur Erklärung des vorgefundnen
wässrigen Mageninhaltes, und zur Erschütterung seiner Beweiskraft aufgestellt hat, die nämlich: dass irgend ein Dritter der
Leiche des nicht Ertrunkenen, zur Verdeckung der anderweitig
erfolgten gewaltsamen Tödtung, absichtlich Wasser in den Magen injicirt haben könnte, so begegnen wir hier wieder einer
jener „Amönitäten" speculirender gerichtlich-medicinischer Schriftsteller, die sich so oft mit überflüssigem Aufwand von Scharf-
sinn abmühten und abmühen, das nahe Liegende in die weiteste
Ferne zu rücken, und die ihren Schreibtisch mit dem gerichtlichen Sectionstisch verwechseln! Wo wäre im wirklichen Leben ein solches Verfahren vorgekommen? Und müsste ein solcher „Mörder" nicht mindestens ein unterrichteter Mediciner
sein, der mit der Lehre vom Ertrinkungstode, wie mit der Manipulation der Magenspritze vertraut ist?! — Ausser gewöhn-
lichem Wasser kann ein günstiger Zufall es bewirken, dass man
eine eigenthümliche Ertränkungsflüssigkeit, die nie ein Mensch
trinkt, z. B. Mistjauche, oder Schlamm aus Sumpfwasser u. dgl.
im Magen, wenn auch in noch so geringer Menge, findet (69.
und 257. Fall), und dann ist wieder ein unumstösslicher Beweis des wirklich erfolgten Ertrinkungstodes hergestellt, da
diese Flüssigkeit in den todten Magen nicht gelangen konnte,
und das Schlingen noch ein vitaler Act des im Wasser Sterbenden war. Welche eigenthümliche Combinationen übrigens
das practische Leben liefert, und wie aus einem specifischen
Grunde kein Wasser in dem Magen eines Ertränkten von uns
gefunden wurde, weil — der Kopf desselben eingehüllt worden

war, und er folglich nicht Wasser schlucken konnte, zeigt der 248. Fall.

19) Hyperämie der Bauchorgane, namentlich und vorzugsweise der Nieren und *Vena cava*, aber auch der Leber und Mesenterialvenen. Als allgemeines Zeichen des Erstickungstodes wird sie allerdings bei Ertrunkenen, wie in allen andern Fällen, in denen diese Todesart vorliegt, dagegen dann aber nicht gefunden, wenn der Tod im Wasser auf andre physiologische Weise erfolgt war. Sie ist deshalb nichts weniger als ein specifisches Zeichen des Ertrinkungstodes, und verschwindet, wo sie vorhanden war, gleichfalls mit dem fortschreitenden Verwesungsprocess.

20) Die Anfüllung oder Nichtanfüllung der Harnblase ist ein ganz werthloses Zeichen. Sie wird genau eben so häufig voll als leer, oder halbgefüllt bei Ertrunkenen gefunden, was unstreitig nur von dem Zufall abhängt, ob *Denatus* kurz vor dem Sturz ins Wasser seinen Urin gelassen hatte oder nicht. Blutigen Urin, auf dessen Befund Devergie Werth legt, den er indess selbst „selten" nennt, und auch bei Erhängten gesehn haben will, habe ich meinerseits in keinem einzigen Falle, weder bei Ertrunkenen, noch bei Erhängten, gefunden.

Im Vorstehenden glaube ich nachgewiesen zu haben, dass, unter sorgsamer Erwägung der, wirklicher Naturbeobachtung entnommnen diagnostischen Kennzeichen des Ertrinkungstodes in ihrer Gesammtheit, und unter Beseitigung einer subtilen Skepsis, die ihr letztes Ziel im Verneinen sucht, es nicht zu den schwierigsten Aufgaben des gerichtlichen Arztes gehört, festzustellen: ob ein Mensch lebend ins Wasser gerathen und den Ertrinkungstod gestorben sei. Bei diesem Ausspruch sind natürlich Leichen vorausgesetzt, die überhaupt noch, wegen nicht zu weit vorgeschrittner Verwesung, beweisende Obductionsbefunde liefern können.

§. 56. Casuistik.

247. Fall.

Neuroparalytischer Ertrinkungstod.   Getrunkenes Wasser im
Magen.

An einem Mühlgraben mit seiner Wärterin im heissen Sommer spie-
lend, war ein zwei Jahre alter Knabe in's Wasser gefallen und gleich
darauf todt hervorgezogen worden. Bei der Obduction fanden wir das
Gehirn in Hinsicht auf Blutfülle ganz normal, kein Wasser in der Luftröhre und den Bronchien, obgleich der Kehldeckel offen stand, in den Lungen Blutleere, und absolute Blutleere in allen Herzhöhlen. Das Blut
war ungemein flüssig und kirschroth. Was den Fall aber interessant
machte, war, nicht die fast völlige Anfüllung des Magens mit Wasser
an sich, sondern die Gewissheit der Entstehung dieses Befundes. Das
Kind hatte nämlich Durst bekommen, und ein, von der Wärterin am
nahen Brunnen geholtes Glas Wasser mit Begierde ganz ausgetrunken.
Gleich darauf entfernte sich die Wärterin einen Augenblick, und als sie
wieder zurückkehrte, fand sie das Kind vom Ufer herab in's Wasser gefallen und ertrunken!

248. Fall.

Mord des eigenen Kindes durch Ertränken.   Hirnhyperämie.

Am 16. August 18— wurde in einem Teiche im Thiergarten der
Leichnam eines Kindes im Wasser so gefunden, dass dessen Rücken über
dem Wasser sichtbar war, der Kopf aber unter dem Wasser lag. Das
Kind war nackt, der Kopf aber mit einem bunten Tuche um-
hüllt, das unter dem Kinn am Halse zugeknüpft war, jedoch keinesfalls
so fest, dass eine Strangulationsmarke am Halse sichtbar gewesen wäre.
Die Mutter wurde in der Person der unverehelichten G. ermittelt, die
aber jede Wissenschaft vom Tode des Kindes leugnete und vielmehr behauptete, dass ihr dasselbe auf der Strasse abhanden gekommen sei. Das
Kind war $2\frac{1}{2}$ Jahre alt. Die Zunge lag hinter den Zähnen. Die Farbe
war die gewöhnliche Leichenfarbe; sehr deutlich war eine Gänsehaut auf
der ganzen rechten Körperseite und auf dem linken Oberschenkel wahrnehmbar. Die *dura* und *pia mater*, die Hirnsubstanz und die sämmtlichen *Sinus* waren sehr blutreich, ja letztere mit sehr dunklem und
flüssigem Blute ganz überfüllt. Gar keine Hyperämie dagegen fand sich

in den Brustorganen; die Lungen, die die Brusthöhle ganz ausfüllten, waren eher bleich, als dunkel gefärbt, und enthielten nur eine ziemliche Menge eines dunklen, flüssigen Blutes. Gleiches war in Betreff der Jugularen und der grossen Bruststämme der Fall, während das Herz sogar in den rechten Höhlen nur einen halben Theelöffel, in den linken nur einige Tropfen Blut hatte. Hiernach war zu erwarten und fand sich auch, dass Kehlkopf und Luftröhre vollkommen leer und normal beschaffen waren. Nur mässig blutreich waren die Leber und die Nieren, während die *V. cava* stark gefüllt erschien. Die Harnblase war leer. Die übrigen Bauchorgane boten Nichts zu bemerken. Der gesunde Magen war mit Kartoffelbrei fast ganz gefüllt. Wasser, etwa beim Ertrinken verschluckt, konnte hier nicht erwartet werden, da ja dem Kinde durch Einwicklung des ganzen Kopfes die Möglichkeit genommen gewesen war, noch unter dem Wasser zu schlucken, und dasselbe in den Magen einzuziehn. (Wir werden unten (266 Fall) noch eine Leiche, die mit umwickeltem Kopfe aus dem Wasser gezogen wurde, vorzuführen haben.) Dass Schlagfluss, nicht Erstickung, den Tod des Kindes veranlasst hatte, war so zweifellos, dass wir hier nicht weiter dabei zu verweilen haben. Nachdem wir aber im Obductions-Berichte, zur Erörterung der Frage: ob dieser Schlagfluss im Wasser entstanden, d. h. mit andern Worten: ob das Kind lebend in's Wasser gekommen sei? zunächst dem Richter bemerkt hatten, dass Ertrinkende auch am Schlagfluss sterben, wenngleich diese Todesart hier weit seltner als die durch Suffocation sei, fuhr der Bericht fort; „nun ist es zwar allgemein bekannt, dass Blutschlagfluss plötzlich bei ganz Gesunden entstehn kann, und es könnte sonach das Kind der Inculpatin von einem Schlagfluss plötzlich befallen und getödtet worden, und erst als Leiche ins Wasser gekommen sein. Allein bei der zugegebnen Möglichkeit sprechen doch Gründe für die hohe Unwahrwahrscheinlichkeit einer solchen Annahme. Das Kind war bis zum Augenblicke seines Verschwindens gesund und auf den Beinen, und war mit der Inculpatin ausgegangen, und unter diesen Umständen, zumal bei einem Kinde von drittehalb Jahren, würde das plötzliche Entstehn eines tödtlichen Schlagflusses zu den allergrössten Seltenheiten gehören. Dazu kommt, dass hierbei kaum erklärlich wäre, warum der L e i c h e der Kopf vor dem Versenken ins Wasser verhüllt worden wäre, während die Annahme nahe liegt, dass der Thäter, wenn er das noch l e b e n d e Kind ins Wasser zu werfen beabsichtigte, sich selbst durch Umhüllen des Kopfes des Kindes die That weniger furchtbar machen wollte. Ganz vorzüglich aber für die Annahme, dass das Kind lebend in den Teich gekommen, sprechen die Flüssigkeit des Blutes, und zum Theil auch die

Gänsehaut, welche am Körper sehr deutlich wahrgenommen wurde. Selbstredend konnte und kann dieselbe bei einer Leiche nicht mehr entstehn, da sie zu ihrer Ausbildung ein Hautleben voraussetzt, und andrerseits ist nicht abzusehn, wie das Kind diese Gänsehaut bekommen haben sollte, ohne den plötzlichen Eindruck des Wassers auf die nackte und lebende Haut." Hiernach nahmen wir keinen Anstand zu behaupten, dass das Kind durch Ertrinken seinen Tod gefunden habe. Die Angeschuldigte wurde wegen mangelnden Beweises des subjectiven Thatbestandes von der Anklage entbunden. — Der Fall giebt einen Beweis dafür, wie irrig die mehrfach vorgebrachte Behauptung ist, dass Schlagfluss bei Ertrinkenden nur entstehe, wenn sie mit dem Kopfe auf harte Gegenstände, Felsen, Steine, Balken u. dgl. aufstossen, denn von allen solchen fremden Körpern ist in den flachen morastigen Teichen des Berliner Thiergartens keine Spur zu finden!

249. Fall.

Suffocatorischer Ertrinkungstod.

Eine unbekannte Leiche war im Wasser gefunden worden. Obgleich die Fäulniss (Ende April) schon weit vorgeschritten, so dass, wie gewöhnlich, die Luftröhrenschleimhaut schon dunkelbraunroth gefärbt war, so konnte doch der Ertrinkungstod noch festgestellt werden. Derselbe war, ohne Beimischung von Apoplexie, rein suffocatorisch erfolgt. Sehr viel blutiger Schaum erfüllte die Luftröhre, sehr viel dunkles, wasserflüssiges Blut die Lungen, und, mit Blutcoagulis gemischt, das rechte Herz, während das linke leer war. Sehr blutreich ferner erschienen die Nieren, und im Magen fand sich, ausser einigen Kartoffelresten, ein Esslöffel voll helles, klares Wasser.

250., 251., 252. und 253. Fall.

Mord der vier eigenen Kinder durch Erträuken. Neuroparalyse.

Es wäre thöricht in Abrede stellen zu wollen, dass das grässliche Verbrechen nicht eine höchst interessante gerichtsärztliche Belehrung gewährt hätte. Denn wir hatten hier gleichsam vier Versuche an lebenden Menschen über den Ertrinkungstod vor uns, insofern wir von vorn herein wussten, dass wir Leichen von Menschen unter ziemlich gleichen Verhältnissen, sämmtlich Kinder und leibliche Geschwister, zu untersuchen hatten, die gleich gesund in dasselbe Wasser, also bei ganz gleicher Temperatur, zu derselben Minute gelangt und wenigstens drei davon auch zu fast gleicher Zeit aus demselben wieder herausgezogen worden waren. Der kalte, ganz apathische Vater, der bei der Recognition der von ihm getödteten Kinder kaum eine Spur von Gewissensregung zeigte, hat vom Anfang an und bis zu seiner Hinrichtung nicht einen Augenblick die That geläugnet, und sein Geständniss ist von seiner (unschuldigen) Ehefrau unterstützt worden. Alles dies trifft zusammen, um die Behauptung zu rechtfertigen, dass wohl selten ein solcher Parallelfall zur Beobachtung gekommen, und dass derselbe als eine wirkliche Studie zur Lehre vom Ertrinkungstode zu betrachten ist.

Im November 18— hatte der Lithograph B i e r m a n n seine vier leiblichen und ehelichen Kinder in einem Korbe vom Hause weggetragen und im neuen Canal in das Wasser geworfen. Drei derselben wurden bald darauf, das vierte und älteste aber erst nach vier Monaten aufgefunden. Alle vier sind von uns obducirt worden. Die wesentlichen Resultate waren folgende:

a) P a u l, 4 Jahre alt. Die Leiche hatte nur eine einzige Stunde im Wasser gelegen. Die nicht geschwollne Zunge ist mit der Spitze eingeklemmt; die Leiche ist ganz frisch, n i r g e n d s eine Gänsehaut zu bemerken. Finger und Zehen sind wohl bläulich gefärbt, aber ihre Haut (natürlich bei dem nur kurzen Aufenthalt der Leiche im Wasser) nicht gerunzelt. Die blutführenden Hirnhäute, das Gehirn selbst und die *Sinus* sind nur sehr mässig (normal) gefüllt. Die Lungen füllen die Brusthöhle ballonartig aus, sind von heller Farbe und nur mässig blutreich. Kehlkopf und Luftröhre sind leer von Schaum, ihre Schleimhaut hellröthlich injicirt. Im Kehlkopf befinden sich einige Kartoffelreste. Beim Druck auf die Lungen steigt ein ganz wässriges Blut in die Luftröhre hinauf. Die Kranzadern des Herzens sind mässig gefüllt; in der rechten Herzhälfte befindet sich ein Theelöffel voll geronnenen Blutes, die linke ist leer. Die Lungenarterie enthält keine ungewöhnliche Menge Blutes, was ganz dünnflüssig ist. Aus der Speiseröhre fliesst dünner Speisebrei. Der Magen ist ungewöhnlich gross und sehr weich, und ganz mit Wasser und flüssigem Speisebrei angefüllt. Die Leber ist ziemlich blutreich. Die Därme sind ganz normal gefärbt und enthalten dicken Koth. Milz und Nieren vollkommen normal. Die Harnblase enthält einen halben Theelöffel voll Urin. Die aufsteigende Hohlader ist nur normalmässig gefüllt.

b) H e r r m a n n, 2 Jahre alt, hatte f u n f z e h n Stunden im Wasser gelegen. Gesicht und ganze Leiche bleich und ohne Spur von Verwesung. Zunge nicht geschwollen, mit der Spitze eingeklemmt. Keine Spur von Gänsehaut. Nicht an den Händen, wohl aber an den Füssen zeigt sich die Haut faltig. Meningen sehr wenig blutreich; ebenso wenig das Gehirn und die *Sinus*. Die Lungen füllen die Brusthöhle vollkommen aus, sind hell und wenig blutreich. Kehlkopf und Luftröhre sind vollkommen bleich und leer. Aus den Lungen lässt sich sehr wässriges Blut hineindrücken. Die Speiseröhre enthält flüssigen Speisebrei. Das Herz ist in den Kranzadern mässig gefüllt, und enthält in beiden Hälften etwas .weniges ganz dünnflüssiges Blut. Die grossen Brustgefässe enthalten eine ungewöhnliche Blutmenge. Der bleiche Magen ist strotzend mit klarem Wasser und Speiseresten angefüllt. Leber mässig blutgefüllt; die blassen Gedärme enthalten Koth. Milz und Nieren nicht blutüberfüllt. Harnblase leer. *Vena cava* normal mit dem beschriebnen Blute gefüllt.

c) G e o r g, $1\frac{1}{4}$ Jahre alt. Die nicht geschwollne Zunge liegt hinter den Kiefern. Bei dieser Leiche, die s i e b e n z e h n Stunden im Wasser gelegen hatte, zeigen sich schon grünliche Flecke an der Bauchhaut, und der Kopf ist röthlich gefärbt. Keine Spur von Gänsehaut am ganzen Körper. An den Händen, weniger an den Füssen, sind schwache Längenhautfalten sichtbar. Im Schädel ist eine wirkliche Anämie bemerkbar: die Meningen sind sehr bleich, eben so die Gehirne und die *Sinus* sind fast blutleer. Die Lungen drängen sich an die Rippen und sind auch hier, wie in den beiden andern Kindern, hypervoluminös; sie sind hell, blutarm, ergeben aber bei Einschnitten viel wässrigen Schaum, der sich auch in die Luftröhre hinaufdrücken lässt, die, wie der Kehlkopf bleich und leer ist. Auch die Speiseröhre ist leer. Herz ganz blutleer. Auch die Lungenarterie sehr wenig Blut enthaltend. Der bleiche Magen ist strotzend mit einer gelblichen Flüssigkeit und Speiseresten gefüllt. Die Därme sind bleich und enthalten Koth. Leber, Milz und Nieren bieten gar nichts Auffallendes, am wenigsten einen besondern Blutreichthum. Harnblase leer. Die *Vena cava* mit wenigem, dunkelflüssigem Blute angefüllt.

d) L o u i s e, 6 Jahre alt. Des Kindes Leiche war weit weggeschwommen gewesen, und erst am 5. März aufgefunden worden, hatte also genau d r e i M o n a t und a c h t u n d z w a n z i g T a g e im Wasser gelegen, wobei ich bemerke, dass der Winter zu den anhaltendsten und strengsten gehörte, die seit einem Jahrzehnt hier vorgekommen sind. Dies erklärt den v e r h ä l t n i s s m ä s s i g für die lange Zeit nur wenig vorgeschrittnen Verwesungsgrad, denn die Farbe der Leiche war nur erst eine graugrünliche, wenngleich die *Epidermis* schon fast überall abgelöst, und die früh faulenden innern Organe bereits ergriffen waren. So waren die Augen natürlich nicht mehr zu erkennen, das Gehirn graubreiig und alle Organe anämisch, die Gefässe blutleer. Die Zunge lag mit der Spitze vor, Hände und Füsse waren grau und faltig. Die bleichen, sehr blutleeren Lungen enthielten viel wässrigen Schaum, und füllten noch jetzt die Brusthöhle strotzend aus. Die Schleimhaut der ganz leeren Luftröhre und des Kehlkopfs hatte die chocoladenbraune Verwesungsfarbe. In dem sehr schlaffen Herzen zeigte sich in beiden Hälften, jedoch mehr in der rechten, noch etwas sehr dunkles, schmieriges Blut. Die Speiseröhre war leer, der von Verwesung braunroth gefärbte Magen enthielt sehr viel fast wasserdünnen Speisebrei. Leber, Nieren, Milz und *V. cava* waren blutleer. Die Gedärme waren hellröthlich von Verwesung und leer, wie auch die Harnblase ganz leer war.

254. Fall.

Selbstertränkung. Suffocatorischer Tod.

Das 20 Jahre alte Mädchen hatte im Januar 8—10 Tage im Wasser gelegen. Gewöhnliche Leichenfarbe, Gesicht, Hals und oberer Theil der Brust aber (als Anfang des Verwesungsganges bei Ertrunkenen) schon roth gefärbt. Die nicht geschwollne Zunge eingeklemmt. Hände und Füsse graubläulich, faltig. An den Unterextremitäten Spuren von Gänsehaut. Im Gehirne bleiche *Plexus* und nur ganz gewöhnliche Blutfülle. Lungen hypervoluminös, gedunsen, dunkel, mehr hyperämisch, wie die grossen Gefässe gleichfalls. Im linken Herzen ein Esslöffel dunklen, ganz dünnflüssigen Blutes, im rechten eine doppelt so grosse Menge. In der kirschrothen, sichtlich injicirten Luftröhre kleinblasiger, weisslicher Schaum, der sich auch bei Druck auf die Lungen reichlich entleert. Der Magen stark mit dicklichem Speisebrei angefüllt, Harnblase ganz leer, *Vena cava* nicht übermässig gefüllt.

255. Fall.

Selbstertränkung. Suffocatorischer Tod.

Der 50jährige, am 15. März obducirte Mann hatte bereits sechs Wochen im Wasser gelegen. Die Farbe der colossalen Leiche war auch hier noch die gewöhnliche Leichenfarbe, und das Gesicht nur erst in der obern Hälfte braunröthlich. Keine Spur von Gänsehaut. Hände und Füsse sehr macerirt. Zunge hinter den Zähnen. Luftröhre sehr verwest; beim Drucke auf die Lungen sehr viel blutiges Wasser emporsteigend. Das noch im Körper vorhandne Blut war theerartig, und fand sich im rechten Herzen und in den grossen Gefässen in strotzender Fülle.

Lungen dunkelschieferblau, stark aufgedunsen, blutig-wässrigen Inhalt in grosser Menge zeigend. Im ganz leeren Magen 6 — 8 Unzen Wasser. Harnblase leer. Gehirn braunröthlich breiig-verwest.

256. Fall.

Selbstertränken. Erstickung.

Obduction im März drei Tage nach dem Tode. Der 40jährige Mann hatte 18 Stunden im Wasser gelegen. Gewöhnliche Leichenfarbe, nur Gesicht und Hals sind roth gefärbt. Zunge vor den Zähnen. Gänsehaut fast überall. *Penis* contrahirt. Keine Leichenstarre. Hände und Füsse anfangend grau und mässig gefaltet. Die altadhärirenden Lungen hypervoluminös; Luftröhre rosenröthlich und leer, aber beim Druck auf die Lungen steigt massenhaft rosiger, grossblasiger Schaum empor. Die linke Lunge wenig blutgefüllt, die rechte strotzend von dünnflüssigem, schwarzem Blute. Herz: Kranzadern stark, linke Hälfte mit wässrigflüssigem Blute sehr stark, rechte Hälfte übermässig gefüllt. Eben so strotzend die Lungenarterie. Der Magen schwappend voll von einer milchig-trüben, sehr dünnen Flüssigkeit. Därme rosenröthlich. Harnblase halb gefüllt. Nieren, Leber, Milz nicht, wohl aber die *V. cava* hyperämisch. Schädelbefunde normal.

257. Fall.

Sichere Diagnose des Ertrinkungstodes trotz völliger Verwesung.

Obduction Ende März. Der 24jährige Mann musste bei dem hohen Verwesungsgrade mindestens (im Winter) vier bis fünf Monate im Wasser gelegen haben; dennoch lag hier einer jener Fälle vor, wo mit Gewissheit geurtheilt werden konnte, dass *Denatus* ertrunken (lebend ins Wasser gekommen) sein musste. Der Kopf der Leiche war kupferbraunroth, Brust und Oberleib grün, *Epidermis* abgelöst, *Penis* retrahirt. Das Gehirn faul und anämisch. Die Lungen waren bei diesem hohen Verwesungsgrade nicht mehr aufgeblasen, sondern zusammengefallen und blutleer. Die grossen Gefässe und das Herz enthielten noch etwas theerartiges Blut. Die Luftröhre kupferbraunroth und leer, auch liess sich aus den Lungen Nichts hinaufdrücken. Im leeren Magen fand sich ein halber Theelöffel Schlamm fest an der Schleimhaut adhärirend. Die Harnblase enthielt einen halben Esslöffel Urin, die *Vena cava* noch etwas theerartiges Blut. Der interessante Magenbefund konnte über die Todesart nicht den mindesten Zweifel gestatten.

258. Fall.

Selbstertränken. Neuroparalytischer Tod.

Die Obduction der 19jährigen Jungfer fand Ende April Statt. Der Fall bot Interessantes dar. Die Leiche konnte nur ganz kurze Zeit im Wasser gelegen haben, denn sie war durchaus unverfärbt, bis auf einzelne livide Flecke im Gesicht, und Hände und Füsse waren noch kaum macerirt. An Oberleib und Extremitäten Gänsehaut. Zunge eingeklemmt. *Hymen* erhalten. Der ungewöhnlich grosse Magen enthielt etwas Speisebrei, und war ganz schwappend voll Wasser, eine Quantität, wie sie ein junges Mädchen wohl schwerlich mit Einemmal trinken würde. Nieren nicht blutreich. Die *V. cava ascend.*, ihrer ganzen Länge nach mit vielen faserigen Blutgerinnseln angefüllt, enthielt keinen Tropfen Blut. Die Lungen nicht ballonirt, blass-grau-röthlich; wenig Blut, aber viel Wasser floss aus allen Schnittflächen. Beide Herzhälften enthielten viel geronnenes Blut (sog. Polypen). Die bleiche Luftröhre enthielt ziemlich viel weissen Gischt, und beim Druck auf die Lungen stieg viel klares Wasser und Gischt empor. — Abgesehn von manchen, wie man sieht, nicht gewöhnlichen Befunden, ist der Fall ein neuer Beweis der oben von uns behaupteten und bewiesenen Möglichkeit der Gerinnung des Blutes nach dem Tode. (Vgl. allg. Thl. §. 10. S. 26.)

259. Fall.

Zufälliges Ertrinken. Herzhyperämie.

Auch dieser Fall, einen fünfjährigen Knaben betreffend, der Ende Mai in eine Senkgrube gefallen und darin ertrunken war, verdient aus der Masse hier hervorgehoben zu werden. Keine Gänsehaut. Keine Hirncongestion. Lungen hypervoluminös, kein Wasser und nur wenig Blut enthaltend. Die Luftröhre bleich, ganz leer, und auch beim Druck auf die Lungen leer bleibend. Das rechte Herz und die Lungenarterie enthalten viel ganz flüssiges Blut, das linke Herz ist leer. Der Magen enthält etwas Speisebrei und einen Theelöffel reines, nicht kothiges Wasser — wie es bei dem, mehr schlammig-kothigen, als rein wässrigem Medium, in welchem das Kind notorisch ertrunken war, hätte erwartet werden können. Die Harnblase leer. Die *Vena cava* nur mässig gefüllt. Alle übrigen Befunde ganz unerheblich.

260. Fall.

War das neugeborne Kind ertrunken?

Im October war in Charlottenburg die Leiche eines neugebornen Knaben aus der Spree gezogen worden. Es war allen Zeichen nach unzweifelhaft ein reifes und lebensfähiges Kind gewesen. Der Kopf war schon schwarzgrün, der ganze Rumpf weit weniger, doch war die *Epidermis* überall abgelöst. Das Zwerchfell stand zwischen der siebenten und achten Rippe. Der Magen war leer, die Dickdärme enthielten Kindspech, die Harnblase leer, Milz und Leber waren breiig-faul, die aufsteigende *V. cava* war vollkommen leer. Die Lungen für sich hatten ein Gewicht von 3 Loth 3 Quentchen; sie hatten eine röthliche, schwach marmorirte Farbe, knisterten beim Druck, enthielten aber fast keinen blutigen Schaum, beide Lungen hatten auf ihrer untern Fläche kleine Fäulnissbläschen, und beide schwammen, auch zerschnitten, vollständig. Die verwesungsbraune Luftröhre und Kehlkopf waren, wie die Speiseröhre, leer und trocken; von Sand oder dergl. fand sich in beiden keine Spur. Dass das Kind bei der Geburt ein *Caput succedan.* gehabt hatte, liess sich noch deutlich wahrnehmen. Das Gehirn, in den bei solchem Verwesungsgrade gewöhnlichen rosenrothen Brei verwandelt, liess sich nicht mehr untersuchen. Die *Sinus* waren natürlich auch schon ganz blutleer, die *Basis Cranii* unverletzt. Wir nahmen keinen Anstand, in Erwägung: dass die Lungen noch zu wenig verwest waren, um ein blosses Schwimmen wegen Fäulniss annehmen zu können, in Erwägung des sehr tiefen Standes des Zwerchfells und besonders auch der Farbe der Lungen, zu erklären, dass das Kind nach der Geburt gelebt habe, ferner: dass eine gewaltsame Todesart aus der Obduction nicht erhelle, und dass es auch nicht wahrscheinlich, dass das Kind seinen Tod im Wasser gefunden habe (da nicht ein einziges Zeichen dafür sprach, wobei jedoch der hohe Verwesungsgrad ein gewisseres Urtheil zurückzuhalten gebot).

261. Fall.

Selbstertränken. Neuroparalytischer Tod.

Notorisch hatte der Tod des 20jährigen Mannes (im November) im Wasser Statt gefunden, die Leiche hatte aber kaum 24 Stunden im Wasser gelegen. Auffallend war die Leichenstarre bei der Obduction noch am sechsten Tage; auffallend das Fehlen der Gänsehaut trotz der niedern Temperatur des Wassers im November. Auffallend stark ausgedrückt war auch der Befund im Magen, der, ohne alle Speisereste, mit hellem, klarem Wasser ganz angefüllt war. Im Uebrigen war auch hier wieder der Obductionsbefund im Ganzen rein negativ; namentlich waren Gehirn und *Sinus* nur normalmässig bluthaltig, die Luftröhre leer und nicht injicirt, und blieb auch beim Druck auf die Lungen leer, diese selbst schieferblaugrau, mehr hellröthlichen Schaum enthaltend, als hyperämisch, keine Hyperämie im rechten Herzen und in allen grossen Venenstämmen, eben so wenig in Leber und Nieren. Die Blase enthielt einen Theelöffel klaren Urins. Aber die ballonartige Aufblasung der Lungen, das kirschrothe, sehr flüssige Blut, die schon erwähnte Anfüllung des Magens mit klarem Wasser und die deutliche Contraction des *Penis* liessen auf Ertrinken schliessen, das, wie gesagt, unbezweifelt auch wirklich Statt gehabt hatte.

262. Fall.

Ertrinken in lauwarmem Chamillenthee. Apoplexie.

Wie seltsame Combinationen die gerichtsärztliche Praxis liefert, dafür giebt, zu so vielen andern hier mitgetheilten Fällen, gewiss auch der folgende einen, und zwar um so lehrreichern Beweis, als auch hier wieder der Thatbestand vor der Obduction festgestellt war, die nur wegen vorausgesetzter Fahrlässigkeit angestellt wurde. Ein sechs Monate alter Knabe war aus dem Bette in einen Eimer gefallen und darin ertrunken, worin sein Vater sich erbrochen, und zwar nur Schleim, einige wenige Speisereste und lauwarmen Chamillenthee gebrochen hatte. Man fand die Leiche mit dem Kopfe in der Flüssigkeit stehend. Der Mangel einer Gänsehaut am Kopfe konnte allenfalls aus der Temperatur der Flüssigkeit erklärt werden. Die Zunge lag zwei Linien vor den Kiefern. Die Lungen waren bleich und blutleer, das Herz in den Kranzadern leer, in beiden Hälften fast blutleer, Leber, Milz und Nieren nur die gewöhnliche Blutmenge enthaltend, dagegen Gehirn und namentlich die *Sinus* sehr stark hyperämisch. Das Blut war nicht besonders dünnflüssig. Die Luftröhre fanden wir ganz normal und ohne Schaum, aber innerhalb des Kehlkopfes ein Partikelchen Speisebrei, was ohne Zweifel aus der erbrochnen Ertrinkungsflüssigkeit hinein gelangt war, da der dünne Speisebrei im Magen des Kindes ein ganz andres Ansehn hatte. Weitere Flüssigkeiten in Bronchien oder Magen fanden sich nicht. Der Fall war so durchaus eigenthümlich, dass wir kein andres Gutachten abgeben konnten als dies: dass der Tod des Kindes durch Schlagfluss erfolgt, dass jedoch aus der Obduction nicht zu bestimmen, ob dieser Schlagfluss durch Ertrinken erfolgt sei, wenn gleich die Obduction auch nicht dagegen spräche.

263. Fall.

Zufälliges Ertrinken. Neuroparalyse.

Mit Zurücklegung sehr zahlreicher Ertrinkungsfälle, die nichts besonders Eigenthümliches darboten, kann ich nicht unterlassen, noch den folgenden anzuführen, weil auch hier feststand, dass das Kind ein dreijähriges Mädchen, und zwar durch Fahrlässigkeit (im Juni) ertrunken war, und sich auch hier wieder der Obductionsbefund ungemein negativ gestaltete. Am Halse, Bauch und an zahlreichen Stellen des Oberschenkels zeigte sich Gänsehaut. Der ganze Körper war bleich und noch ganz frisch. Das Gehirn war wenig, die *Sinus* nur mässig mit einem ganz wässrig-flüssigem Blute gefüllt. Die Lungen nicht grade sehr auffallend voluminös, sehr bleich und sehr blutarm. Die grossen Brustgefässe fast ganz leer, ebenso blutleer das ganze Herz. Luftröhre und Kehlkopf bleich und ganz leer. Der Magen war angefüllt mit dickflüssigem Speisebrei, in dem aber kein Wasser unterschieden werden konnte. Die Leber erschien ziemlich blutreich, die *V. cava* aber nur mässig gefüllt. Die Harnblase war leer und die übrigen Organe vollkommen normal. Wer würde ohne Kenntniss des Fundorts der Leiche und der Antecedentien sich hier wohl berechtigt gehalten haben, Ertrinkungstod anzunehmen? Und dennoch war derselbe notorisch erfolgt!

§. 57. Eigene oder fremde Schuld?

Bei keiner gewaltsamen Todesart unter allen ist es schwieriger als bei der durch Ertrinken, aus der blossen Leichenuntersuchung zu entscheiden, ob Zufall, ob eigene Absicht oder die Schuld eines Dritten die Veranlassung zum Tode gewesen sei? Bei keiner die Combination der, dem Tode vorangegangner oder ihn begleitender Umstände neben dem Leichenbefunde so nothwendig zur Lösung der Zweifel, bei keiner aber auch im Allgemeinen so oft die Unbekanntschaft mit diesen Verhältnissen grösser, weil häufig die Leichen so spät aufgefunden werden, dass eine Recognition gar nicht mehr, geschweige eine Ermittlung der Verhältnisse des Verstorbnen möglich, den man vielleicht Stunden und Meilen weit von seinem Wohnorte entfernt aufgefunden hatte. Wie bei keiner andern Todesart ist es deshalb bei dieser, in sehr häufigen Fällen dem Gerichtsarzte unmöglich, gewissenhaft ein Urtheil mit Bestimmtheit abzugeben, vielmehr nothwendig, seine völlige Incompetenz zur Entscheidung dieser Frage zu bekennen.

1) Vor Allem ist immer zunächst festzustellen: ob *denatus* lebend oder todt ins Wasser gelangt, d. h. ob er den Ertrinkungs- oder irgend einen andern Tod gestorben war? War letztres der Fall, dann fällt natürlich die Frage, ob der Mensch sich selbst ertränkt habe, von selbst. So fällt sie auch von selbst fort bei Neugebornen, die nichts weniger als selten nach dem Tode ins Wasser geworfen werden. Uns in Berlin kommen diese Fälle fortwährend im Sommer wie im Winter vor. Aber auch Erwachsne, die einen andern Tod gestorben, gelangen, wenn gleich sehr selten, als Leichen ins Wasser. Entweder war hier wirklich ein Mord am Verstorbnen verübt, und das *Corpus delicti* beseitigt worden (266. Fall) — wer denkt hier nicht an Könen's Leiche im berühmten Fonk'schen Process! — oder der Selbstmörder hatte sich am Ufer, ja selbst im Wasser stehend, den Tod durch Erschiessen, Halsabschneiden u. s. w. gegeben, und war nun, was er von vorn herein beabsichtigt hatte, todt ins Wasser gefallen u. dgl. m. In allen diesen Fällen wird sich die anderweitige Todesart durch die Leichenuntersuchung feststellen lassen.

2) Verletzungen aller Art, die am Leichnam gefunden wurden, konnten auf mehrfache Weise noch im Leben, wie nach dem Tode entstanden sein, und alle diese Fälle gehören zu. den häufigen Ereignissen. Bei einem nächtlichen Gelage war Zank, Streit und Prügelei vorgefallen, der Verletzte ging mit seinen Wunden fort und verunglückte kurz darauf auf dem Heimwege im Wasser; ein Selbstmörder hatte einen missglückten Versuch gemacht, sich das Leben zu nehmen, und bald darauf, um zum Ziele zu gelangen, sich ins Wasser gestürzt. Oder

es liegt wirklich eine Mordthat vor; dem beabsichtigten verbre-
cherischen Ertränken war kurz zuvor noch am Ufer ein Kampf
vorangegangen, in welchem *denatus* Verletzungen davon getragen hatte.   Oder der Selbstmörder hatte sich auf irgend eine,
so leicht mögliche Weise beim Hinabstürzen beim Anprallen auf
Steine, Felsen, Schiffe, Pfähle u. dgl. Verletzungen zugefügt.
Oder endlich die Verletzungen waren erst nach dem Tode, also
der im Wasser liegenden Leiche zugefügt worden, die mit Gewalt an Eisblöcke, Brückenpfeiler u. dgl. getrieben oder von
Wasserratten angenagt, oder von Schiffsrudern getroffen, oder
durch Haken beim Herausziehn verwundet worden war. — In
allen Fällen nun, in denen sich Verletzungen an Wasserleichen
finden, wird man genau darauf zu achten haben, ob dieselben,
wenn es zu ermitteln noch möglich ist (vgl. §. 33. *sub* 3. allg.
Thl. S. 129), Zeichen vitaler Reaction und welche zeigen, und
wenn dies, dann wieder: ob sie als die Ursache des Todes zu
erachten sind, oder ob Ertrinken als solche constirt. Hier mache
ich wiederholt darauf aufmerksam, dass nirgends so leicht, als
bei sehr in Verwesung vorgeschrittenen Wasserleichen, wenn
theils durch Exosmose, theils durch wirkliche Gefässzerreissung
Blut ins Zellgewebe ergossen, eine Verwechslung dieses blossen
Leichenphänomens mit wirklichen, auf Gewalt im Leben deu-
tenden Sugillationen und zwar um so leichter möglich ist, als
die Verwesungs-Verfärbung an den betreffenden Stellen die
Diagnose noch mehr erschwert, und auch den Geübten leicht
täuscht.   „Man hat sich sehr zu hüten", sagt ein erfahrner
gerichtlicher Arzt in Betreff dieser sehr wichtigen Angelegen-
heit in einer vortrefflichen Abhandlung *), „dass man nicht Erhe-
bungen der Kopfschwarte mit Blutergiessungen unter dieselbe,
welche erst nach dem Tode durch Zersetzung und Fäulniss entstanden sind, für Folge einer eingewirkt habenden Gewalt halte.
Denn Kopf und Hals der Leichen, wenn sie bei wärmerer Tem-

---

*) Simeons in: m. Vierteljahrsschrift III. S. 322.

peratur längere Zeit im Wasser gelegen haben, nehmen oft eine eigenthümliche Beschaffenheit an, namentlich wenn sie vor Vornahme der Untersuchung längere Zeit an der Luft gelegen und die Sonnenstrahlen sie getroffen haben. Kopf und Hals treiben sich oft bis zur Monstrosität auf, die ganze Haut nimmt eine schwarzblaue Färbung an, die Kopfschwarte löst sich ganz oder stellenweise von den Knochen los, und treibt sich blasig auf, die Augenlider bilden schwarzblaue Halbkugeln, die Nase schwillt an, wird ebenfalls schwarzblau, blutige Jauche läuft aus ihr und dem Munde, die Lippen treiben sich wulstig auf, und auch der schwarzblaue Hals schwillt auf. In solchen Fällen findet man dann auch an grössern oder kleinern Stellen unter der Kopfschwarte, in den Augenlidern und deren Umgebung und im lockern Zellgewebe am Halse ausgetretnes, schwarzes Blut, und zwar mitunter sehr reichlich. Dieses Blut ist zwar in der Regel flüssig, aber es kommen auch Fälle vor, wo es geronnen, breiartig ist, und es gehört Umsicht und Erfahrung dazu, um diese Veränderungen nicht für Folgen einer Gewaltthat zu halten.“ Es lässt sich keine treffendere Beschreibung dieser Befunde geben, die ungemein naturtreu ist.

3) Umstände, die ausserhalb des Obductionsbefundes liegen, können Licht über die Frage verbreiten. So wird die nackte Leiche im Sommer für zufälliges Ertrinken beim Baden oder Schwimmen sprechen; das bekannte Handwerk des bekannten Verstorbnen als Färber, Schiffer, Gerber, Fischer u. dgl. wenigstens, und in Abwesenheit eines Gegenbeweises, gleichfalls für Verunglücken bei der Ausübung seines Geschäftes. Steine, mit denen man die Leiche belastet fand, betreffende Schriftstücke in den Taschen ihrer Kleider werden für Selbstmord, andrerseits Blutspuren am Ufer, Fetzen von Kleidungsstücken, Mütze, Stock u. dgl., die notorisch nicht dem *denatus* gehörten, mehrfache Fussspuren und ähnliche Befunde mit grosser Wahrscheinlichkeit für Mord sprechen.

4) Die Art und Tiefe der Ertränkungsflüssigkeit darf

der gerichtsärztlichen Beachtung in solchen Fällen, von denen
hier die Rede, nicht entgehn. Ich meine den Umstand, ob man
den Leichnam aus fliessendem Wasser, oder aus einem Sumpfe,
aus einer Mistpfütze u. dgl. gezogen hatte, ob das Wasser tief
oder ob es vielleicht nur ganz und so flach war, dass ein darin
stehender Mensch gar nicht hätte ertrinken können. Aber
diese Umstände müssen mit grosser Vorsicht und unter sorg-
fältiger Erwägung aller übrigen Verhältnisse des Falles gewürdigt werden, denn es kommen hierbei, wie die Erfahrung lehrt,
die sonderbarsten Complicationen vor. Ein Epileptischer konnte
am Rande eines ganz kleinen Pfuhls von seinem Anfalle überrascht, in die Pfütze gefallen und darin ertrunken sein (69. Fall);
Denatus konnte als Betrunkner sogar im flachen Rinnstein ertrunken sein; andrerseits ist die Phantasie der Selbstmörder
ganz unberechenbar, die nicht selten, auch wenn sie den Ertrinkungstod wählen, das nahe liegende, ein tiefes, fliessendes
Wasser, verschmähen, um vielleicht eine entfernte Mistpfütze
aufzusuchen.

5) Endlich schliesst sich an die Frage: wie der Verstorbne
im Wasser seinen Tod gefunden? gar nicht selten an und ist
mit ihr oft eng verbunden, die andre Frage: wie lange der
Mensch muthmaasslich im Wasser gelegen haben könne? z. B.
wenn man weiss, dass *denatus* an einem gewissen Tage möglicherweise durch fremde Schuld getödtet worden sein konnte,
und er längere Zeit nachher als Leiche aus dem Wasser gezogen worden. In ungemein vielen Fällen haben wir diese Frage
auch dann zu beantworten gehabt, wenn Leichen neugeborner
Kinder im Wasser gefunden worden, deren Mütter entweder
noch gar nicht bekannt waren, oder in andern Fällen, wenn
bereits Verdacht gegen eine gewisse Person vorlag, und es nun
dem Richter darauf ankam, die Zeit des Todes, d. h. die Zeit
des Verweilens der Leiche im Wasser, mit dem Niederkunfts-
termine in Vergleich zu bringen. Diese Frage ist ungemein
schwer mit wirklicher Bestimmtheit zu lösen. Bei grosser

Uebung und reicher Erfahrung aber lässt sich approximativ ein Termin wohl allerdings angeben. Die Unterlage für das Gutachten ist lediglich aus den Veränderungen zu entnehmen, welche der Leichnam im Wasser allmälig erleidet.

§. 58. Fortsetzung. Wie lange hat die Leiche im Wasser gelegen? Gang der Verwesung bei Wasserleichen.

Die Veränderungen, welche der menschliche Leichnam durch den vorschreitenden Verwesungsprocess erleidet, sind bereits im allgemeinen Theil (§§. 19—22. S. 43 u. f.) ausführlich geschildert worden. Wenn nun auch im Allgemeinen diese Veränderungen bei Leichen, die im Wasser gelegen hatten, sich eben so gestalten wie in allen übrigen Fällen, mit der einzigen Ausnahme, dass bei jenen niemals auch nur die Spur einer Mumification, wohl aber Verseifung eintritt, so bieten Wasserleichen doch eigenthümliche Erscheinungen dar, die hier hervorgehoben werden müssen. Um aus denselben zurückzuschliessen, vor wie langer Zeit muthmaasslich der Tod erfolgt sei, bedarf es vor Allem und vorzugsweise, wie überall, wo ein Rückschluss der Art aus dem Verwesungsgrade einer Leiche gemacht werden soll, der Erwägung der Lufttemperatur. Was — 10 bis 15° R. im Winter erst in einem Monate, ja im Wasser und unter dem Eise erst in zwei bis drei Monaten bewirken, das kommt im Sommer bei + 16 bis 20° R. schon in acht Tagen zu Stande. Aber auch die Beschaffenheit des Wassers hat einen Einfluss. Leichen, die im fliessenden Wasser immer fort schwimmend erhalten werden, verfaulen *caet. par.* langsamer, als solche, die in einer Pfütze, einem Moraste macerirend liegen bleiben. Sehr viel kommt es ferner auch darauf an, dass der Gerichtsarzt erfahre, wann die Leiche, die er heute zu untersuchen hat, aus dem Wasser gezogen worden? Es liegt in der Natur der Verhältnisse, die jedem Practiker sehr wohl bekannt sind, dass nicht selten durch Hin- und Herschreiben, Berichten, Verfügen u. s. w. viele Tage vergehn, ehe es zum Acte der Obduction kommt,

nachdem das Object derselben bereits vorhanden. Der weniger
Geübte hält sich nun an dasselbe, wie es ihm vorgelegt wird,
und namentlich in Beziehung auf diese unsre Frage können
hierdurch grosse Irrthümer bedingt werden. Leichen nämlich,
die aus dem Wasser gezogen worden, verwesen überhaupt ungemein schnell, und namentlich wenn sie an der Sonne oder an
einem warmen Orte liegen. In unzähligen Fällen habe ich ganz
frisch herausgezogne Ertrunkene gesehn, die, namentlich im
Sommer und von den Sonnenstrahlen getroffen, in unsrer Lei-
chenschau-Anstalt liegend, bis sie von Verwandten zur Beerdigung reclamirt, oder auf öffentliche Kosten beerdigt wurden, in
drei, vier Tagen in einem Grade in der Verwesung vorschritten,
wie es in zwei-, dreimal so langer Zeit im Wasser nicht der
Fall gewesen wäre. Nicht dringend genug kann ich gerichtlichen Aerzten empfehlen, in solchen, zumal in wichtigen Cri-
minalfällen, den Staatsanwalt oder Untersuchungsrichter, auf
Grund dieser Erfahrungen, die Jeder machen wird, der überhaupt dazu Gelegenheit hat, auf die Nothwendigkeit einer
schleunigen Obduction aufmerksam zu machen, da ein längerer
Aufschub von 24 Stunden hier sehr oft die Wirkung hat, dieselbe
vollkommen erfolglos zu machen.

Wenn nun auch die genannten Bedingungen auf den Fortschritt der Verwesung bei Wasserleichen modificirend einwirken,
so giebt es doch Einen Umstand, der ausserordentlich characteristisch grade bei diesen Leichen ist, so dass er niemals
fehlt und, wenn man ihn kennen gelernt hat, fast mit Unfehl-
barkeit eine aus dem Wasser gezogene Leiche sogleich beim
Herantreten als solche erkennen lässt, und gleichsam ein vorläufiges Indicium für Ertrinkungstod gewährt. Ein vorläufiges!
Denn ich habe mich davon überzeugt, dass dieser eigenthümliche Verwesungsgang nicht von der Todesart, sondern vom
Liegen des Körpers im Wasser bedingt wird, so dass man ihn
auch bei Menschen, die todt ins Wasser gelangten, findet. Auf
dies Zeichen haben zuerst Orfila, Lesueur und Devergie

aufmerksam gemacht; es hat indessen in Deutschland noch nicht die Beachtung gefunden, die es in der That für die Praxis verdient. Ich meine den Umstand, dass bei Wasserleichen die Fäulniss von oben beginnt, während sie sich, wie allbekannt, nach allen andern Todesarten und beim Verweilen jeder Leiche in andern Medien, in der Luft oder in der Erde, zuerst an den Bauchdecken offenbart und von hier aus sich weiter nach oben und unten ausdehnt. Meine Beobachtungen stimmen vollständig mit denen der genannten französischen Schriftsteller, wie mit denen von Simeons *) überein, und sind folgende.

Ein Leichnam, der bis etwa 18 Stunden im Sommer, bis etwa 24—48 Stunden im Winter im Wasser gelegen hatte, und dann etwa eben so lange der Luft ausgesetzt worden war, zeigt, neben der schon (S. 558) geschilderten Beschaffenheit der Haut an Händen und Füssen, wenn der ganze Körper auch noch die gewöhnliche Leichenfarbe hat, und die Bauchdecken keine Spur einer grünlichen Verfärbung zeigen, zuerst Gesicht und Kopf bis zu den Ohren und dem obern Theil des Nackens anfangs ganz schwach livid-bläulich, dann sehr bald ziegelroth geröthet. Einschnitte in solche Stellen ergeben keine Sugillation. Nur wenn der Verstorbne den wirklichen Erstickungstod starb, sonst nicht, zeigt sich schon jetzt weisslicher, fein- aber auch grossblasiger Schaum vor Mund und Nase. Bald zeigen sich in dieser Röthe blaugrüne Flecke, meist zuerst an Ohren, Schläfe und Nacken und später an Hals und Brust. Diese Flecke fliessen, je länger die Leichen im Wasser gelegen haben, desto mehr und mehr zusammen, und man kann auf ein ins Wasser Gelangtsein im Sommer vor drei bis fünf Wochen, im Winter vor zwei bis drei Monaten schliessen, wenn schon der ganze Kopf, der Hals, immer aber noch später dann auch die Brust schmutziggrün, mit dunkelrother Zwischenfärbung erscheint, wo-

---

*) S. m. Vierteljahrsschrift III. S. 305.

für D e v e r g i e die, meines Erachtens nicht ganz passende Be-
zeichnung „bräunlich" *(brunâtre)* brauchte. *) Es ist nichts
Seltnes, Wasserleichen zu sehn, deren Kopf, Hals und Brust
bereits diese Verwesungsfarbe zeigt, während der übrige Körper nur noch wenig verfärbt ist. Woher bei diesen Leichen
dieser umgekehrte Gang des Verwesungsprocesses, und ob derselbe namentlich davon herrührt, dass so lange die Leiche im
Wasser schwimmt, der Kopf stets u n t e r der Wasserfläche
bleibt, oder grade entgegengesetzt, wie gleichfalls behauptet
worden, weil Licht und Sonnenstrahlen den ü b e r der Wasserfläche schwimmenden Kopf trafen, bleibe der beliebigen Erklärung überlassen. — Die Verwesungsfärbung der Haut, und mit
ihr gleichmässig vorschreitend alle übrigen Fäulnissveränderun-
gen dieses Organs, das Aufblähen, die blasenartige Auftreibung
und Ablösung der *Epidermis*, die Abtrennung der Nägel u. s. w.
schreitet nunmehr bei längerm Verweilen im Wasser von oben
herab auf dem Körper allerdings dann in denselben Verhältnissen fort und dieselben Erscheinungen darbietend, wie sie bereits
oben a. a. O. genau geschildert worden sind.

Unter Berücksichtigung der Temperatur und der Verhältnisse des Wassers, wie des Verweilens der Leiche an der Luft,
nachdem sie herausgezogen worden, kann man annähernd
schliessen, dass die Leiche fünf bis sechs Wochen im Sommer,
zwölf Wochen und länger im Herbst und Winter im Wasser
gelegen habe, wenn die ganze Leiche hoch aufgeschwollen, die
Epidermis fast am ganzen Körper abgelöst, der Körper graugrün
oder schwarzgrün gefärbt ist, dicke schmutzig-rothe Hautvenen-
stränge sich durch diese Farbe an vielen Körperstellen hindurch
ziehn, die Gesichtszüge ganz unkenntlich, Ohren, Augenlider
und Lippen unförmlich geschwollen, die Farbe der Augen vollkommen unkenntlich, die Nägel an einzelnen Fingern und Zehen

---

*) S. unsre Abbildung Taf. III. Fig. 7.

abgelöst sind und an Hautfetzen hängen, und das *Scrotum* und der *Penis* bei Männern unförmlich aufgeschwollen sind.

Hatte die Leiche im Sommer sieben, acht, zehn Wochen, im Herbst und Winter vier bis sechs Monate im Wasser gelegen, dann war sie in noch weitere Verwesungsgrade übergegangen. Je länger aber der Körper im Wasser verweilt hatte, desto unsichrer wird die Abschätzung der Zeit, wenn er hinein gelangt war, weil er in den höchsten Verwesungsgraden ungemein lange gleichmässig verharrt. In dieser Metamorphose zeigt die Wasserleiche folgende Erscheinungen: die Kopfschwarte hat sich von den Knochen gelöst, und nur einzelne Fetzen mit Haaren, die sich durch blosses Wischen wegschaffen lassen, hängen noch daran; die Augen sind ausgeflossen; selten ist das Cadaver ohne Verletzungen, gewöhnlich schon von Wasserthieren vielfältig beschädigt, namentlich liegen von Wasserratten abgenagte Finger, Hand, Röhrenknochen der Oberextremitäten, Rippen u. s. w. nackt da. Tausende von Maden bedecken namentlich Gesicht und die natürlichen Höhlen. Einzelne Gelenke sind schon aus ihren Verbindungen gelöst. Die Farbe des ganzen, colossal aufgeblähten Körpers ist fast schwarz, wenigstens schwarzgrün, der Geruch unerträglich. Die Nägel sind sämmtlich ausgelöst und oft gar nicht mehr am Leichnam vorhanden. An einzelnen Muskelparthieen zeigt sich Verseifung. Es ist auch nichts Seltnes, die Höhlen, selbst die Schädelhöhle, schon geöffnet zu finden, weil die Fäulnissgase die Bedeckungen, selbst die Schädelknochen, was sie zuletzt fast immer thun, gesprengt hatten. Von einer Recognition der Leiche ist jetzt keine Rede mehr, und auch das Geschlecht ist oft gar nicht mehr zu erkennen.

In Betreff der innern Veränderungen, welche der Leichnam chronologisch durch die Verwesung eingeht, verweise ich auf die ausführlichen Angaben im allg. Thl. §. 22. S. 51, da dieselben bei Wasserleichen in keiner Weise abweichend sind.

§. 59. Casuistik.

264. Fall.

Zweifelhafter Selbstmord durch Ertrinken.

Ein 42jähriger, robuster Mann war am 2. Januar vom Hause fortgegangen, um fällige Zinsen auszuzahlen, und ein vormundschaftliches
Geschäft zu erledigen, zu welchem Zweck er ein Document zu sich gesteckt hatte, an dessen Besitz Dritten gelegen sein musste. Zehn Wochen
später fand man seine Leiche im Wasser, und wohl in der Tasche die
Quittung über die gezahlten Zinsen, aber nicht das Document. Er war
früher Catholik gewesen, aber zu den Christcatholischen übergegangen,
weshalb sein Name in seinem Vaterlande (Oesterreich) an den Galgen geschlagen worden war. Wenn nun einerseits die Vermuthung eines Re-
ligionsfanatismus erhoben wurde, so war andrerseits das Verschwinden
des Documents Grund, den Verdacht einer Ermordung durch Dritte auf-
zuwerfen, und so wurde die gerichtliche Section verfügt. Die Leiche
war natürlich, nach so langer Maceration im Wasser, höchst verwest, über
und über grün, der Kopf fast schwarz, die Oberhaut überall abgelöst.
Die Augen waren glotzend hervorgetrieben, die Zunge fest zwischen den
Zähnen eingekeilt, und deren zwei Linien hervorragende Spitze angeschwollen. Aeussere Verletzungen fanden sich nirgends. In der Brust
zeigten sich die ballonirten Lungen eher blutleer, als blutreich; das linke Herz
war blutleer, das rechte mit etwas dunklem, dickflüssigem Blute angefüllt.
Die Luftröhre, deren Schleimhaut die gewöhnliche kirschbraunrothe Verwesungsfarbe zeigte, enthielt noch eine geringe Menge blutigen Schaums.
Wasser fand sich weder in ihr, noch in den Lungen. Das Gehirn war
bereits in einen blutigen Brei verwandelt, und gestattete sonach keine
nähere Untersuchung. Die *Basis Cranii* aber, wie alle Schädelknochen,
war unverletzt. Der Magen enthielt eine geringe Menge röthlichen Speise-
breies, aber kein Wasser. Magen mit Inhalt, *Duodenum* und *Oesopha-
gus* wurden zur chemischen Untersuchung zurückgestellt, die aber keine
Spur irgend eines Giftes nachgewiesen hat. Die Omental- und Mesen-
terial-Venen, die grossen Venenstämme der Bauchhöhle und die rechte
Niere waren, trotz der vorgeschrittnen Verwesung, noch sehr blutreich.
Im Uebrigen waren alle Baucheingeweide normal beschaffen. An der
linken Seite des Halses bis zum Nacken fand sich ein weisslicher, kaum
vertiefter, nicht sugillirter, weich (nicht lederartig) zu schneidender, zwei
Linien breiter Streifen. Unser Gutachten ging dahin: 1) dass *Denatus*

durch Erstickung seinen Tod gefunden; 2) dass es möglich, selbst wahrscheinlich, dass diese durch Ertrinken veranlasst worden; 3) dass in Betracht des hohen Verwesungsgrades der Leiche betreffend die am Halse gefundene Marke Nichts mit einiger Sicherheit geschlossen werden könne; 4) dass, wenn der Tod durch Ertrinken erfolgt, auch nicht mit einiger Wahrscheinlichkeit angegeben werden könne, ob hier Selbstmord, Zufall oder die Schuld Dritter vorläge.

Nach mehrern Monaten wurde das vermisste Document aufgefunden, und weitere richterliche Ermittlungen stellten dann den geschehnen Selbstmord durch Ertränken ausser Zweifel.

265. Fall.

Zweifelhafter Selbstmord. Ertrinken. Kopfverletzungen.

Am 8. December hatten wir die gerichtliche Obduction eines 40jährigen, stark bucklichten Mannes auszuführen, der schon seit acht Tagen in der Anstalt gelegen hatte, nachdem die Leiche aus dem Wasser gezogen worden. Am Kopfe fanden sich drei, einen Zoll lange, theils stumpfwinkliche, theils schwach halbmondförmige, nicht bis auf den Knochen dringende Wunden, die nur ganz oberflächlich die Schädelhaube trennten, und ziemlich scharfe, trockne, gar nicht sugillirte Ränder hatten. Der Leichnam zeigte keine Gänsehaut, aber die characteristische Beschaffenheit der Hände und Füsse. Während der ganze Körper die gewöhnliche Leichenfarbe hatte, war der Kopf ziegelroth gefleckt. Im Kopfe fand sich nur eine sehr mässige Blutanfüllung. Die Lungen auffallend hypervoluminös, füllten ihre Höhle strotzend aus, waren wenig blutreich, die linke aber enthielt viel, die rechte weniger Wasser. Die Kranzadern des Herzens waren mässig gefüllt, das linke Herz fast leer, das rechte nur eine halbe Unze Blut enthaltend, aber die grossen Gefässe strotzten von einem fast schwarzen, fast flüssigem Blute. Kehlkopf und Luftröhre waren ganz leer und durchaus leichenartig normal. Die Leber ziemlich blutreich. Der Magen zu drei Vierteln mit reinem, klarem Wasser angefüllt, in welchem einige Kartoffelstückchen schwammen. Mesenterialgefässe sehr injicirt. Hyperämie in Nieren und *V. cava*. Harnblase leer. Unser Gutachten ging dahin: 1) dass *Denatus* ertrunken sei; 2) dass die Kopfverletzungen nicht als mitwirkende Ursache des Todes zu erachten, sondern erst im Sterben, oder kurz nach dem Tode zugefügt seien. Ein Obductionsbericht wurde hiernach nicht gefordert. (Als psychologisches Curiosum führe ich an, dass beim Entkleiden der Leiche sich fand, dass der Mann, um seinen Höcker auszugleichen, einen

förmlichen Panzer von Leder, der an der entgegengesetzten Seite des
Buckels ein dickes, breites Polster hatte, auf dem blossen Leibe trug!)

266. Fall.

Mord oder Ertrinken?

Dies ist das früher erwähnte Seitenstück zu dem Könen'schen Falle
im Fonk'schen Prozess, nur freilich, eines sehr absonderlichen Umstandes
wegen, leichter zu beurtheilen gewesen, als jener. Im April 1848 wurde
aus der Spree die Leiche eines Unbekannten gezogen, der bald darauf
als die Leiche eines Schiffsherrn recognoscirt ward, welcher am Abend
des: sage achtzehnten März 1848 von seinem Gefässe verschwunden und
seitdem vermisst worden war.   Es entstand ein sehr gegründeter Verdacht eines an dem Manne verübten Raubmordes gegen seinen Knecht,
welcher am Morgen des 18. März, wo noch kein Mensch in Berlin den
Ausgang des furchtbaren Tages ahnen konnte, eine bedeutende Summe
für seinen Herrn eincassirt hatte, die aus dem erbrochnen Schranke auf
dem Schiffe fehlte, und noch zum Theil, mit Kleidungsstücken des *Denatus* bei dem Knechte gefunden worden war, der indess hartnäckig
leugnete. Es lag für die Anklage die Annahme nahe, dass der Knecht
am Abend des 18. März, wo das Feuer des Strassenaufruhrs in Berlin
wüthete, die allgemeine Anarchie und Verwirrung benutzt habe, um einen
Raubmord auszuführen, dessen Nichtentdeckung er in jener Zeit hoffen
konnte. Wir kehren indess zur Obduction zurück, bei welcher wir natürlich von diesen spätern Ermittlungen noch keine Ahnung haben konnten. Der aus dem Wasser gezognen Leiche waren ein dicker, braun-
tuchener Ueberrock, ein Handtuch und mehrere Lappen um den Kopf
gewickelt, und diese mit einem Stricke um den Hals zusammengeschnürt gewesen, und auch die Unterschenkel waren mit einem Bindfaden zusammengebunden gefunden worden.   Der Körper war bereits
graugrün, also im höchsten Grade verwest. (Die Temperatur jenes Früh-
jahrs war eine bei uns ungewöhnliche, anhaltend hohe gewesen.)   Die
blaugrüne, geschwollne Zunge ragte über den zahnlosen Kiefern hervor.
Eine Strangmarke konnte am Halse nicht entdeckt werden.   Wohl aber
fanden sich erhebliche Kopfverletzungen, eine in dreieckiger Gestalt
mit stumpfen, zerrissnen Rändern über jedem Augenbrauenbogen, und
eine zolllange mit scharfen Rändern auf dem rechten *Os bregmatis*, und
wenigstens in zwei dieser Wunden konnte durch Einschnitte noch deutlich Sugillation nachgewiesen werden.   Und als nun die mit halbcoagulir-
tem Blute bedeckte *Galea* zurückgeschlagen war, ergab sich — eine

förmliche Zertrümmerung des ganzen Schädels, an welcher auch die *Basis Cranii* Theil nahm! Das Gehirn, wie immer bei so hoher Verwesung, ein (blutiger) Brei, konnte nicht mehr untersucht werden. Die Lungen, zumal die rechte, waren mit einem schwarzen, nicht sehr flüssigem Blute strotzend angefüllt; Luftröhre und Kehlkopf von Verwesung schwarzblau gefärbt und leer; vollkommen blutleer das Herz, wie die grossen Bruststämme; der Magen leer, wie die Harnblase; fast blutleer, wie natürlich bei diesem Fäulnissgrade, war auch die *V. cava*, und im Uebrigen, ausser der hohen Verwesung aller Organe, im Unterleibe nichts Bemerkenswerthes. Die Begutachtung war, wie man sieht, sehr leicht. Was einen Selbstmörder hätte veranlassen können, sich vor dem Sturz ins Wasser so Kopf und Beine zu umhüllen und einzuschnüren, wenn dies überhaupt möglich war, war ebenso wenig abzusehn, als warum Dritte, die ihn einfach hätten ins Wasser werfen wollen, vor dem Ertränken so verfahren sein sollten. Die Zeichen des Ertränkungstodes hatten allerdings gefehlt, und hätten, auch wenn der Mann den Tod im Wasser gestorben wäre, bei so hoher Putrescenz gar nicht mehr mit einiger Sicherheit ermittelt werden können — aber es war leicht nachzuweisen, dass der Schiffer nicht ertrunken, sondern durch die fürchterlichen Kopfverletzungen getödtet, und erst nachher so verhüllt und ins Wasser geworfen war, da die noch gefundnen Sugillationen nicht nur darauf hindeuteten, dass die Verletzungen dem noch Lebenden zugefügt worden sein mussten, sondern auch die etwanige Annahme gar nicht statthaft war, dass die Verletzungen erst bei der Leiche im Wasser zufällig entstanden gewesen. Denn so erhebliche Kopfverletzungen, nämlich Sprengung der Schädelbasis, setzen immer nothwendig eine höchst energische Gewaltthätigkeit durch stumpfe Werkzeuge voraus — wir nahmen beispielsweise Beil, Hammer, Knüttel u. s. w. an — wie sie unter Wasser, etwa durch Ruder, Steine, durch Anschwimmen an Pfähle u. dgl. gar nicht wirksam werden kann. Hiernach musste — abgesehn von den damals noch geltenden gesetzlichen Lethalitätsfragen — angenommen werden, dass *Denatus* nicht ertrunken, sondern durch (absolut lethale) Kopfverletzungen getödtet worden und erst als Leiche ins Wasser gekommen sei, und dass diese Kopfverletzungen mit erheblicher Kraft und mit einem stumpfen Werkzeug zugefügt worden.

So weit das hierher Gehörige, dem man folgenden Zusatz gestatten wolle. Alle Welt war von der Schuld des Angeklagten überzeugt, und doch erging das Erkenntniss und musste ergehn: „des Raubmordes nicht schuldig"! Es blieb nämlich die Identität der Leiche zweifelhaft, wie sich erst im Audienz-Termine ergab. Die Wittwe des Gemordeten, in

einer kleinen Provinzialstadt wohnhaft, war zu dem Termine geladen
worden, und sollte nun nachträglich — bei Auffindung der Leiche war
sie nicht zur Recognition citirt worden, und konnte es auch nicht, da
damals die Leiche noch ganz unbekannt war — nach den vorgelegten
Kleidungsstücken und der Schilderung des Aeussern der Leiche nach
unserm Obductions-Protocoll die Identität feststellen. Sie erkannte die
Kleidungsstücke, aber befragt über die Farbe und Beschaffenheit der
Haare, Augen, der Zähne ihres Ehemannes u. s. w., äusserte sich die
sehr geistesarme Frau ganz unbestimmt und schwankend. So blieb, wie
gesagt zweifelhaft, ob der Ermordete wirklich der Schiffer K. gewesen,
und damit fiel der Beweis, dass der angeschuldigte Knecht desselben, ihn,
seinen Herrn, ermordet habe.

267. Fall.

Erstochen oder ertrunken?

An der Leiche eines torosen, 60jährigen Mannes, der sechs Wochen
im Wasser gelegen hatte, und am 31. März 18— zur Obduction vorlag,
fand sich zwischen der sechsten und siebenten Rippe links eine stumpf-
scharf geränderte, unsugillirte, $\frac{1}{4}$ Zoll klaffende, einen Zoll lange Wunde,
und ein Queerbruch der siebenten Rippe, ohne Sugillation in der Umgebung. Bei noch ziemlich erhaltner allgemeiner Leichenfarbe war der
ganze Kopf grün, die *Epidermis* an vielen Stellen abgelöst, Hände und
Füsse grau und faltig. Eine Gänsehaut konnte nicht mehr erkannt werden.
Zunge zwischen den Zähnen. Blutwasser, als Leichenphänomen, in beiden
Pleurasäcken; die Lungen blutarm, indess, wenn auch nicht besonders aufgetrieben, keinen auffallenden wässrigen Schaum enthaltend; die grossen Gefässe leer, eben so die verwesungsbraune Luftröhre. Das rechte Herz
enthielt noch viel dunkles, dickliches Blut, womit auch die Jugularvenen
noch stark angefüllt waren. Leber und Nieren waren recht sichtlich hyperämisch, doch mehr noch die *V. cava*, in der das Blut noch dünnflüssig erschien. Der Magen war voll mit wässriger Flüssigkeit, in welcher
Speisereste schwammen. Das Gehirn war schon grünfaul. Bei so hohem
Verwesungsgrade konnte ein gewisses Urtheil nicht gegeben werden. Es
waren jedoch noch Befunde vorliegend, die uns berechtigten anzunehmen,
dass *Denatus* höchstwahrscheinlich ertrunken sei, wogegen mit Bestimmtheit angenommen wurde, dass die Brustwunde erst nach dem Tode im
Wasser oder beim Herausziehn der Leiche entstanden sein müsse.

268. Fall.

Zufälliges oder absichtliches Ertrinken?

Der Fall, einen jungen Arzt betreffend, hatte seiner Zeit das allgemeinste Interesse erregt. Der 26jährige junge Mann war vor längerer Zeit Abends in einer Weinstube stark zechend gesehn worden, und dann spurlos verschwunden. Das Gerücht bemächtigte sich des Falles, der immer abentheuerlicher gemacht wurde, bis es endlich hiess, man habe den Leichnam im Keller eines Bordells zerstückelt aufgefunden! Es war dies vollkommen unbegründet, vielmehr fand man, drei Monate nach dem Verschwinden, am 3. Februar, nach zwei Monate anhaltend gewesenem Frost und Eis, den Körper im Wasser, der, nach dem Polizeiberichte, fortwährend unter dem Eise gelegen haben sollte. Die verhältnissmässig nicht allzu bedeutende Fäulniss der Leiche war hiernach erklärlich; sie war nur erst gleichmässig grün, die *Epidermis* überall abgelöst, die Nägel bis auf einige noch fest, die Hautfalten an Händen und Füssen fehlten natürlich nicht. Es fand sich, wie zu erwarten war, allgemeine Anämie, nur allein in der Hohlader war noch mässig viel, dünn-syrupsartiges, halb coagulirtes Blut, und im rechten Herzen einige *Coagula*. Luftröhre und Kehlkopf ganz leer und verwesungsbraun. Die Lungen, wegen der ganz verdunsteten Flüssigkeiten, nicht ballonartig aufgetrieben, die grossen Gefässe leer. Im verwesten Magen nur noch wenige feste Speisereste; keine Spur einer Flüssigkeit, die Harnblase leer, alle übrigen Organe schon sehr verwest. — Gewissheit über die Todesursache konnte natürlich auch in diesem Falle nicht gegeben werden. Nichtsdestoweniger unterstützte der negative Beweis die wenigen positiven ausreichend, um mit „hoher Wahrscheinlichkeit" den Tod im Wasser anzunehmen. Hinzugefügt wurde: dass die Obduction Nichts ergeben habe, was auf die Schuld Dritter an dem Tode des *Denatus* zu schliessen berechtigt hätte.

269. Fall.

Zufälliges oder absichtliches Ertrinken?

Ganz ähnlich wie im vorigen sollte in diesem Falle geurtheilt werden, und zwar ebenfalls an einer verwesten Leiche, ob ein Verbrechen an dem Menschen begangen worden, oder ob er ertrunken und zufällig verunglückt sei. Ein 48jähriger Maurergeselle, der vor sechs Wochen

schwer betrunken Streit bekommen hatte, angeblich dabei gemisshandelt
worden, und beim Nachhausegehn verschwunden war, wurde am 3. April
18— aus dem neuen Canal gezogen. Nach dem Polizeibericht sollte die
Leiche eine zerschlagne Nase, hervorgequollne Augen und Kopfverletzungen gezeigt haben. Von alle dem fanden wir nur die durch Fäulniss
aufgeschwollnen Augenlider. Die Nase war leichenartig platt gedrückt
und am Kopfe fehlte jede Spur einer Verletzung. Der Körper war faul-
grün, und die Oberhaut abgelöst. Natürlich war sonach von der Obduction ein sicheres Ergebniss, namentlich für Ertrinkungstod, nicht mehr
zu erwarten. Anämie im Schädel; das Gehirn grün-breiigt. In beiden
noch hoch aufgetriebnen Lungen noch sehr viel dunkles, in den grossen
Gefässen noch mässig viel Blut; vier Loth geronnenes, dunkles Blut im
rechten, zwei Loth im linken Herzen. Luftröhre und Kehlkopf, wie in
allen solchen Fällen, leer und kirschbraunroth von Fäulniss; *Vena caca*
noch mässig, die Leber sehr blutgefüllt, die Harnblase halb voll, die Nieren noch sichtlich blutreich. Das Gutachten ging dahin: dass *Denatus*
nicht durch Verletzungen seinen Tod gefunden, dass ein positives Urtheil
über eine anderweite Todesart bei dem hohen Verwesungsgrade der
Leiche nicht mehr gefällt werden könne, dass es jedoch sehr wahrscheinlich sei, dass *Denatus* seinen Tod im Wasser gefunden habe.

270. Fall.

Ertrinken.   Eigene oder fremde Schuld?   Zusammengebundne
Unterschenkel der Leiche.

Auf die genannte Weise, die Unterschenkel mit einem Riemen fest
zusammengeschnürt, war im Mai die Leiche eines 26jährigen Mannes aus
dem Wasser gezogen worden, und dieser, so wie der Befund von drei
rothbraunen, silbergroschengrossen Krusten am rechten Unterkieferwinkel,
die sich als ganz unerheblich bewiesen, hatten die gerichtliche Obduction
veranlasst. Dieselbe ergab bei der noch ganz frischen Leiche sehr aus-
geprägte Befunde. Gänsehaut war über dem ganzen Körper sichtbar.
Hände und Füsse grau und faltenreich. Zunge zwei Linien weit hervor-
ragend. Im Kopfe nichts Abnormes. Die Lungen sehr hypervoluminös,
bläulich, marmorirt, beide von dunklem, flüssigem und schaumigem Blute
strotzend. Die Luftröhren- und Kehlkopf-Schleimhaut stark injicirt, und
vollgepfropft mit einem feinblasigem, rosenröthlichem Schaum. Das rechte
Herz strotzend voll dunklen, wasserdünnen Blutes, das linke leer. Eben
so strotzten die grossen Brustgefässe und die aufsteigende Hohlader. Der
Magen enthielt keine Speisereste, wohl aber 3—4 Unzen hellen, klaren

Wassers, die Harnblase einen Esslöffel voll Urin. Der übrige Befund in dem sehr gesunden Körper bot nichts Bemerkenswerthes. Bei solchen Befunden nahmen wir keinen Anstand, mit Gewissheit den Ertrinkungstod, aber auch trotz des, oder vielmehr wegen des Zusammengebundenseins der Unterschenkel, Selbstmord anzunehmen, da dergleichen Proceduren gar nicht sehr selten von Selbstmördern ausgeführt werden, um sicherer ihr Ziel zu erreichen, aber schon sehr eigenthümliche Umstände dabei zusammentreffen müssen, von denen sich hier an der Leiche wenigstens keine Spur vorfand, um dabei auf Gewaltthätigkeit durch Dritte schliessen zu müssen.

271. Fall.

Ertrunken, strangulirt oder erschlagen? Ruptur des Gehirns.

Ein Fall von seltnem Interesse! Nur zwei Tage nach dem eben mitgetheilten Fall war ein sechzigjähriger Bauwächter im Bassin des neuen Canals im Wasser stehend todt gefunden. Er war bekleidet und trug eine Halsbinde, und über dieser war ein Kattuntuch ganz fest um den Hals geschlungen. Die Zunge lag hinter den Zähnen. Die Farbe war die gewöhnliche Leichenfarbe, aber die ganze linke Gesichtshälfte hatte, mit Einschluss beider Augenlider ein blauröthliches Ansehn und Einschnitte ergaben wirklich Sugillation. Auch das linke Auge war blutrünstig. Auf dem Wirbel des kahlen Kopfes fand sich ein 2 Zoll langer, $\frac{3}{4}$ Zoll breiter braunrother, harter, nicht sugillirter Fleck und ein ähnlicher von $\frac{3}{4}$ Zoll Länge und $\frac{1}{4}$ Zoll Breite auf der Stirn über dem linken Auge. Unter beiden Kniescheiben zeigten sich gleichfalls mehrfache kleine, sugillirte Flecke. Auf der hintern Hälfte der linken Hirnhemisphäre eine blutig-sulzige Ausschwitzung von Liniendicke und $1\frac{1}{2}$ Zoll im Durchmesser; im rechten Seitenventrikel ein Erguss von einem Loth dunklen, geronnenen Blutes. Dieses Extravasat stand in Verbindung mit einer Ruptur von $\frac{1}{4}$ Zoll Durchmesser, die sich von diesem Seitenventrikel aus durch die ganze Substanz des Gehirns fortsetzte. Die Basis der linken Hemisphäre zeigte zahlreiche, kleine, inselförmige Extravasate, und in ihrer Mitte das Ende jener Ruptur in Gestalt eines runden Lochs mit blutunterlaufnen Rändern. Auch auf dem rechten Theil des kleinen Gehirns befanden sich zahlreiche, kleine Inselextravasate. *Sinus* nur mässig gefüllt, *Basis Cranii* unverletzt. Beide vollkommen normalen Lungen nur wenig bluthaltig, die Lungenarterie dagegen mit dunklem, flüssigem Blute stark gefüllt. Kehlkopf und Luftröhre leer, ganz normal, ebenso die Speiseröhre. In der rechten Herzhälfte zwei

Loth dunklen, flüssigen Blutes, in der linken eine geringfügige Menge.
Die Leber mässig blutreich, die *V. cava* stark gefüllt, der Magen drei
bis vier Unzen reinen, mit etwas Flocken vermischten Wassers enthaltend,
die übrigen Baucheingeweide vollkommen normal. Die Harnblase war
nicht ganz leer. Zunächst war hiernach unzweifelhaft, dass die Kopfverletzungen, deren Spuren äusserlich und deren Wirkungen innerlich so
in die Augen springend waren, als Ursache des Todes erkannt werden
mussten, und zwar, da zur Zeit die Lethalitätslehre noch practische Gel-
tung hatte, als „allgemein absolut lethale" Verletzungen erklärt werden
mussten, was bei einer Gehirnruptur hier keiner Erörterung bedarf. Diese
Kopfverletzungen konnten aber weder als Folge einer Strangulation, von
der sich übrigens am nackten Halse der Leiche keine Spur fand, noch
als Folge des Ertrinkens erachtet werden, denn abgesehn davon, dass
die Leiche stehend im Wasser und mit dem Kopfe über demselben gefunden worden war, abgesehn davon, dass weder Strangulation, noch Ertrinken solche Kopfverletzungen jemals veranlassen können, fehlten
auch alle Befunde, die in ihrer Gesammtheit auf Eine dieser beiden Todesarten zu schliessen hätten berechtigen können. Endlich mussten, wie
schon früher hier mehrfach erwähnt worden, die Gehirnruptur und die
zahlreichen Extravasate, auf eine erhebliche äussere Gewalt schliessen
lassen, von der, nach allgemeiner Erfahrung über Hiebwunden nicht anzunehmen war, dass *Denatus* diese Gewaltthätigkeit selbst an sich ausgeübt gehabt hätte. Hierzu kam noch die Umschnürung des Halses in
Erwägung, um das Schlussurtheil zu rechtfertigen, dass *Denatus* durch
Kopfverletzungen, von Dritten zugefügt, getödtet und nach dem Tode oder
sterbend in die Lage gebracht worden sei, in welcher er als Leiche aufgefunden war. Es ist kein Obductionsbericht gefordert worden und ich
habe später Nichts über den höchst sonderbaren Fall gehört, wonach ich
vermuthen muss, dass die Nachforschungen, den oder die Urheber des
Todes zu entdecken, fruchtlos geblieben und die Acten reponirt worden sind.

272. Fall.

Ertrinken? Strangulation oder natürlicher Tod?

Einigermaassen dem vorstehenden ähnlich war der folgende, ein
reifes, weibliches, neugebornes Kind betreffende Fall. Die Leiche desselben war am 28. Juli 18— in einer Wassertonne auf einem Hofe gefunden worden, mit einem Stück Kattun bekleidet, das um den Hals eng
mit einer 2 Zoll breiten, gewöhnlichen Aderlassbinde befestigt war.

Das als Mutter des Kindes ermittelte Mädchen räumte ein, dasselbe einsam in der Nacht vom 26.—27. Juli geboren zu haben. Ihrer Aussage nach wollte sie dasselbe wimmern gehört, bald aber in Ohnmacht verfallend, und daraus erwacht, das Kind todt neben sich im Bette liegend, gefunden haben. Die Kammer soll, trotz der Sommerwitterung, kalt und feucht gewesen sein. Sie will nun den Leichnam bis zum Abend in ihrem Bette verborgen gehalten, und dann bekleidet, wie angegeben, in die Wassertonne geworfen haben. Sie betheuerte unausgesetzt, dass das Kind todt gewesen sei. Das Kind hatte keine Gänsehaut. An der linken Seite des Halses fand sich ein unbedeutender, hellgelblicher, weicher Streifen von $\frac{3}{4}$ Zoll Länge und einer Linie Breite, ohne Spur einer Sugillation. Die Schädelknochen waren sehr infiltrirt, die Gehirnvenen hyperämisch, und zwei Extravasate von Silbergroschen-Grösse fanden sich auf der *Basis Cerebri*. Dies waren die einzigen bemerkenswerthen Befunde; namentlich fand sich kein einziges Sectionsresultat, das auf Ertrinken auch nur mit Wahrscheinlichkeit hätte schliessen lassen können. Das Kind war also an Blutschlagfluss gestorben, und wir führten im Obductionsbericht aus, dass ein solcher, wie der vorliegende Blutschlagfluss, unter Berücksichtigung aller übrigen Umstände, die Annahme ausschlösse, dass das Kind noch lebend ins Wasser gekommen und darin ertrunken sei. Die Entstehung der Apoplexie durch Strangulation nahmen wir wohl als möglich, nicht aber als wahrscheinlich an, da für eine wirklich geschehne Strangulation an sich zu wenig Beweise vorlagen, wogegen, in Erwägung, dass Alles was die Angeschuldigte über den Hergang bei der Geburt angegeben, innere Wahrheit hatte, und dass Blutschlagfluss eine der häufigsten tödtlichen Krankheiten Neugeborner sei, angenommen werden müsse, dass auch dieses hülflos in der kalten und feuchten Kammer da liegende Kind höchstwahrscheinlich aus innern Ursachen apoplectisch verstorben sei*).

---

*) Vgl. den oben angeführten 69. Fall von Ertrinkungstod eines Epileptischen in einer Torfpfütze.

Siebentes Kapitel.

Tod durch Erfrieren.

§. 60. Allgemeines.

Unter allen gewaltsamen Todesarten kommt, nächst der durch Erhungern, keine seltner in der gerichtsärztlichen Praxis vor, als die durch Erfrieren. Am seltensten kommen dergleichen Fälle in Städten, eher noch auf dem platten Lande zur Beobachtung, wenn Menschen bei Reisen auf einsamen Landstrassen Nachts auf dem Wagen einschlafend, oder am Tage durch heftiges Schneegestöber überrascht, oder in tiefen Schnee gerathend, in den sie sich verirrten u. dgl. dem ertödtenden Einfluss unterlagen. Man nimmt gewöhnlich an, dass derselbe physiologisch so wirke, dass das Blut aus den peripherischen Gefässen in die Centraltheile zurückgedrängt werde, und so innere Blutstauung, tödtliche Hyperämie in Gehirn und Brustorganen, bedingt werde. Die Physiologie hat bis jetzt noch nicht festgestellt, und wird wohl niemals feststellen, warum das bekannte Vermögen des Menschen, in allen Zonen zu leben und gesund zu vegetiren, und bei den gleichfalls allbekannten einzelnen Erfahrungen, wie glücklich Menschen die ungeheuersten Kältegrade auszuhalten vermochten *), warum jene Reactionsfähigkeit gegen Kälte doch in einzelnen Fällen nicht ausreicht, um die Ertödtung durch dieselbe abzuwehren. Gewiss weiss man in dieser Beziehung nur, dass Individuen von im Allgemeinen geringerer Reactionsfähigkeit, also Neugeborne, kleine Kinder, sehr bejahrte, oder kranke, oder ausgehungerte, oder geistig tief deprimirte Menschen (die französische Armee in Russland im Winter 1812!) auch dem Erfrierungstode leichter unterlie-

---

*) Wrangel's Reise nach Sibirien. A. d. Russ. Berlin, 1840.

gen, als Andre, und auch darüber hat die Erfahrung belehrt,
dass Zustände, die an sich eine Congestion nach dem Gehirn
und Brust bedingen, z. B. Schlaf und Trunkenheit, die Möglichkeit, diesen Tod zu sterben unter gegebnen Umständen begünstigen. Am wenigsten aber lässt sich etwas, selbst nur An-
näherndes, über die Thermometergrade bestimmen, die hier in
Betracht kommen. Es giebt keine „absolut lethale" Kältegrade.
Von den zahlreichen Mannschaften der neuern englischen Nord-
pol-Expeditionen unter Parry, Ross und Franklin, wie von
der der sibirischen Expedition unter Wrangel starb nicht Einer
den Erfrierungstod, obgleich sie (wegen längst gefrorner Ther-
mometer) unmessbar niedere Temperaturgrade auszustehn hatten, während Trunkenbolde und Neugeborne schon bei einer
Temperatur von — 15 bis 20° R. erfrieren, in welcher die ele-
gante Welt in den nordischen Städten lustig Schlitten fährt
und Schlittschuhe läuft. Von dieser Seite her ist folglich nicht
der geringste Anhalt für die Diagnose des zweifelhaften Erfrie-
rungstodes zu gewinnen, wenn es nicht der ist, dass — dieser
Tod überhaupt nur in einigen wenigen Monaten des Jahres vorkommen kann!

§. 61. Diagnose.

Aber auch in Betreff der Sectionsbefunde giebt es keinen
einzigen, der auch nur mit einiger Sicherheit zu dem Schlusse
grade auf diesen Tod berechtigte. Wenn man angeführt hat,
dass bei Leichen Erfrorner Ohren, Nasenspitze, Finger u. s. w.
leicht abbrächen, so hat wenigstens meine eigene, in diesem
Kapitel freilich nur sehr dürftige Erfahrung ein solches Beispiel mir
nicht ergeben. Immer könnte aber, wie man einsieht, ein derartiger Vorfall nur beweisen, dass die Gliedmaassen des Verstorbnen vor dem Ableben durch Kälte ertödtet worden, nicht
dass der Mensch selbst den Erfrierungstod gestorben sei. Die
Leichen Erfrorner sind, wenn man sie auffindet, allerdings steif
gefroren, eben so gefroren einzelne Organe, namentlich leicht

Gehirn, Lungen und Harnblase, und das Blut und andre Säfte
sind, wie der etwanige Mageninhalt, zu Eis erstarrt. Allein es
bedarf nicht der Bemerkung, dass dies ein *post mortem*-Phäno-
men ist, das bei der Leiche jedes Menschen, nach jeder beliebigen Todesart vorkommt, wenn sie, zumal nackt, in grosser
Kälte einige Zeit liegen bleibt. Jeder Winter liefert uns dafür
an unsern gerichtlichen Leichen zahlreiche Beweise. Wir haben
oft genug in harten Wintern nach den verschiedensten Todesarten Gehirne gefunden, so hart gefroren, dass sie herausge-
meisselt werden mussten, um die *Basis Cranii* untersuchen zu
können, oft genug das in einer Eisrinde incrustirte Blut aus
dem Herzen, ganze, gefrorne Mahlzeiten aus dem Magen genommen. Andrerseits kann die Vereisung der Leiche Nichts
beweisen, da, wo dieselbe bei wirklich Erfrornen auch vorhanden gewesen sein mag, sie wieder verschwunden sein kann und
wird, wenn der Leichnam durch Lagerung in einem erwärmten
Raum bis zur Zeit der Obduction wieder aufgethaut war. Nicht
mehr beweisend an sich sind die Befunde der Hyperämie im
Schädel, in den Lungen, oder im Herzen, oder in den Bauchorganen und grossen Venenstämmen, oder in allen zugleich, da
diese Befunde auch bei so vielen andern Todesarten ganz eben
so ausgesprochen vorkommen. Nur aus der Summe aller Leichenbefunde und der gleichzeitigen Combination aller, den Tod
begleitenden Umstände, wie unter Herstellung des negativen
Beweises, der Abwesenheit jeder andern, wenigstens gewaltsamen Todesart, wird es deshalb dem Gerichtsarzte möglich werden, wenn auch nur mit mehr oder weniger Wahrscheinlichkeit
sein Gutachten auf Statt oder nicht Statt gefundnen Erfrierungstod abzugeben. In Betreff des negativen Beweises kann ich
noch auf einen, bisher ganz übersehenen Umstand aufmerksam
machen. Wenn man nämlich im Schnee oder auf dem Eise
einen, bereits in Verwesung übergegangenen Leichnam auffindet, so kann man, der Obductionsbefund mag sein,
welcher er wolle, mit Sicherheit annehmen, dass der Mensch

nicht den Erfrierungstod gestorben, d. h. mit andern
Worten: dass er nicht in diesen Schnee, auf dieses Eis lebend
gelangt war, und hier durch Erfrieren seinen Tod gefunden
hatte, sondern dass er vielmehr schon als verweste Leiche dort-
hin gelangt war.   Denn Leichen verwesen nicht, wenn sie im
Schnee oder auf Eis liegen (vgl. allg. Thl. §. 17. S. 40).   Der
unten folgende 274. Fall wird zeigen, dass dieser Satz eine
practische Wichtigkeit hat.

§. 62. Eigene oder fremde Schuld?

Wenn schon diese Todesart an sich mehr durch äussere,
nicht aus der Obduction sich ergebende Umstände, als durch
die Befunde in der Leiche selbst festzustellen, so ist es begreiflich, dass vollends die Frage: ob zufälliges Verunglücken, oder
eigene Absicht, oder fremde Fahrlässigkeit, oder verbrecheri-
scher Vorsatz den Tod veranlasst habe? nach andern und mehr
äussern Criterien zur Entscheidung zu bringen ist.   Die Annahme eines beabsichtigten Selbstmordes wird in der Regel
auszuschliessen sein, denn die Erfahrung lehrt, dass Selbstmörder diese unberechenbare Todesweise nicht wählen, da sie dabei in hundert Fällen ihr Ziel verfehlen würden, das sie auf
mannigfache Weise leichter und sicherer erreichen können. Bei
neugebornen und kleinen Kindern, die als wirklich erfroren angenommen werden mussten, können die Umstände, unter denen
man die Leiche auffand, darüber Licht geben, ob Zufall oder
Absicht den Tod veranlasst habe? Der erstere wird nicht allzu-
selten wirksam bei heimlicher Geburt in sehr kalten Räumen,
wenn die Mutter gleich nach der Entbindung in Ohnmacht
oder anderweitig in Bewusstlosigkeit verfiel, und das nackte
Kind, das so eben den warmen *Uterus* verlassen hatte, auf kaltem Estrich u. dgl. liegen bleibt. Die Annahme einer Absicht
dagegen wird sich aufdrängen, wenn man die nackte oder in
einen Lappen u. s. w. gehüllte Kindesleiche im Schnee, auf dem
Eise, im Walde oder sonst an einem einsamen, entfernten Orte

auffand. Bei Erwachsenen wird in der Regel zufälliges Verunglücken anzunehmen sein, und die Umstände, z. B. das nach
Hause Gehn oder Fahren von einem Zechgelage in strenger
Wintersnacht u. dgl. werden die Annahme unterstützen. In solchen Fällen können Kopf- oder andre Verletzungen an der
Leiche, die der Verstorbne sehr möglicherweise vor seiner Entfernung aus der Schenke erhalten haben kann, Bedenken erregen, um so mehr, als bei dem, bei der Section erwarteten
und auch thatsächlich aufgefundnen Schlagfluss ein ursachlicher
Zusammenhang desselben mit den Kopfverletzungen zweifelhaft
werden kann. Die concreten Befunde des Einzelfalls müssen
hier den umsichtigen Gerichtsarzt in seinem Urtheile leiten.
Es scheint nicht, dass wichtige und sehr zweifelhafte derartige
Fälle häufig vorkommen. In der ganzen preussischen Monarchie hat wenigstens kein einziger Fall, wie er hier vorausgesetzt
wird, seit den zweiundzwanzig Jahren meiner Mitgliedschaft in
der K. wissenschaftlichen Medicinal-Deputation zu einem *Super-
arbitrium* Veranlassung gegeben.

§. 63. Casuistik.

273. Fall.

Erfrierungstod eines Neugebornen.

Ende Januar 18— bei sehr hoher Kälte gebar die unverehelichte
N. des Nachts, nachdem sie der Schmerzen wegen das Bett verlassen
hatte, und auf einen Stuhl gesunken war, nach ihrer Angabe unter folgenden Umständen einen Knaben. „Ganz in meiner Nähe", sagte sie,
„stand meine Waschschüssel auf der Erde. Ich zog sie, um das Blut
aufzufangen, zu mir heran, als plötzlich, während ich auf der Stuhlkante
sass, ein Theil des Kindes aus meinen Geburtstheilen herausdrang. Ich
fasste nicht weiter hin, aber wahrscheinlich war es der Kopf. Ich blieb
unter den fürchterlichsten Schmerzen und fast besinnungslos mit vonein-
ander gespreitzten Beinen sitzen. Vielleicht nach einer Viertelstunde
drang der übrige Theil des Kindes durch die Geburtstheile. Es glitt
zur Erde. Nach einiger Zeit erholte ich mich, und sah nun das Kind
auf dem Rücken in der Waschschüssel liegen. Der Kopf lag unterwärts,

und die Beine lagen mir zugekehrt auf dem Rande der Waschschüssel. Es war ganz kalt, und ich hielt das Kind für todt. Ich nahm ein altes Hemde, breitete dieses auf der Wäsche im Waschkorbe aus, und legte das Kind darauf, ohne es weiter zuzudecken." So wurde auch die noch ganz frische Leiche gefunden, von der wir zunächst bemerken, dass alle Zeichen der Reife an derselben wahrnehmbar waren. Das Zwerchfell stand nicht tiefer, als zwischen der vierten und fünften Rippe. Die Lungen füllten die Brusthöhle zu drei Vierteln aus, hatten eine, wenigstens zum Theil schon hellröthlich marmorirte Farbe, schwammen ganz vollständig, und ergaben bei Einschnitten zischendes Geräusch und blutigen Schaum. Als Todesart ermittelte sich Apoplexie, bewiesen durch dunkle Röthung des Gesichts und der Lippen, grossen Blutreichthum der Schädelknochen, strotzende Anfüllung sämmtlicher *Sinus*, wie der blutführenden Gehirnhäute, und endlich durch die Abwesenheit der Zeichen irgend einer andern Todesart. „Bei der Abwesenheit jeder Spur einer äussern Gewaltthätigkeit", hiess es nun weiter im Obductionsbericht, „entsteht nur die Frage: wie dieser Schlagfluss entstanden sein dürfte? Es erscheint diese Frage unschwer zu beantworten, wenn man den oben geschilderten Hergang bei der Geburt und die grosse Kälte erwägt, die in der Geburtsnacht des Kindes geherrscht hatte. Es liegt nichts Erfahrungswidriges in der Aussage der N., dass sie eine Zeit lang besinnungslos liegen geblieben sei. Während dieser Zeit ward die Geburt vollendet, und fiel das Kind im kalten Zimmer in die kalte Schüssel, in welcher es liegen blieb. Wenn es mehr als wahrscheinlich ist, dass es jetzt, alsbald nach seinem Hervortreten aus dem mütterlichen Schooss in die kalte Atmosphäre den Erfrierungstod starb, der keine andre Leichenbefunde zu zeigen pflegt, als grade die bei dem Kinde gefundnen, wozu auch noch die wahrgenommene gefrorne Beschaffenheit des Gehirns und der Lungen wenigstens als unterstützender Beweis zu rechnen, so steigert sich jene Wahrscheinlichkeit noch, wenn man erwägt, dass die Annahme einer andern Ursache des Schlagflusses weit weniger begründet werden könnte. Hiernach müssen wir urtheilen: 1) dass das Kind ein reifes und lebensfähiges gewesen; 2) dass dasselbe nach der Geburt gelebt hatte; 3) dass es an einem Schlagfluss bald nach der Geburt verstorben sei, welcher 4) mit höchster Wahrscheinlichkeit als bedingt durch die grosse Kälte, in welcher das Kind geboren wurde und nackt liegen blieb, anzunehmen ist."

274. Fall.

Zweifelhafter Erfrierungstod eines Neugebornen.

Ein ausgetragner Knabe hatte im Februar, fast unbekleidet und in Lappen eingehüllt einen Tag über im Schnee gelegen, in welchem er Abends aufgefunden wurde. Die Athemprobe liess, obgleich die Verwesung schon sehr weit vorgeschritten war, über das statt gehabte Leben des Kindes nach der Geburt keinen Zweifel. Die Leiche war schon grün-grau, die *Epidermis* an vielen Stellen abgelöst, die Luftröhre verwesungsrothbraun, die Lungen, an ihrer Basis mit Fäulnissblasen besetzt, waren knisternd, aber (wegen der Verwesung) sehr blutarm. Das Herz hatte in beiden Hälften, vorzüglich in der linken, noch ziemlich viel halbcoagulirtes Blut. Auch die *V. cava* enthielt noch ziemlich viel Blut. Die übrigen Bauchorgane ergaben Nichts. Das Gehirn war in einen faulen Brei verwandelt, die *Sinus* leer. Wir nahmen an: dass über die Todesart des lebend gewesnen Kindes sich nichts mehr mit einiger Sicherheit bestimmen lasse, dass dasselbe aber bereits längere Zeit todt gewesen sein musste, als es in den Schnee gelangt war, und dass es bestimmt nicht erfroren gewesen sei, da es unmöglich, dass die Verwesung schon am ersten Tage nach dem Tode beim Liegen der Leiche im Schnee solche Fortschritte gemacht haben könne, wie sie hier gefunden worden. (Unstreitig hatte man sich längst des todten Kindes nur auf diese Weise entledigt, entweder, um die heimliche Geburt nicht bekannt werden zu lassen, oder um die Beerdigungskosten zu ersparen. Die Mutter und die Umstände der Geburt und des Todes des Kindes sind nicht bekannt geworden).

275. Fall.

Zweifelhafter Erfrierungstod.

Im Februar 18— bei sehr strenger Kälte war eine 55jährige Frau auf dem Eise todt und erstarrt gefunden worden. Von Verletzungen fand sich am Leichnam nichts, als zahlreiche Hautschrunden, frische Abschilferungen der Oberhaut an den Knöcheln fast sämmtlicher Finger, als wir die ganz frische Leiche fünf Tage nach dem Auffinden obducirten. Das Gehirn war halb gefroren; die Gehirnvenen und sämmtliche Blutleiter nur mässig, keineswegs hyperämisch gefüllt. Die Lungen waren in jeder Beziehung normal, die Luftröhre leer und leichenblass, das rechte Herz ziemlich blutreich, das linke strotzend. Das Blut war nicht (mehr?) gefroren und zeigte natürliche Beschaffenheit. Die Leber mässig bluthaltig, der Magen ganz und gar vollgepfropft mit Kartoffeln, die Harnblase mit flüssigem Urin gefüllt, die Nieren und Milz normal, die Netze ungewöhnlich fett, die aufsteigende *V. cava* sehr angefüllt. Wir gaben das Gutachten dahin ab: dass *Denata* an Herzschlag gestorben, dass dieser Tod zwar möglicherweise durch Erfrieren, dass es jedoch wahrscheinlicher, dass derselbe durch einen Krampfanfall, von welchem die Verstorbne beim Uebergang über das Eis befallen worden, entstanden sei. (Die Abschindungen an den Fingern waren am naturgemässesten durch diese Annahme, durch den Umstand zu erklären, dass die Frau, von einem epileptischen Anfall auf dem Eise überrascht und niedergestürzt, mit den Fäusten, wie gewöhnlich, zuckend, um sich geschlagen hatte, während diese kleine Verletzungen ganz unerklärlich blieben, wenn man hätte annehmen wollen, dass sie, etwa betrunken, auf dem Eise niedergefallen, eingeschlafen und im Schlaf erfroren gewesen sei.)

276. Fall.

Erfrierungstod eines Neugebornen.

Dagegen nahmen wir in diesem Falle keinen Anstand, mit mehr Wahrscheinlichkeit den Erfrierungs- als einen andern Tod anzunehmen. Wieder war es ein neugebornes (weibliches) Kind, das im Februar bei einer Temperatur von — 9 bis 10° R. am Tage und von — 14 bis 16° Nachts, nackt und bloss in Heu gewickelt, auf einem Boden todt und steif gefroren aufgefunden worden war. Das reife Kind hatte nach der Geburt gelebt. Höchst auffallend und durchaus ungewöhnlich war sogleich beim Anstellen der Athemprobe das grosse Gewicht des Herzens, denn es wog dasselbe $\mathfrak{Z}i\beta$ ℈vij. Aber seine sämmtlichen Höhlen waren strotzend mit einem dunklen, theilweis zu Eis erstarrtem Blute angefüllt. Auch die Lungen, die für sich das erhebliche Gewicht von fünf Loth hatten, waren sehr blutreich. Kehlkopf und Luftröhre waren bleich und leer. Von den übrigen Befunden sind nur eine bedeutende Hyperämie in Leber und Hohlader, wie in der Schädelhöhle hervor zu heben. Wir urtheilten: 1) dass das Kind ein reifes gewesen; 2) dass es nach der Geburt gelebt habe; 3) dass dasselbe an Lungen- und Herzschlag gestorben sei; 4) dass dieser Tod möglicherweise durch innere Ursachen entstanden sein könne, dass jedoch 5) mit mehr Wahrscheinlichkeit anzunehmen, dass das Kind den Erfrierungstod gestorben sei,

Achtes Kapitel.

Tod durch Chloroform. (Anaesthetica.)

Gesetzliche Bestimmungen.

Die hierher gehörigen gesetzlichen Bestimmungen über Gifte überhaupt s. im dritten Kapitel S. 378.

Circular-Rescript des Ministers der Medicinal-Angelegenheiten vom 31. August 1850: „Zur Verhütung von Unglücksfällen, welche aus der Anwendung des Chloroforms entstehen können und in Betracht, dass dasselbe wie es im Handel vorkommt, meistens nicht die zu seinem Gebrauche nothwendige Reinheit besitzt, bestimme ich, nach dem mir von der technischen Commission für pharmaceutische Angelegenheiten auf Erfordern erstatteten Gutachten, Nachstehendes: 1) es darf das Chloroform nur dispensirt werden, wenn es folgende Eigenschaften besitzt: es muss klar, farblos, völlig flüchtig und frei von Chlorwasserstoffsäure sein; in reine concentrirte Schwefelsäure getröpfelt, darf es dieselbe nicht färben. Specifisches Gewicht = 1,495 — 1,500 (bei $17\frac{1}{2}$° C.) Bis dahin, dass die chemischen Fabriken ein solches Chloroform liefern, hat der Apotheker das gegenwärtig käufliche Chloroform durch Schütteln mit Wasser, Abscheiden und Rectificiren über Chlorcalcium zu reinigen, worauf bei Revisionen der Apotheken zu achten ist, Der Taxpreis für das reine Chloroform wird vom 1. October d. J. ab bis auf Weiteres auf 1 Sgr. 6 Pf. für die Drachme festgesetzt. 2) Das Chloroform ist in den Apotheken unter denselben Cautelen aufzubewahren, welche für die Aufbewahrung der sog. drastischen Arzneimittel (Tab. C. *Pharm. Borr. ad* IV) angeordnet sind. 3) Die Verabreichung des Chloroforms an das Publicum zu arzneilichen Zwecken ist nur den Apothekern und auch diesen nur auf schriftliche Verordnung einer approbirten Medicinal-Person gestattet.

§. 64. Allgemeines. *)

Bereits im §. 29. spec. Thl. (S. 384) ist des Chloroforms unter den neuro - paralytischen Giften Erwähnung geschehn.

---

*) Wir betrachten hier das Chloroform als Repräsentanten der sämmtlichen, bis jetzt bekannten *Anaesthetica*, Aether, Chloräther, salpetersaures Aethyloxyd, Benzol, Aldehyd, Elaylchlorür u. s. w.

Dasselbe bewirkt eine Lähmung des Central-Nervensystems, vermittelt durch directe Blutvergiftung. Alles, was über die Wirkung der Chloroform-Einathmungen an lebend Bleibenden, wie über seine tödtlichen Wirkungen und über seine Wirkungen an damit absichtlich getödteten Thieren bekannt geworden, berechtigt dazu, dem Gifte diese Stellung anzuweisen. Seine rasch die Vitalität der gesammten sensiblen Nervensphäre deprimirende, halb lähmende Wirkung hat ja eben ihm seinen Einfluss als *Anaestheticum* verschafft und gesichert. Eben so beweist die, seiner Einathmung folgende Erschlaffung der Muskelfaser, der willkürlichen Muskeln, wie der unwillkürlichen (Hohl-) Muskeln, der Gebärmutter und des Herzens, seine deprimirende, halb lähmende Wirkung auch auf das motorische Nervensystem. Wenn die Gränzen dieser Wirkungen überschritten werden, so entsteht blitzschneller Tod, wie er allen Neuroparalysen eigenthümlich ist. Endlich erweist die Neuroparalyse der im Ganzen sehr negative Obductionsbefund. — Wenn wir nun des Todes durch Chloroform, ausser jener beiläufigen Erwähnung bei den Giften, hier noch speciell gedenken, so geschieht es im Interesse der gerichtsärztlichen Praxis. Ich selbst habe, und zwar in Deutschland den ersten (meines Wissens auch bis jetzt letzten) Fall bereits amtlich zu behandeln gehabt, in welchem Tödtung durch Chloroform und Anschuldigung gegen den betreffenden Zahnarzt in Frage stand (s. 280. Fall).*) Fälle der Art können, bei der allgemeinen Verbreitung, die das Mittel gefunden, nicht nur fernerhin mehrfach vorkommen, sondern auch zweifelhafte Selbstmorde und Unglücksfälle, dergleichen schon mehrere beobachtet worden, ja Mordthaten auf diese, ganz neue und nur zu leichte Weise ausgeführt, können die Thätigkeit des Gerichtsarztes in Anspruch nehmen.**) Wir wollen

---

*) Ueber die Tödtung durch Chloroform, nebst Mittheilung eines neuen Falles; in m. Wochenschrift 1850. No. 1. u. f.

**) Im März 1856 tödtete in Potsdam ein Berliner Zahnarzt aus Noth

daher, was eigene Beobachtung und die Zusammenstellung der bisher bekannt gewordnen Todesfälle bei Menschen *) in diagnostischer Beziehung gelehrt hat, und was als Begründung eines Urtheils *in foro* zu benutzen wäre, in Folgendem mittheilen; zunächst aber die Ergebnisse dreier Versuche an Kaninchen, die wir mit unsern Zuhörern angestellt haben.

§. 65. Versuche an Thieren.

1. Ein junges Kaninchen war durch Ueberhalten eines Tuchs vor Nase und Mund, auf welches etwa eine halbe Drachme Chloroform gegossen war, in einer Minute anästhesirt. In allen drei Fällen wurden die Thiere an Ohren und Hinterpfoten fixirt und Sorge getragen, dass kein Druck den Hals treffen könne, um dem Einwande, dass irgendwie Erstickung den Tod veranlasst habe, zu begegnen. **) — Das Thier kam wieder zu sich und es bedurfte einer neuen Dosis, die nun dasselbe sehr rasch tödtete, nachdem ein kurzes Wimmern und ein krampfhaftes Zucken des Schwanzes und der Hinterfüsse dem Tode vorangegangen waren. Die Sectionen aller drei Thiere wurden unmittelbar nach dem Tode gemacht, um auch die schwächste Beeinträchtigung der Sectionsresultate durch den Verwesungsprocess unmöglich zu machen. Kein Chloroformgeruch im ganzen geöffneten Leichnam. Die Lungen sehr collabirt, ganz auffallend anämisch, hell weisslich-zinnoberroth. Die Luftröhre und der Kehlkopf vollkommen leer, auch keine Spur von Schaum zeigend, dabei todtenbleich. Die grossen Gefässe

---

und Nahrungssorgen seine Ehefrau, seine beiden zehn- und achtjährigen Kinder und sich selbst durch Chloroform.

*) Zur Chloroform-Casuistik. Von Dr. Nicolas Berend. Hannover, 1850. 8. Es sind hier nur die in der ersten Abtheilung aufgeführten zwölf Todesfälle benutzt, da die übrigen nur sehr zweifelhaft dem blossen Chloroform-Gebrauche zuzuschreiben, theils ganz ungenau beobachtet sind.

**) Was ist der Chloroformtod und wie ist er zu verhüten? von Dr. Stanelli. Berlin, 1850. 8.

sehr blutarm. Das Herz, das noch schwache zitternde Bewegungen zeigte, war nicht zusammengefallen, seine Kranzvenen ziemlich blutreich, seine vier Höhlen aber blutleer. Auffallende Anämie fand sich ferner auch in der Kopfhöhle, in beiden Gehirnen, wie in den *Sinus*. Die Leber blass und blutarm, die Gallenblase gefüllt. Die *Vena cava adsc.* gefüllt, ohne zu strotzen. Hier, so wenig wie in irgend einer andern Vene, Luftblasen. Die Harnblase voll. Die Milz war eher blass, als hyperämisch, beide Nieren blutarm, Magen und Därme sehr mit Futter angefüllt, ihre Schleimhaut blass. Das Blut war durch seine kirschrothe Färbung auffallend; ich bemerke, dass etwa eine Drachme Blut beim Oeffnen der Leiche ausgeflossen war.

2. Das zweite Kaninchen wurde auf dieselbe Weise chloroformirt; nach einer halben Minute wurde ganz dasselbe Wimmern gehört, ganz dasselbe Zittern an Schwanz und Hinterpfoten bemerkt, und der Tod erfolgte nach anderthalb Minuten. Section. Kein Chloroformgeruch in der Leiche. Das Gehirn und die *Sinus* waren eben so auffallend blutleer, wie im ersten Falle. Die Lungen collabirt, blutreicher als im vorigen Falle, von Farbe dunkel violett, hellrosa marmorirt. Das Herz, das gleichfalls noch zitterte, nicht collabirt, seine Kranzgefässe leer, in der linken Hälfte eine sehr geringe Menge *Coagulum*, die rechte leer. Das Blut in der Leiche deutlich kirschroth, dicklich flüssig. Der Luftröhrencanal ganz blass, vollkommen schaumlos und leer. Die Leber, deren Gallenblase sehr voll, war sehr blutarm; Milz und Nieren nichts weniger als hyperämisch. Die *Vena cava* luftlos, mässig gefüllt, die Blase leer, Magen und Därme wie im ersten Falle, die Mesenterialgefässe blutleer.

3. Das dritte Kaninchen war noch nach anderthalb Minuten nicht anästhesirt. Es athmete sehr beschleunigt, liess dasselbe Wimmern wie die Andern hören, zuckte unmittelbar vor dem Tode mit dem rechten Hinterfuss und starb erst nach $3\frac{1}{4}$ Minuten. Section. Auch hier keine Spur von Chloroform-

geruch. Das Blut kirschroth und gleichfalls dicklich flüssig.
Die rechte Lunge collabirt, die linke aber stieg bis zum Herzen hinauf. Ihre Farbe war schwach violett, die Ränder weisslich. Obgleich auch diese Lungen mehr Blut hatten, wie die
des ersten Falles, so war doch an sich der Blutgehalt in beiden letzten Fällen nur ein sehr unbedeutender. Der Luftröhrencanal zeigte auch hier keine Injection, war bleich, durchaus
schaumlos, leer. Das Herz nicht zusammengefallen, seine Kranzgefässe leer, wie seine rechte Hälfte, während die linke etwas
Coagulum enthielt. Die Brustgefässe waren hier deutlich blutreich. Im Kopfe dieselbe vollständige Anämie, wie in beiden
frühern Fällen. Die Leber nicht hyperämisch, die Gallenblase
strotzend. Milz und Nieren normal. Die *Vena cava* war mässig bluthaltig, durchaus keine Luftblasen zeigend. Die Harnblase zum Bersten angefüllt. Die Därme bleich, die dicken
stark gefüllt. Strotzend mit Futter war der bleiche Magen angefüllt. Die Mesenterialvenen waren ganz leer.

Man wird zugeben müssen, dass das summarische Ergebniss dieser drei Versuche ein mehr negatives war. Abgesehn
von unwesentlichen und individuellen Verschiedenheiten waren
nur zwei Resultate allen drei Fällen gemeinschaftlich, die ganz
ausserordentlich auffallende Anämie in allen Organen und die
kirschrothe Färbung des Blutes. Am wenigsten wurden Luftblasen in den Venen gefunden, die in menschlichen Leichen,
auch in dem von mir beobachteten Falle, gesehn worden, und
worauf ich zurückkomme, so wie eben so wenig auch nur ein
einziger derjenigen Sectionsbefunde, welche dem Tode durch Erstickung eigenthümlich sind, die S t a n e l l i als die Todesweise durch
Chloroformirung anspricht. Freilich waren die Gegenstände
der Versuche Thiere; hier aber dürfte eher, als bei manchen
andern Fragen, ein Rückschluss von Thieren auf Menschen gestattet sein, und die Section auf frische That, wie sie hier erfolgte, macht ihre Ergebnisse lehrreich und brauchbar.

§. 66. Diagnose.

Bei der jetzigen empirischen Sachlage muss leider! noch gesagt werden, dass die Diagnose, der Thatbestand des Todes durch Chloroform, mehr durch die demselben vorangegangnen Umstände, als durch den Leichenbefund festzustellen ist. Wenn ein Mensch bei einer Operation, oder auch vielleicht sonst wie, z. B. durch unvorsichtige Selbstanwendung des Mittels, erwiesenermaassen unter dem Einfluss von Chloroformeinathmungen ganz plötzlich oder so verstarb, dass dem Tode noch 1—10 Minuten vorangegangen waren: beängstigte Athembewegungen, Röcheln, Gesichtsblässe, Austreten von Schaum vor dem Munde, krampfhaftes Strecken der Glieder, dann Zusammensinken, völlige Bewusst- und Empfindungslosigkeit, Verlangsamung des Herz- und Pulsschlages, in seltnern Fällen Aufregung bis zur grössten Heftigkeit, bevor die eben genannten Depressions-Erscheinungen auftraten, dann muss angenommen werden, dass das Chloroform ihn getödtet habe, so lange nicht das Gegentheil wahrscheinlicher ist und gemacht werden kann. Denn eine critische Prüfung der bis jetzt vorliegenden Berichte über die Leichenöffnungen nach Chloroformtod zeigt, dass der Befund im Ganzen mehr negativ war, dass er im Einzelnen beachtenswerthe Differenzen darbot, dass also und um so weniger auf bestimmte Merkmale in der Leiche zu bauen ist, als die bekannt gewordnen Sectionsgeschichten nicht nur an sich noch sehr wenige sind, sondern auch an Genauigkeit sehr viel zu wünschen übrig lassen. Letztres bezieht sich namentlich darauf, dass meist der Grad der Frische oder Verwesung der Leichen gar nicht angegeben, also, wie vorauszusetzen, von den Obducenten nicht gehörig beachtet worden ist, wodurch an sich schon alle berichteten Sectionsresultate nur ein zweifelhaftes und wenig zuverlässiges Ergebniss geliefert haben. Andrerseits zeigt sich, wenn man die bekannt gewordnen, in der Berend'schen Schrift sorgfältig gesammelten zwölf Fälle ver-

gleicht, dass auch bei ihnen, wie in so ungemein vielen andern
gerichtlichen Sectionsberichten, die blossen Leichenphänomene
gar nicht gekannt, gewürdigt und von den wirklichen Resultaten der geschehnen Vergiftung nicht getrennt worden waren.
Wenn man liest: „beide Lungen waren besonders hinten
stark hyperämisch", oder: „die Lungen waren „unten" mit
Blut überfüllt", oder: „besonders unten congestionirt", so sagt
sich jeder erfahrne Kenner, dass hier nur die ganz gewöhnliche,
überall zu findende Lungenhypostase gesehn und irrthümlich
als specifischer Sectionsbefund aufgeführt worden ist. Ganz
dasselbe gilt von dem „Congestionszustande" in den Hirnvenen,
die man niemals, mit Ausnahme vollendeter Verwesungsfälle,
ganz leer in den Leichen findet, in welchen dennoch, wie alltäglich
aus Sectionsberichten zu ersehn, namentlich die Hirnhypostase
so häufig ganz irrthümlich als specifischer Congestionszustand
angesprochen wird. In zwei andern (englischen) Sectionsberichten ist von einer „portweinfarbigen Congestion" der Luftröhrenschleimhaut die Rede. Man hüte sich, diese Färbung
des Organs für einen Congestivzustand zu halten, da sie, wie
wir oben (S. 51) bereits ausführlich geschildert haben, nichts anders
ist, als Imbibitions-Product der Verwesung, die die Luftröhrenschleimhaut so ungemein früh nach dem Tode befällt, und noch
lange vorher, bevor sehr merkliche äussere Fäulnisserscheinun-
gen an der Leiche sichtbar sind. Ganz dasselbe gilt in Betreff
eines andern (englischen) Falles, in welchem berichtet wird von
einer „portweinfarbigen Congestion der äussern Haut der Gedärme und dem Blutreichthum der Magenvenen". Hier haben
wir das deutliche Bild der Verwesung vor uns, wie man es
täglich in Leichen nach allen denkbaren Todesarten findet.
Leider! betraf der einzige, bisher zu unsrer eignen Beobachtung
gekommene, unten mitzutheilende Fall gleichfalls eine Leiche,
die bereits stark von der Verwesung ergriffen war, und wir
mussten es schon damals im amtlichen Gutachten aussprechen,
dass der Einfluss des Verwesungsprocesses auf die wahrgenom-

menen Sectionserscheinungen nicht genau zu ermessen und jedenfalls mit in Anschlag zu bringen sei.

Bei dieser Sachlage ist nur Folgendes in Beziehung auf die Obductionsresultate für jetzt als einigermaassen feststehend zu betrachten; der Zukunft aber muss es vorbehalten bleiben, durch Bereicherung der Erfahrung und grössere Verbreitung der Kenntniss der Verwesungserscheinungen und ihrer richtigen Würdigung, Genaueres über den Chloroformtod festzustellen.

1) Das Blut ist in der Mehrzahl der Fälle bei Menschen, und in den drei Fällen der von uns frisch secirten Kaninchen, dunkel, „schwarz" oder kirschroth gefärbt, und mehr oder weniger flüssiger, als gewöhnlich gefunden worden. In den zwölf von Berend gesammelten Fällen (mit Einschluss des von mir bekannt gemachten) fand sich diese Blutbeschaffenheit nicht weniger als zehnmal, während in zwei Fällen des Blutes gar keine Erwähnung geschieht. Aber auch in den andern, weniger constatirten oder weniger genau beobachteten Fällen ist mehrfach das kirschrothe, besonders flüssige Blut hervorgehoben worden. Die Beobachtungen an Menschen reden sonach der Behauptung von Velpeau, Girardin, Varrier, Gruby u. A., welche das Blut bei Thieren, selbst im Venensystem arteriell, also heller, gefunden haben wollen, nicht das Wort und zeigen vielmehr übereinstimmend eine sogenannte grössere Carbonisation des Blutes. Sehr beweisend sind dafür auch noch die beiden, im folgenden Paragraphen mitzutheilenden Fälle von Langenbeck und Dohlhoff, in denen im Leben, während der Chloroform-Narcose, wie bei der Section, ein „dintenartiges, flüssiges", oder ein „dunkles, flüssiges" Blut gesehn worden ist. Dies Sectionsergebniss ist sonach als ein fast constantes zu erachten: nicht aber ist es deshalb ein specifisches, da es sich auch nach andern Todesarten, namentlich nach manchen Vergiftungen, vorfindet.

2) Von der auffallenden Anämie in der ganzen Leiche, wie sie in unserm eignen Falle (unter Berücksichtigung des

Verwesungsantheils!) und bei sämmtlichen drei Kaninchen gefunden worden, ist in keinem der übrigen Sectionsberichte die Rede. Wenn man aber erwägt, was wir oben über die sogenannten „Congestionen" erfahrungsmässig anführen mussten, und dann die Sectionsgeschichten vergleicht, so findet man sich zu der Annahme hingezogen, dass in den Leichen mit Chloroform Getödteter eher ein Zustand der Blutarmuth als das Gegentheil, am wenigsten gewiss ein Zustand der Hyperämie gefunden wird.

3) Geruch nach Chloroform ist zweimal unter den (mit Ausschluss des meinigen) elf bei Berend gesammelten Fällen wahrgenommen worden. Wir haben bereits angeführt, dass unsre sofort untersuchten Kaninchenleichen keine Spur dieses Geruchs, so wenig wie die von uns secirte Leiche ergaben. Auch Seiffert *) hat bei seinen Versuchen an Thieren niemals weder im Blute, noch in der Milch u. s. w. das Chloroform durch den Geruch wahrnehmen können. Gewiss ist hiernach diese Erscheinung keine zuverlässige.

4) Kehlkopf und Luftröhre werden unter elf Fällen dreimal als mehr oder weniger in ihrer Schleimhaut injicirt geschildert, abgesehn von der bereits gewürdigten „portweinfarbigen" Congestion. Bei unsern drei Versuchen hat sich keine Spur einer solchen Injection gezeigt. Stanelli legt auf dieses Zeichen Werth und erklärt den Tod bei der Chloroformirung als durch Erstickung erfolgend. Wenn aber auch die Injection häufiger gefunden worden wäre, als es thatsächlich der Fall, so würde daraus um so weniger auf suffocatorischen Tod geschlossen werden können, als jeder andre betreffende, den Erstickungstod in seinen verschiednen Modificationen bezeichnende Befund bei dieser Todesart fehlt, und, bei der bekannten, sehr reizenden Wirkung des Chloroforms auf jede Schleimhaut, die erre-

------

*) Canstatt und Eisenmann, Jahresbericht u. s. w. Erlangen 1849. S. 173 u. f.

gende Einwirkung grade auf die Schleimhaut der Athemwerkzeuge, die gegen jeden andern, als den Luftreiz augenblicklich
so ungemein heftig reagirt, bei der Einathmung eines solchen
starken Reizmittels nur zu erklärlich ist.

5) Luftblasen im Blute habe ich selbst in meinem Obductionsfalle gefunden und lufthaltiges Blut ist ausserdem
noch dreimal unter elf Fällen erwähnt. Bekanntlich erzeugen
sich, wie überhaupt durch den Zersetzungsprocess, so auch im
zersetzten Blute Gase, deren Vorhandensein man in verwesten
Leichen in den Venenstämmen in Form von Luftblasen, die die
Blutbahn unterbrechen, deutlich wahrnimmt. Ich hatte deshalb
in meinem gerichtlichen Falle, der eine stark verweste Leiche
betraf, den betreffenden Antheil der Verwesung bei der Neuheit
der Sache als möglich und zweifelhaft hinstellen müssen. Auch
die anderweitig erzählten drei Fälle geben zu diesem Zweifel
Anlass. In einem Falle war (in Paris) der Tod der Chloroformirten am 26. Mai erfolgt, die Section 27 Stunden nach dem
Tode, und ausdrücklich wird der „Fäulniss und des Leichengeruchs" des Körpers erwähnt; im zweiten Falle (in Langres in
Frankreich) starb die chloroformirte Frau am 23. August, also
im heissesten Sommer, und die Leiche wurde erst 33 Stunden
nach dem Tode geöffnet; nichts ist erfahrungsmässiger, wenn
gleich es nicht erwähnt wird, als in einem solchen Sectionsfalle
schon starke Verwesung vorauszusetzen; der dritte Fall endlich
ereignete sich allerdings im Winter, bei einer Engländerin, die
am 23. Februar chloroformirt starb, und 26 Stunden nach dem
Tode secirt ward. Hier ist Verwesung noch nicht vorauszusetzen und zu bedauern, dass über den Zustand der Leiche,
die z. B. möglicherweise sehr warm gelegen haben konnte,
nichts mitgetheilt worden ist. Gewiss aber war wenigstens
allgemeine Verwesung nicht vorhanden in den beiden unten
(§. 67.) mitzutheilenden Fällen von Langenbeck und Dohlhoff, in welchen beiden gleichfalls lufthaltiges Blut in den
Leichen gefunden wurde. Auffallend muss hiernach sein, wenn

Stanelli über diese Frage Folgendes anführt: *) „da man bei
Operationen an Chloroformirten aus den durchschnittnen Arte-
rien- und Venenenden Gasbläschen hervorkommen gesehn hat (?),
so scheint die Vermuthung nahe zu liegen, dass bei einer Ueber-
sättigung des Organismus mit Chloroform dieses aus dem Blute
innerhalb der Gefässwände leicht in Gasform ausgeschieden
werden dürfte, und alsdann durch Störung des Mechanismus
der Herzthätigkeit, wie alle in den Blutkreislauf eingedrungnen
Luftbläschen, den Tod herbeiführen müsste. Wenn ich Kaninchen einige Zeit hindurch concentrirte Chlordämpfe einathmen
liess, so dass die Respiration bald bedeutend beschleunigt
wurde, die Thiere lebhaft zu schreien anfingen und dann zu
athmen aufhörten, und ich eröffnete kurze Zeit darauf die Brusthöhle, so fand ich in dem reichlich mit Blut angefüllten Herzen
eine Menge Gasbläschen, welche namentlich in den durchschei-
nenden Herzohren wie Lungenemphysem sich ausnahmen. Auch
in den Kranzgefässen des Herzens fand ich mehrmals kleine,
perlenartig an einander gereihte Gasbläschen, welche durch
kleine Blutpartikelchen von einander getrennt waren, und die
man durch Druck von aussen hin und her bewegen konnte.
Ob diese Gasbläschen Chloroformgas gewesen, mag ich nicht
entscheiden; durch den Geruch habe ich es nicht erkennen können. Eröffnete ich dagegen die Brusthöhle erst nach 24 Stunden, so fand ich nie eine Spur solcher Gasbläschen, sondern
es zeigten sich meistens nur mehr oder minder grosse *Coagula*
im Herzen. Liess ich dagegen ein Kaninchen mit atmosphärischer Luft vermengtes Chloroformgas nur in solchem Maasse
einathmen, dass es ganz allmälig vollständig bewusstlos wurde,
und brachte es dann unter die Bedingungen, dass es an einem
Respirationshinderniss sterben musste, so fand ich in dem bloss-
gelegten Herzen nie eine Spur von Gas vor.“ In unsern obigen Versuchen ist nun zwar allerdings auch „mit atmosphäri-

---

*) a. a. O. S. 5.

scher Luft vermengtes Chloroformgas" angewandt worden, wie
dasselbe bei Operationen immer der Fall, wenn, wie wohl allgemein geschieht, das *Anaestheticum* auf einen Schwamm oder
ein Tuch gegossen und vor Nase und Mund gebracht wird,
und würde hiernach eine Uebereinstimmung mit den eben citirten Experimenten vorliegen. In den entgegengesetzten Fällen,
in den Fällen von Anwendung „concentrirter Chloroformdämpfe",
soll nun die sofort nach dem Tode angestellte Section lufthaltiges Blut, die 24 Stunden später verrichtete keine Spur eines
solchen ergeben haben. Es ist indess gar nicht abzusehn, wie
und auf welchem Wege Gas, das früher in den Venen und im
Herzen vorhanden gewesen, nach 24 Stunden daraus verschwunden sein konnte?

Bei der hier geschilderten Sachlage und nach dem, was die
bekannt gewordnen Sectionsfälle und eignen Experimente gelehrt haben, muss ich, bis weitere Aufschlüsse durch Erfahrung
und Beobachtung über diese Luftblasen im Blute gewonnen werden, bei der Ansicht stehn bleiben, dass diese
Erscheinung hauptsächlich dem Verwesungsprocess zuzuschreiben ist, der nach dem Chloroformtode besonders früh
einzutreten und das Blut zuerst und vor allen andern
Organen zu zersetzen scheint, wonach es erklärlich wäre,
dass man selbst in noch frischern Leichen schon das verwe-
sungszersetzte, lufthaltige Blut gefunden hat.

6) In den bekannt gewordnen zwölf Fällen (mit Einschluss
des unsrigen) ist zehnmal das Herz „schlaff", leer, zusammengefallen, „eingeknickt" gefunden worden, und auch in den andern, von Berend gesammelten Fällen ist noch mehrfach von
einem schlaffen, zusammengefallnen Herzen die Rede. Es gehört sonach dieser Befund gewiss zu den sehr beachtenswer-
then und zu den constantern. Als ein Verwesungsphänomen
kann ich denselben in keiner Weise ansprechen — wenn gleich
es auffiel, dass in keinem unsrer Experimente, in denen die
Section sofort nach dem Tode geschah, ein *Collapsus* des Her-

zens gesehn ward — denn ein eigentliches ganz plattes Zusammen-
fallen der Herzwände auf einander, wie ich es selbst in meinem
Chloroformfalle in der, allerdings faulenden Leiche gefunden,
sieht man nach andern Todesarten in weit mehr verwesten Körpern niemals. Die Welkheit dieses Herzens war so auffallend,
dass wir sogleich beim Oeffnen des Herzbeutels unsre umste-
henden Zuhörer darauf aufmerksam machen und versichern
konnten, einen ähnlichen Befund bei unsern so zahlreichen Leichenöffnungen niemals angetroffen zu haben. Das nicht erwei-
terte, nicht erweichte, in keiner Beziehung kranke Herz der
ganz jungen, sehr starken und kräftigen Frau lag welk und wie
gedrückt platt zusammengefallen in seinem Beutel. Man wird
zugeben, dass dieser verhältnissmässig bisher schon so häufig
beobachtete Sectionsbefund die oben aufgestellte Theorie des
Chloroformtodes sehr unterstützt.

7) Was den Zustand der Lungen betrifft, so steht darüber bei der gegenwärtigen Sachlage noch wenig oder Nichts
fest. Was unsre eigne geringe Erfahrung betrifft, so waren die
Lungen in der secirten Leiche, wie bei allen drei Kaninchen
wenig bluthaltig. Vergleicht man die übrigen Fälle, so findet
man in der Hälfte derselben ebenfalls einer Anämie, in der andern Hälfte aber eines Congestionszustandes Erwähnung geschehn: ich habe indess oben bereits angeführt, wie ungenau
diese Schilderungen sind, und wie diese angeblichen Congestionen höchst wahrscheinlich nichts anders waren, als Lungenhypostase.

Was endlich die Frage betrifft, ob auf chemischem Wege
das Chloroform im Blute von damit getödteten Thieren oder
Menschen wiedergefunden werden könne, womit freilich eines
der sichersten forensischen Entdeckungsmittel gefunden wäre,
so kann ich hierfür die Autorität meines berühmten Collegen
E. Mitscherlich anführen, der diese Frage verneint. Wir
hatten geglaubt, in unserm Sectionsfalle wenigstens zu einem
Versuche schreiten zu müssen, allein derselbe blieb um so mehr

ganz fruchtlos, als hier das Blut schon durch Fäulniss zersetzt
worden war.

§. 67. Fortsetzung. Die chronische Chloroform-Vergiftung.

In dem oben (S. 356) mitgetheilten 144. Falle war eine Frau vor
der an ihr, wegen *fractura comminuta* des linken Unterschenkels
verrichteten Amputation am 12. December chloroformirt worden,
und bei ihr bis zu ihrem, erst am 23. dess. M. erfolgtem Tode
die Besinnung, welche sie während der Einathmung verloren
hatte, niemals vollständig wiedergekehrt. Ich hatte daraus Veranlassung genommen, in der schon citirten Abhandlung *) eine
chronische Chloroform-Vergiftung anzunehmen, welche
dem gerichtsärztlichen Gutachten im vorkommenden Falle neue
Schwierigkeiten bereiten würde. Diese Annahme ist später,
nachdem mehrere ähnliche Fälle in der operativen Praxis vorgekommen, von Andern getheilt worden, und gegenwärtig ist
die Möglichkeit einer erst später tödtlich werdenden Wirkung
des Chloroforms nicht mehr in Abrede zu stellen. Wenn es
aber unter Umständen schon schwierig zu entscheiden, ob der
gewöhnliche plötzliche Tod vorkommenden Falles auf Rechnung
des Anästheticums zu schreiben, oder etwa auf die an sich
höchst bedeutende Verletzung, oder den besonders schweren
operativen Eingriff u. s. w., wie viel verwickelter kann die
Sachlage werden, wenn vollends viele Tage seit der Inhalation
verflossen, und wenn dann zahlreiche andre Momente wirksam
geworden waren, wie sie bei grossen chirurgischen Operationen
so häufig vorkommen, und deren möglicher tödtlicher Einfluss
an sich gar nicht in Abrede gestellt werden könnte!

Folgende beiden (fremden) Fälle entlehne ich im wesentlichen Auszuge der Berend'schen Schrift, da sie gut beobachtete Beweise solcher chronischer Chloroformvergiftungen und
zwei, hier noch nicht benutzte Sectionsgeschichten liefern.

---

*) Wochenschrift a. a. O. S. 58.

1) Giersch, Stubenmaler, 36 Jahre alt, dem Trunke ergeben, kommt am 5. Februar 1850 betrunken in die hiesige Langenbecksche Klinik mit einer fluctuirenden kindskopfsgrossen Geschwulst an der linken Schulter. Dieselbe wird punctirt und eine Menge von zwei Quart Flüssigkeit entleert. Tags darauf (6. Februar) entschliesst sich L. zur Herausnahme des degenerirten Schulterblatts, obgleich Pat. angegriffen aussieht, einen kleinen Puls von 110 Schlägen und sonstige unstäte Bewegungen hat. Unter Chloroform geschieht die Operation, die $\frac{3}{4}$ Stunden dauert. Die Inhalation wird jedesmal ausgesetzt, sobald völlige Narcose eingetreten. Dreimal bemerkte L. eine plötzlich auftretende dintenartige Färbung des Blutes in der Wunde und lässt dann sofort die Einathmung des Chloroforms unterbrechen. Nach der Operation völliges Bewusstsein. Flexibilität und Sensibilität hergestellt. Gut entwickelter Puls von 120 Schlägen. Abends plötzliches Erbrechen, das sich Nachts beim Trinken wiederholt. Am 7. Februar Morgens Gesicht blass, Puls klein und sehr frequent, Erbrechen fortdauernd, um 8 Uhr plötzlich Pulslosigkeit, Herzbewegung kaum wahrnehmbar, bei freier und regelmässiger Athmung, wobei jedoch Pat. über Oppression klagt. Der versuchte Aderlass giebt wenig wässriges, dintenfarbiges Blut. Tod nach 8 Uhr Morgens, siebenzehn Stunden nach der Operation. Die sehr sorgfältige Section ergab wesentlich Folgendes. Mässige Leichenstarre, Blässe des Körpers, also (im Februar) noch frische Leiche. Aus den durchschnittenen *Sinus durae matris* fliessen vier Unzen flüssigen, warmen (?), dintenartigen Blutes aus. Kein Geruch nach Chloroform in der ganzen Leiche. In den Venen der *pia mater* flüssiges, stagnirendes Blut, doch keine Luftblasen; mässige Injection der Hirnhäute. Die Substanz des Gehirns eigenthümlich gebleicht (bleifarben), an einzelnen Stellen sogar blutleer. Consistenz normal, *Plexus choroidei* verdickt. Auf dem Herzbeutel dicke Fettschichten. Im linken Herzen viel schwarzes, wenig geronnenes, mürbes *Coagulum*. Auch hier drang aus den Venen der Wandung schwarzes, wässriges Blut, an einzelnen Stellen untermischt mit einer dichten Menge von Luftbläschen. Im *Ramus longitudinalis* der *Vena magna Cordis* fand sich die Blutsäule von dicht an einander gereihten Luftbläschen vielfach unterbrochen. Im rechten Herzen und in den grossen Gefässstämmen war viel theils flüssiges Blut, theils locker geronnenes, homogenes *Coagulum* angehäuft. Herz nicht aufgebläht, doch keineswegs schlaff und welk, blass. Lungen aufgebläht, blass, blutarm; aus den Venen und Verästelungen der Pulmonararterie floss reichlich Blut von der geschilderten Beschaffenheit und gleichfalls mit vielen Luftbläschen untermischt. Dies Blut liess sich sowohl auf dem

Durchschnitt, als aus der unversehrten Lunge durch den Stamm der *Art. pulm.* und *Venae pulmonales* in Menge ausdrücken. Dieselbe Vertheilung und Qualität zeigte das Blut in Leber, Milz und Nieren. Die Organe bleich, die grössern Gefässverzweigungen strotzend von schwarzem, wässrigem, lufthaltigem Blut. Auch in den grössern Venenstämmen der Extremitäten fanden sich Zwischenräume von Luftblasen. Milz fest und derb; Leber fetthaltig; Nieren blass und fest. Der Magen stark ausgedehnt, seine Schleimhaut blass, aufgelockert, mamillär hypertrophisch. — Langenbeck bemerkt zu dem Falle, „dass der tödtliche Ausgang der Operation nur auf zweifache Weise erklärt werden könne, 1) aus einer durch die Operation herbeigeführten Ueberreitzung und Erschöpfung des Nervensystems; 2) aus einer tödtlichen Nachwirkung des Chloroforms, chronischer Chloroform-Vergiftung. *Ad* 1) Säufer vertragen in der Regel eingreifende Operationen schlecht. Nach zufälligen Selbstverletzungen tritt oft *Delirium potatorum* ein, und man beobachtet ebenso nach Operationen Delirien, die rasch eine tödtlich werdende Erschöpfung herbeiführen. Seltner erfolgt der Tod während der Operation unter heftigen tetanischen Erscheinungen. Unter solchen Erscheinungen ist aber der Tod in unserm Falle nicht erfolgt. *Ad* 2) während der Puls noch immer kräftig entwickelt gewesen war, wurde er plötzlich sehr klein und verschwand vollständig. Bei vollem Bewusstsein, bei freier Respiration erfolgte der Tod wahrscheinlich durch Lähmung des Herzens. Bei dem kurz vor dem Tode angestellten Aderlass zeigte das Blut dieselbe Beschaffenheit und dintenartige Färbung, die während der Operation zu drei verschiedenen Malen beobachtet wurde. Bei dem Leichenbefunde tritt wiederum dieselbe Beschaffenheit des Blutes und die Gasanhäufung in den Gefässen so sehr in den Vordergrund, und es stimmt dieser Befund mit den neuerdings beobachteten Fällen von chronischer Chloroform-Vergiftung so sehr überein, dass unser Fall wahrscheinlich in diese Categorie wird gebracht werden müssen."

2) Reinike, Eisenbahnarbeiter, 23 Jahre alt, kam am 6. Januar 1849 in das Krankenhaus zu Magdeburg mit einer Entzündung im Fusswurzelknochen des rechten Beins. Nach vergeblichen Curen und bei später mehr und mehr ausgesprochner Hektik, hielt man (der verstorbne Dohlhoff) die Amputation des Unterschenkels für nöthig, die unter der Mitwirkung des Chloroforms ausgeführt ward. Erst nach zwölf Minuten trat Betäubung ein, nachdem Pat. vorher ungeberdig aufgeregt war. Später schrie er bei jedem Schnitte. Beim Unterbinden der Arterien erfolgte ein krampfhaftes Zittern des Stumpfs. Blutung und zwei im Lauf des Tages stattgefundene Nachblutungen waren nicht bedeutend genug, um Er-

schöpfung herbeizuführen. Doch erfolgten noch fünfmal im Tage tetani-
sche Zuckungen im Stumpfe. Die letzte, mit allgemeinen Krämpfen
verbundne, machte acht Stunden nach der Amputation dem Leben
ein Ende. Nach 16 Stunden nach dem Tode wurde (im Januar, also
die noch frische) Leiche obducirt. In der Kopfhöhle grosser Blutreichthum in den Gefässen und in der Gehirnsubstanz; in einigen Venen einzelne Luftblasen. Die Lungen nicht ödematös, sehr blutreich. Das
Blut war flüssig und dunkelroth. „Sonst bestand im ganzen Körper,
welcher übrigens weiter keine Abnormitäten darbot, (auch in den Nieren)
eine so seltne Blutleere, dass in allen Gefässen und sämmtlichen Herzhöhlen kein Blut gefunden wurde. Das Herz war auffallend welk.“
Dr. O. Fischer, der den Fall bekannt gemacht, nimmt Hirn- und Lun-
gen-Apoplexie als Todesursache an, und bemerkt weiter: „wir konnten
aber auch ebenso wenig in Abrede stellen, dass die hauptsächlichsten
Requisite für einen Tod durch Chloroform bei der Section in den Vordergrund traten: das dunkel gefärbte Blut, die Luftblasen in ihm trotz
der fast nicht bemerkbaren Verwesungszeichen, das welke Herz. Auch
hatte im Leben die dunkle Beschaffenheit des Arterienblutes nicht gefehlt und die lange angewandte Inhalation ein die Intoxication begünsti-
gendes Moment abgegeben. Nur fehlte ein Haupterforderniss zur Annahme des Todes durch Chloroform-Einathmung, nämlich der plötzlich
eingetretne Tod. Allein Casper machte schon (1850) auf die nach-
haltige Wirkung des Mittels aufmerksam, indem er von einer gewisser-
maassen chronischen Vergiftung redet. Und dem Einfluss einer solchen
nachhaltigen, erst spät Lähmung der Circulations-Organe bewirkenden Vergiftung durch die Einathmung dürfen wir auch in unserm Falle Werth
beilegen.“

Wir sehn hier Tod, in gewiss unbestreitbarem Causal-Zu-
sammenhange mit der geschehenen Chloroform-Einathmung erst
nach 17, und im zweiten Falle erst nach 8 Stunden entstehn,
wie er in unserm obigen Falle sogar erst nach elf Tagen eintrat.
Unter den bei Berend gesammelten Fällen, die freilich nicht alle
zu den reinen Beobachtungen gehören, finden sich noch mehrere ähnliche, in welchen der Tod nach der Anästhesirung erst
in der folgenden Nacht, nach 15, nach 48 Stunden eintrat.
Nach so verhältnissmässig häufig zu nennenden Erfahrungen
kann es fortan keinem Zweifel mehr unterworfen werden: dass
es eine chronische Chloroform-Vergiftung giebt, d. h. dass

nicht immer das Mittel augenblicklich tödtet, wenn es tödtet, und
dass Stunden, Tage, ja selbst Wochen vergehn können, während
welcher der Anästhesirte fortwährend unter dem Einflusse des Giftes
bleibt, und demselben endlich dennoch unterliegt. Der Satz hat eine
nahe liegende, gerichtlich-practische Wichtigkeit. Man denke
sich eine Anschuldigung gegen einen Operateur wegen unvor-
sichtiger, kunstwidriger Anwendung des Chloroforms, wenn der
Patient auch erst in späterer Zeit nach der Inhalation gestorben
war; die Anklage würde in den vorgekommnen Fällen einen
Halt finden. Man denke sich aber umgekehrt eine Anschuldigung gegen einen Operateur wegen leichtsinniger, kunstwidriger Ausführung der in der Chloroform-Narcose gemachten Operation, wobei der Tod durch letztere in Abrede gestellt wird,
weil der Operirte noch Stunden-, Tage- oder Wochenlang nachher gelebt hatte. Hier würde die Vertheidigung des Angeschuldigten denselben Halt in den vorgekommnen ähnlichen
Fällen von späterm Tode finden.

§. 68. Aeussere Bedingungen des Chloroformtodes.

Nicht nur in wissenschaftlicher, sondern auch in forensisch-
practischer Beziehung ist es von grösstem Interesse, dass auch
die äussern Bedingungen und Umstände genau erforscht werden, welche diesen eigenthümlichen Tod begünstigen, und über
welche bis jetzt leider! noch sehr wenig irgend Sicheres bekannt
ist. Namentlich bei Anschuldigungen gegen Aerzte wegen
fahrlässiger Tödtung durch Chloroformiren würde eine genaue
Kenntniss jener Bedingungen erst allein ein sicheres Urtheil
begründen können. Dunkel und eigenthümlich sind dieselben
gewiss, wie schon die Erwägung lehrt, dass wohl nur unter
je zehn- ja vielleicht unter hunderttausend Chloroformirten, die der Anästhesirung unter im Ganzen ziemlich gleichen Umständen ausgesetzt werden, nur Einer stirbt. *)

---

*) Ein einziger unter den Berliner Zahnärzten chloroformirt alljähr.

Was bis jetzt darüber bekannt geworden, möchte Folgendes sein.

1) Die Verschiedenheit des angewandten Präparates ist keine so erhebliche, dass ihr, nach allen Analogieen mit andern Giften, ein irgend wesentlicher Einfluss zugeschrieben werden könnte. Im Uebrigen ist, nach der oben (S. 608) angeführten Verordnung, eine allgemeine Gleichförmigkeit des Präparates wenigstens in sämmtlichen Apotheken der Preussischen Monarchie erzielt, und aus andern Quellen darf das Mittel auf erlaubtem Wege bei uns nicht bezogen werden.

2) Eine andre und namentlich bei gerichtsärztlichen Fällen nothwendig zur Sprache kommende Frage betrifft die Dosis in der Anwendung des Chloroforms. Wo beginnt, in Betreff der unvorsichtig bedeutenden Dosis, die strafbare Fahrlässigkeit des Arztes oder Operateurs? Leider! steht in dieser Beziehung noch gar nichts fest. In unserm eignen amtlichen Obductionsfalle wurden zu drei verschiednen Malen zuerst 12—16 Tropfen, das zweite Mal eben so viel, das dritte Mal nur 4—5 Tropfen Chloroform angewandt und der Tod erfolgte. Es war dies die geringste Dosis unter allen, die ich in den bekannt gewordnen Chloroform-Todesfällen verzeichnet finde, in denen die Menge 1—2—3 Drachmen, in einem Falle in zwei Dosen jedesmal eine halbe Unze u. s. w. betrug. Aber Christison berichtet von einer Entbindung, bei welcher sich die Kreissende dreizehn Stunden lang in der Narcose befand, und wobei acht Unzen Chloroform ohne Nachtheil für Mutter und Kind verbraucht wurden, und ich selbst habe in einigen Fällen bei schweren Operationen in der hiesigen Hospitalpraxis erschreckende Dosen des Mittels während lange unterhaltner Betäubung ohne tödtlichen Erfolg anwenden gesehn. Es ist also so gut als Nichts gesagt, wenn Blandin, Guérin und Roux behaupten und

---

lich mehrere Tausend Zahnpatienten, und hat noch nicht Einen Unglücksfall erlebt.

lehren *), dass man die Dosis des Chloroforms modificiren und die „normale Dosis", so wie die Dauer der Inspirationen verringern müsse bei Weibern, bei Kindern, bei Schwachen, bei Herz- und Lungenkranken u. s. w., da bis jetzt noch Niemand anzugeben vermag, was die „normale Dosis" sei, und da es allgemein bekannt ist, dass die Substanz täglich von Wund- und Zahnärzten keinesweges mit scrupulöser Vorsicht und nach Tropfen abgemessen angewandt wird, ohne dass tödtliche Wirkung eintritt.

3) Was die Lage oder Stellung des Menschen während der Einathmungen betrifft, so wird auch deren Verschiedenheit nicht von Erheblichkeit sein. Die grosse Mehrzahl der vorgekommnen Todesfälle ereignete sich bei sitzender oder halb liegender Stellung des zu Operirenden. Aber welche unberechenbare Mehrzahl ist in eben dieser Stellung chloroformirt worden und wird jetzt täglich in Europa chloroformirt ohne tödtlichen Erfolg! Mit Recht hat man vor der Chloroformirung bei Bauchlage des Kranken gewarnt, weil bei nicht vorsichtiger Assistenz der Betäubte und Bewusstlose dabei leicht in die Kissen u. dgl. sinken und wirklich ersticken kann. Bei Operationen aber, die die Bauchlage bedingen und bei gehöriger Beachtung und Unterstützung des Kranken wird auch diese Lage an sich gewiss nicht gefährlicher sein, als jede andre, und viele Kranke haben in derselben ohne Zweifel seit der Entdeckung des Anästheticums die Operation eben so glücklich überstanden, als Andre in andern Lagen und Stellungen.

4) In Betreff der zweckmässigsten d. h. unschädlichsten Anwendungsweise des Chloroforms scheint so viel als wirkliches Ergebniss und Vorschrift gewonnen zu sein, dass die Inhalationen unterbrochen werden müssen. Durch häufige Unterbrechungen vermochte Gruby Hunde und Kaninchen mehrere Stunden lang ohne Nachtheil in der Anästhesie zu erhal-

---

*) *Gazette médic.* 1849. S. 63.

ten, während, wenn die Einathmung ohne Unterbrechung auch
nur eine bis vier Minuten fortgesetzt ward, die Thiere starben,
wie die in unsern obigen Versuchen, bei denen gleichfalls die
Anästhesirung nicht unterbrochen ward. Auch die Pariser Academie lehrt in dem gleich anzuführenden Gutachten, dass man
die Einathmungen unterbrechen müsse. Und dennoch starb
unsre Berlinerin erst nach der dritten, Samuel Bennet erst
nach der zweiten Application, zwei Stunden nach der ersten.[*])
In unserm Falle hatte der operirende Zahnarzt sich eines
Schwammes als Medium für die Substanz bedient; Andre haben eigne Inhalations - Apparate angewandt. Diese glauben
Blandin, Roux und Guérin vorziehn zu müssen; erwägt
man aber, dass allgemein anerkannt ist, dass eine Mischung des
Chloroforms mit der atmosphärischen Luft bei den Einathmungen nothwendig, und dass die weitaus überwiegende Mehrzahl
der Kranken ohne eigne Inhalations-Apparate, vielmehr mittelst
Tüchern oder Schwämmen glücklich chloroformirt werden, so
ist kein Grund vorhanden, um den Inhalations - Apparaten den
Vorzug zu geben.

Die Pariser Academie der Medicin hat das wichtige Chloroform - Thema zum Gegenstand ihrer Verhandlungen gemacht
und durch zehn Sitzungen in lebhaften Debatten sich damit beschäftigt. In der öffentlichen Sitzung vom 31. October 1848
wurde der Commissions-Bericht erstattet, in welchem folgende
Vorsichtsmaassregeln für den Gebrauch des Chloroforms empfohlen werden, bei deren Befolgung man „vollkommen sicher" (??) gehe, und die, wie folgt, lauten:

„1) Man unterlasse oder unterbreche die Inspiration bei
erwiesner Contraindication, wie bei Lungen- und Herzkranken,
und stelle vor Allem den Gesundheitszustand der Respirations-
und Circulations-Organe fest.

2) Man achte während der Inspiration darauf, dass die

---

[*] Berend a. a. O. S. 15.

Chloroformdämpfe gehörig mit atmosphärischer Luft gemischt, und dass die Respiration frei bleibe.

3) Man hebe die Inspiration sogleich auf, wenn die Anästhesie bewirkt ist, wobei man sie wieder beginnen lassen kann, wenn es während der Operation erforderlich wird." Die Academie hat diesen Vorsichtsmaassregeln noch folgende hinzugefügt:

„4) Man gebrauche das Chloroform nicht rein (?) und nicht in zu grossen Dosen.

5) Man wende das Chloroform nur nach der Verdauung an, um die Störungen dieser Function zu vermeiden."

Ich glaube im Vorstehenden die Anhaltspunkte zur gerichtsärztlichen Beurtheilung dieser neuen gewaltsamen Todesart, so weit dieselben bis jetzt möglich, aufgestellt und so den Versuch geliefert zu haben, eine Lücke der neuern gerichtlichen Medicin auszufüllen. Was im Allgemeinen in Fällen dieser Art die Zurechnung des ärztlichen Verfahrens betrifft, wenn dasselbe als fahrlässiges angeschuldigt wäre, wie es in unserm eignen Falle vorgekommen, so wird davon im gleich folgenden Kapitel ausführlicher die Rede sein.

§. 69. Casuistik.

Tödtliches Chloroformiren bei einer Zahnoperation.

(S. den unten folgenden 280. Fall.)

Anhang.

Tod durch angeblich kunstwidriges Heilverfahren.

Gesetzliche Bestimmungen.

Strafgesetzbuch §. 184.: Wer durch Fahrlässigkeit den Tod eines Menschen herbeiführt, wird mit Gefängniss von zwei Monaten bis

zu zwei Jahren bestraft. — Wenn der Thäter zu der Aufmerksamkeit oder Vorsicht, welche er bei der fahrlässigen Tödtung aus den Augen setzte, vermöge seines Amtes, Berufs oder Gewerbes besonders verpflichtet war, so kann derselbe zugleich auf eine bestimmte Zeit, welche die Dauer von fünf Jahren nicht übersteigen darf, oder für immer zu einem solchen Amte für unfähig oder der Befugniss zur selbstständigen Betreibung seiner Kunst oder seines Gewerbes verlustig erklärt werden.

Ebendas. §. 198.: Wer durch Fahrlässigkeit einen Menschen körperlich verletzt oder an der Gesundheit beschädigt, soll mit Geldbusse von zehn bis Einhundert Thalern oder mit Gefängniss bis zu Einem Jahre bestraft werden. — Diese Bestrafung soll nur auf den Antrag des Verletzten stattfinden, insofern nicht eine schwere Körperverletzung (§, 193.) vorliegt*), oder die Verletzung mit Uebertretung einer Amts- oder Berufspflicht verübt worden ist.

Ebendas. §. 199.: Wer, ohne vorschriftsmässig approbirt zu sein, gegen Belohnung, oder einem besondern, an ihn erlassenen polizeilichen Verbote zuwider, die Heilung einer innern oder äussern Krankheit oder eine geburtshülfliche Handlung unternimmt, wird mit Geldbusse von fünf bis zu fünfzig Thalern oder mit Gefängniss bis zu sechs Monaten bestraft. — Diese Bestimmung findet keine Anwendung, wenn eine solche Handlung in einem Falle vorgenommen wird, in welchem zu dem dringend nöthigen Beistande eine approbirte Medicinal-Person nicht herbeigeschafft werden kann.

Ebendas. §. 200.: Medicinalpersonen, welche in Fällen einer dringenden Gefahr ohne hinreichende Ursache ihre Hülfe verweigern, sollen mit Geldbusse von zwanzig bis zu fünfhundert Thalern bestraft werden.

Ebendas. §. 340.: Mit Geldbusse bis zu fünfzig Thalern oder Gefängniss bis zu sechs Wochen wird bestraft u. s. w. 7) Wer bei Unglücksfällen oder bei einer gemeinen Gefahr oder Noth, von der Polizeibehörde oder deren Stellvertreter zur Hülfe aufgefordert, keine Folge leistet, obgleich er der Aufforderung ohne erhebliche eigne Gefahr genügen kann.

Ebendas. §. 201.: Hebammen, welche verabsäumen, einen approbirten Geburtshelfer herbeizurufen zu lassen, wenn bei einer Entbindung Umstände sich ereignen, die eine Gefahr für das Leben der Mutter oder

---

*) d. h. eine solche, welche eine „Verstümmelung, oder Beraubung der Sprache, des Gesichts, des Gehörs oder der Zeugungsfähigkeit" zur Folge gehabt, oder den Verletzten in eine „Geisteskrankheit versetzt" hatte.

des Kindes besorgen lassen, oder wenn bei einer Geburt die Mutter oder das Kind das Leben einbüsst, werden mit Geldbusse bis zu funfzig Thalern oder mit Gefängniss bis zu drei Monaten bestraft.

Ebendas. §. 203.: Wenn bei einer vorsätzlich verübten Körperverletzung der Thäter die ihm vermöge seines Amtes, Berufes oder Gewerbes obliegenden besondern Pflichten übertreten hat, so soll derselbe zugleich auf eine bestimmte Zeit, welche die Dauer von fünf Jahren nicht übersteigen darf, oder für immer zu einem solchen Amte für unfähig, oder der Befugniss zur selbstständigen Betreibung seiner Kunst oder seines Gewerbes verlustig erklärt werden. — Auch bei fahrlässig verübten Körperverletzungen kann der Thäter wegen Vernachlässigung der besondern Amts-, Berufs- oder Gewerbspflichten, wenn sich derselbe im Rückfalle befindet, zugleich auf eine bestimmte Zeit, welche die Dauer von fünf Jahren nicht übersteigen darf, oder für immer zu einem solchen Amte für unfähig, oder der Befugniss zur selbstständigen Betreibung seiner Kunst oder seines Gewerbes verlustig erklärt werden.

§. 70. Allgemeines.

Wir kommen zu dem kitzlichsten Punkte der gerichtsärztlichen Thätigkeit, zu der Beurtheilung von Unglücks- und namentlich von Todesfällen, die angeblich veranlasst worden sein sollten durch ungeschickte Eingriffe oder zweckwidriges Unterlassen eines nothwendigen Einschreitens Seitens desjenigen, der einen Kranken oder eine Kreissende behandelt hatte. Es konnte dies eine Medicinalperson, also ein Individuum sein, das auf Grund vorangegangner Studien und Prüfungen vom Staate als zur Hülfsleistung in betreffenden Fällen für befähigt, ja für verpflichtet, erklärt worden, und das sich also bei Ausübung seiner Befugnisse im Rechte befand, oder ein Mensch, dem diese staatliche Approbation abging, der also von Hause aus etwas unternahm, wozu ihm die gesetzliche Erlaubniss abging. Im erstern Falle konnte der Angeschuldigte eine Medicinalperson sein, welche die weiteste Genehmigung, die der Staat ertheilen kann, eine vollständige Approbation und Licenz zur Ausübung aller und jeder ärztlichen Thätigkeit, oder welche nur eine, den vorangegangnen beschränktern Studien und Prüfungen entsprechende be-

schränktere Approbation für gewisse einzelne Zweige der Heilkunst erhalten, und die Gränzen dieser Befugniss im angeschuldigten Falle überschritten hatte. Solche, namentlich bei Wund-
ärzten niederer Categorien und bei Hebammen nicht zu selten
vorkommenden Fälle sind schon zur Medicinal - Pfuscherei im
weitern Sinne zu zählen. Oder aber es liegt im zweiten Falle
Medicinal-Pfuscherei im engern Sinne vor, wenn der oder die
Angeschuldigte vollständiger Laie in medicinischen Dingen ist,
und entweder gar keine staatliche Genehmigung zur Pflege von
Kranken, Verwundeten oder Kreissenden, oder, was leider! auch
in den bestorganisirten Staaten noch immer vorkommt, eine Erlaubniss erlangt hat, auf gewisse, eng beschränkte und begränzte
Weise Kranken seine Dienste anzubieten, z. B. durch Behandlung von Geschwüren, Verrenkungen u. s. w. mit einer gewissen Salbe, oder durch Magnetisiren (!) u. dgl. m., und wenn
dann dieser Afterarzt, den man uns gestatten wird, gleichfalls
zu den Medicinal-Pfuschern zu zählen, den Kreis seiner Befugnisse überschritten hatte. Den in allen diesen Fällen angeblich
angestifteten Schaden an Gesundheit oder Leben festzustellen,
muss natürlich der Gerichtsarzt vom Civil- oder vom Criminal-
richter berufen werden. Wer durch eine langjährige und reiche
gerichtsärztliche Praxis erfahren hat, wie häufig ganz unbegründete Anschuldigungen dieser Art gegen Medicinal-, wie gegen
Nicht-Medicinalpersonen vorkommen, dictirt von Unwissenheit,
oder noch häufiger von Rachsucht wegen vermeintlicher Ueber-
forderungen von Honorar, oder in andern Fällen vollends wegen nichtswürdiger Gewinnsucht, um vom angeblichen Beschä-
diger einen Ersatz zu erstreiten, der den vorhandnen, oder auch
wohl gar nicht vorhandnen Schaden weit überwiegt, der wird
sich schon aus diesem Grunde zu der äussersten Sorgsamkeit
bei der Untersuchung, wie zu der grössten Vorsicht bei der
Beurtheilung des Thatbestandes veranlasst finden. Wie viel
mehr noch bei Erwägung der anderweitigen so grossen Schwierigkeiten der ganzen Sachlage in so vielen derartigen Fällen!

Von Verbrechen der Medicinalpersonen ist hier nicht die Rede. Dr. Castaing, der pariser, W. Palmer, der englische practische Arzt, handelten nicht als Arzt, sondern als Mörder, als sie ihre Freunde Ballet und Cook vergifteten, und haben ihren Lohn verdientermaassen durch die Todesstrafe empfangen. Die hier vielmehr zur Sprache kommenden sogenannten ärztlichen Kunstfehler entspringen entweder aus Fahrlässigkeit, oder aus Unwissenheit. Letztere schliessen anerkannte Rechtslehrer von der strafrechtlichen Cognition ganz aus und überweisen die durch sie veranlassten Kunstvergehn lediglich der Disciplinarstrafe. Dies ist eine Rechtscontroverse, die die gerichtliche Medicin nicht berührt, und, wir wiederholen es immer wieder, nicht berühren soll, so wenig, als irgend eine andre juristische Controverse. Wir werden uns deshalb auch wohl hüten, die rein juristischen Begriffe: *culpa* und *dolus* hier vorzuführen, so beliebt auch ihre Anwendung in dieser Beziehung in den medicinisch-forensischen Lehrbüchern ist. (Es gebrauche nur ein Arzt einmal in der Gerichtssitzung solche juristische Bezeichnungen, und er wird, und mit Recht, sofort damit zurückgewiesen werden!) Wenn aber ein neueres Handbuch unsrer Wissenschaft vorschreibt, in solchen Fällen, wo durch blosse Unwissenheit einer Medicinalperson ein Schade an Gesundheit oder Leben erwachsen, die Prüfungsbehörde für denselben verantwortlich zu machen, die dem Unwissenden die Licenz ertheilt hatte, so kann ein solcher Vorschlag — der immerhin etwas, den Laien wohl Blendendes hat — als Scherz wohl hingehn. Es giebt, wie jedem Examinator bekannt, keine Prüfung ohne günstige und ungünstige Chancen für den Candidaten. Ganz abgesehn von Character und Gemüthsstimmung im Allgemeinen oder zur Zeit der Prüfung, kommt es täglich vor, dass ein tüchtig durchgebildeter Candidat bei der Prüfung zufällig auf einzelne Materien gebracht wird, die ihm ferner stehn, wie umgekehrt, dass ein im Allgemeinen „Unwissender" eben so zufällig über Gegenstände befragt wird, — die er am

Tage zuvor sich erst eingeprägt hatte. Dass man auch bei
eben genügenden Kenntnissen eine Prüfung bestehn, und dennoch später, bei Entfremdung von allen weitern Studien, in der
Einsamkeit des Landlebens u. s. w. sehr hinter der Wissenschaft zurückbleiben und „unwissend" werden kann, wollen wir,
wie vieles Andre, als sich von selbst ergebend, hier gar nicht
weiter erwähnen.

Was aber die „Fahrlässigkeit" (das Wort im weitesten
Sinne genommen) betrifft, so kann sich der Arzt bekanntlich
derselben durch Handeln, wie durch Unterlassen schuldig machen, und man hat danach mit Recht active von passiven Kunst-
fehlern unterschieden. Ganz und gar nicht aber können wir
der Ansicht älterer Lehrer (Henke) beitreten, dass die Unterlassungssünden der Aerzte im Allgemeinen leichter zu beurtheilen seien, als die activen Kunstvergehn. Der Satz ist leider!
in heutiger Zeit nicht mehr gültig. Denn einerseits haben sich
die grossartige Unterlassungssünde, genannt Homöopathie, und
die, wenigstens alle andren Heilmittel und Heilmethoden absolut
ausschliessende Wasserheilkunde als vermeintliche ebenbürtige
Schwestern der hippocratischen Medicin nicht nur aufgedrängt,
sondern auch, was für die gerichtsärztliche Beurtheilung ihrer
Unterlassungssünden wesentlich, eine staatliche Existenz gewonnen und sind, als solche, der strafgerichtlichen Cognition entzogen; andrerseits hat die neuste Zeit Schulen entstehn lassen,
welche, die wissenschaftliche Seite der Medicin der künstlerischen weit voranstellend, der Naturheilkraft in ungebührlichem
Maasse ein Recht einräumen, das sie durch Darreichung von
Heilmitteln zu beschränken verbieten. So ist es jetzt jedenfalls
schwieriger für den Gerichtsarzt in seinem Gutachten betreffenden Falls durchzuführen, dass ein Kunstfehler durch Unterlassen, als dass er durch Handeln begangen worden, weil im erstern Falle der Vertheidiger des Angeschuldigten auf die leich-
teste und wirklich kaum eine genügende Entgegnung gestattende
Weise das Gutachten mit Bezugnahme auf jene neuern, „aner-

kannten" Systeme und Methoden anfechten kann. Denn das
eben ist die anscheinend unbesiegbare Schwierigkeit für gerichtsärztliche Gutachten, der Physiker sowohl, wie der Medi-
cinalbehörden, in den hier besprochnen Fällen, dass es einen
Codex, eine gesetzmässige Norm für das Verfahren des Arztes,
deren Uebertretung im Einzelfalle dann sogleich in die Augen
spränge, weder giebt, noch geben kann und jemals geben wird,
wofür die oft und überall erwähnten Gründe so klar und einleuchtend sind, dass wir sie hier nicht wiederholen.

§. 71. Fortsetzung. Die strafgesetzlichen Bestimmungen.

Der Arzt hatte nicht bloss im Alterthum, sondern mehr
noch jetzt in den modernen Staaten eine Ausnahmestellung im
Organismus der staatlichen Gemeinschaft, freilich eine nichts
weniger als beneidenswerthe. Er hat alle Verpflichtungen und
Lasten eines Staatsbeamten, ohne dessen Rechte und Vorzüge
zu geniessen! Er steht dem Beamten gleich, wenn der Staat
von ihm eine ganz streng vorgeschriebne Vor- und Ausbildung
fordert, eigne Prüfungen, die Ableistung eines Eides, den Erwerb einer Qualification, die strenge Befolgung eigens für ihn
erlassener (Medicinal-) Gesetze, wenn er ihm die Verpflichtung
zur Behandlung gewisser Kranken auferlegt, die Verpflichtung, sich mit dem Lohn für seine Wirksamkeit an eine Staats-
taxe zu binden, die Verpflichtung, in Fällen „dringender Gefahr" (!) sofort auf den ersten Ruf zu erscheinen u. s. w. Nirgends ist in allen diesen Bestimmungen der Character des Arztes als privater Künstler, oder, wenn man will, als Gewerbtreibender anerkannt. Andrerseits gewährt der Staat ihm nicht,
wie seinen Beamten, eine feste Besoldung, eine Pension für die
Jahre der Invalidität, ein Rangverhältniss u. s. w., und in diesen Beziehungen ist der Arzt dem Staate gegenüber wieder
Nichts als ein Privatmann, der für sich und die Seinigen sorge,
wie er will und kann. Dass man die Aerzte (in Preussen) von

der erniedrigenden Gewerbesteuer eximirt, dass man ihnen — doch nur *pro bono publico* — die Befugniss eingeräumt hat, städtische Aemter abzulehnen, dass man ihnen endlich ein Vorzugsrecht im Concurse bewilligt hat — wird man dieser Behauptung von der Zwitterstellung der Aerzte nicht entgegensetzen wollen. Aber die Stellung derselben ist durch die Strafgesetzgebung eine noch viel wesentlicher verschiedene von der aller andern Stände, und sie ist, wie zu zeigen sein wird, grade durch unsre neue Strafgesetzgebung eine weit bedenklichere geworden.

Im frühern, ausser Kraft getretnen Strafgesetz (allg. Landrecht Thl. II. Tit. 20.) fehlten besondre Strafbestimmungen für die Verletzung der Berufspflichten der Medicinalpersonen (wohin natürlich die Bestimmungen betreffend medicinische Pfuscherei, die das Landrecht hatte, nicht gezählt werden), und nur die allgemeinen Strafgesetze (§§. 691. u. f., §§. 1105. u. f. a. a. O.) waren maassgebend für den Richter bei Anschuldigungen der Art. Nicht so das neue Strafgesetzbuch, dessen Bestimmungen (s. oben) wir zu besprechen haben.

Zu §. 184. ist es zweifellos, dass das Verfahren auch der Aerzte in betreffenden Fällen von dieser Strafbestimmung bedroht ist, da der Arzt „durch Fahrlässigkeit den Tod eines Menschen herbeiführen" kann, und grade er, wenn er dies grosse Unglück gehabt hat, „zu der Aufmerksamkeit oder Vorsicht, welche er bei der fahrlässigen Tödtung aus den Augen setzte, vermöge seines Amts, Berufs oder Gewerbes besonders verpflichtet war." Dasselbe kann dem Baumeister, dem Maurer und dem Zimmermann begegnen, die auch durch Fahrlässigkeit in ihrem „Gewerbe", das sie gleichfalls zu „Aufmerksamkeit und Vorsicht besonders verpflichtet", den Tod eines, ja gleichzeitig recht vieler Menschen herbeiführen können, wenn sie diese Vorsicht aus den Augen setzten. Aber „Baumeister und Bauhandwerker" sind im §. 202. noch besonders genannt, während die Aerzte es nicht sind und hiernach in Eine Gesellschaft zusammengestellt werden etwa mit Schwimmlehrern, Pächtern einer Eisbahn, Locomotivführern, Lohnkutschern, Inhabern einer Reiter- oder Seiltänzer-Gesellschaft u. dgl., auf welche Alle, wie man leicht ermisst, der eben genannte Paragraph *event.* Anwendung finden muss! Indess mag, dem Strafgesetzbuch gegenüber, eine gewisse Empfindlichkeit wegen vermeintlicher Verletzung der Standesehre unterdrückt werden. Aber thatsächliche Strafbestimmungen greifen schärfer ein. Und hier müssen wir zunächst darauf aufmerksam machen, dass mit der, durch den sonst so vortrefflichen §. 185. geschehnen Aufhebung der alten Lehre von den Lethalitätsgraden (s. oben S. 263) dem Arzte bei einer fahrlässigen Tödtung nicht mehr, wie früher, die sogenannte individuelle Beschaffenheit des *Denatus,* so wenig wie der Umstand zu Gute kommt, dass andre Kranke bei derselben Behandlung, wie die *in concreto* angeschuldigte, am Leben erhalten wurden, nicht mehr zu Gute kommen die etwanigen sogenannten *Accidentia,* da es ja nach dem Strafgesetzbuch „bei Feststellung des Thatbestandes nicht in Betracht kommen soll, ob der tödtliche Erfolg einer Verletzung durch zeitige oder zweckmässige Hülfe hat verhindert werden können, oder ob eine Verletzung dieser Art in andern Fällen durch Hülfe der Kunst geheilt worden, ingleichen ob die Verletzung nur wegen der eigenthümlichen Leibesbeschaffenheit des Getödteten, oder wegen der zufälligen Umstände, unter welchen sie zugefügt wurde, den tödtlichen Erfolg gehabt hat." Mir selbst ist bereits unter der Herrschaft des Strafgesetzbuchs ein Fall vorgekommen, betreffend einen Arzt, der angeschuldigt war, einen, an absolut tödtlicher Krankheit im letzten Stadium derselben darniederliegenden Patienten durch eine chirurgische Operation fahrlässig getödtet zu haben, in welchem Falle mein dahin abgegebnes Gutachten, dass das Kunstverfahren den Tod nur beschleunigt habe, der ohne dasselbe in kürzester Zeit sicher zu erwarten gewesen, vom Staatsanwalt abgelehnt, und mir dagegen die bestimmte Frage vorgelegt wurde: ob oder ob nicht die angeschuldigte Operation den Tod des Patienten veranlasst habe? wobei natürlich ausdrücklich auf den §. 185. Bezug genommen ward, der keine individuellen Verschiedenheiten in den getödteten Menschen mehr anerkennt. Erwägt man, dass der Arzt eben nur bei Kranken, ja nicht selten bei ganz rettungslosen Kranken und bei Sterbenden thätig ist, so wird es gewiss für wichtig anerkannt werden, wenn ich hier auf diese gesetzliche Sachlage aufmerksam mache.

Eine andre Verschlimmerung der Stellung des Arztes bei unsrer neuern Gesetzgebung ist folgende. Schon nach dem römischen Rechte konnte ein Kranker, wenn er sich von seinem Arzte beschädigt glaubte, Klage wegen Schadenersatzes gegen diesen erheben, und dieser *modus procedendi* ist in allen spätern Gesetzgebungen beibehalten worden. Nun aber bestimmt §. 198. des Strafgesetzbuchs, dass die Bestrafung des Angeschuldigten und einer fahrlässigen Gesundheitsbeschädigung Ueberführten (also auch *event.* einer Medicinalperson) nur auf den Antrag des Verletzten Statt finden soll, „insofern nicht eine schwere Körperverletzung vorliegt, oder die Verletzung mit Uebertretung einer Amts- oder Berufspflicht verübt worden.“ Wenn schon bei einer blossen schweren Verletzung, wie viel mehr wird diese Bestimmung nach einer fahrlässigen Tödtung des behandelten Kranken wirksam werden! Das „insofern nicht“ im Gegensatze zu einem Privatantrag heisst aber natürlich nichts Andres: als dass in den letztgenannten Fällen der öffentliche Ankläger einschreiten soll. Wenn also einen Arzt das vielbesprochene Missgeschick betroffen, und Humanität, Mitleid, Dankbarkeit für frühere Leistungen, Scheu vor öffentlichen Processen u. s. w. den „schwer Verletzten“ oder beziehungsweise die Hinterbliebnen abhalten, Klage gegen den Arzt zu erheben, so muss sogar nach §. 198. der Staatsanwalt für die Parthei eintreten und den „fahrlässigen Arzt“ belangen. Hier sehn wir den Gesetzgeber mit einem ganz neuen Damocles-

schwert die Aerzte bedrohn, indem er gleichsam den Staatsanwalt an ihre Fersen heftet!

Fordern indess alle diese Bestimmungen den Arzt nur zu
verdoppelter Vorsicht, zu geschärfterer Aufmerksamkeit in seinem Berufe auf, und kommt zuletzt diese Haltung gewiss dem
Arzte eben so zu gut, wie seinem Publicum, so dass alle diese
Bestimmungen gleichsam für ihn nicht existirend, also auch
nicht belästigend und bedenklich werden, so tritt aber endlich
das Strafgesetzbuch mit einer andern, ganz neuen Bestimmung
hervor, die dem Arzte in der That eine ganz unerhörte Ausnahmestellung von allen übrigen Ständen der Gesellschaft an-
weist, und auch den redlichen Mann oft genug zwingen wird,
zu seinem Schutz gegen ein, ich nehme keinen Anstand, es
auszusprechen, viel zu hartes und unbilliges Gesetz, zu unred-
lichen Ausreden seine Zuflucht zu nehmen. Ich meine. den
§. 200.: „Medicinalpersonen, welche in Fällen einer dringenden Gefahr ohne hinreichende Ursache ihre Hülfe verweigern, sollen mit Geldbusse von zwanzig bis zu fünfhundert Thalern bestraft werden." Ein köstlicheres Gut wie das körperliche
ist das Seelenheil. Aber das Strafgesetzbuch bedroht den (evan-
gelischen) Geistlichen nicht mit einer Geldbusse bis zu
500 Thalern, wenn er ohne „hinreichende Ursache" verweigert,
dem Rufe zur Ertheilung des Abendmahls bei einem vermeintlich oder wirklich Sterbenden sofort Folge zu leisten. Und der
Geistliche ist kein Gewerbtreibender, wie der Arzt und ist aus
Staats- oder Patronats- oder Communal-Fonds für seine Amts-
verrichtungen besoldet. Die Sorge für die Seinigen von To-
deswegen ist jedem Familienvater die heiligste Herzens- und
Gewissens-Angelegenheit. Aber das Strafgesetzbuch bedroht
den Rechtsanwalt nicht mit einer Geldbusse bis zu 500 Thalern, wenn er ohne „hinreichende Ursache" verweigert, dem
Rufe eines vermeintlich oder wirklich Sterbenden zur sofortigen
Aufnahme einer letztwilligen Verfügung Folge zu geben! Aber
der Arzt soll zu jeder Stunde am Tage, wie zur Nacht, in je-

der Witterung, durch Schnee- und Eisfelder im Winter, wie durch überschwemmte Wiesen und Felder im Frühling, Jedem, Jedem, der sich in „dringender Gefahr" wähnt, zu Diensten stehn, bei Strafe einer gesetzlichen Geldbusse, die vielleicht seinen ganzen Jahreserwerb aufwiegt, wenn nicht übersteigt! Abgesehn von den oben genannten Ständen fragen wir: welchem andern Gewerbetreibenden eine ähnliche Zumuthung vom Gesetzgeber gemacht wird? Jeder ältere und erfahrne Arzt, der die Launen des höhern, den Unverstand des niedern Publicums kennen gelernt hat, wird uns beistimmen. Wer wäre nicht in langer, ärztlicher Praxis hundertmal des Nachts, und dann natürlich immer unter dem Vorgeben einer „dringenden Gefahr", zu einem, ihm ganz fremden Kranken gerufen worden, dessen behandelnder Arzt zu weit entfernt wohnte, betrüge in grössern Städten die Entfernung auch nur einige Strassen; wer nicht zu für ihn ungünstigster Zeit gerufen worden, weil die „dringendste Gefahr" eines Croup seine sofortige Hülfe bei einem Kinde erforderte, das ein- oder zweimal mit etwas hohlem Tone aufgehustet hatte? Ja wie viele, selbst wahrhaft komische, derartige Ereignisse aus seinem Leben wüsste nicht jeder ältere Arzt zu erzählen, wenn die Sache nicht so bittrer Ernst wäre! Wenn es dort die Bequemlichkeit war, die den Ruf grade an den Arzt A. ergehn liess, so wird in andern Fällen von „dringender Gefahr" die Berühmtheit entscheiden, und zu dem vielgesuchten Arzte B. jeder „gefährlich" Erkrankte jeden Augenblick seine Zuflucht nehmen. Muss, kann er allen solchen Anforderungen genügen, auch wenn er bloss als Mensch eine Erholung von überlastenden Geschäften bedarf, und wirklich keinen andern Grund zur Weigerung hat? Und mit welchem Rechte fordert der Staat vom Arzte, den er, wie wir gezeigt, keineswegs als seinen Beamten behandelt, dass er, der Gewerbtreibende, seinen Erwerb keinen Tag, keine Stunde ruhen lassen solle?

Wir würden diesen ominösen Paragraphen hier gar nicht erwähnt haben, wenn er nicht in den Bereich gerichtsärztlicher

Thätigkeit fiele. Denn wenn auch vorkommenden Falls der Richter sich befugt halten wird, die angebliche „hinreichende Ursache" der Weigerung des Arztes selbstständig und allein zu prüfen, so wird er doch nothwendig die wichtigste Interpretation der Gesetzesstelle dem Gerichtsarzte übertragen und sein Gutachten darüber hören müssen: ob hier „dringende Gefahr" vorgelegen? Eine solche kann, wenn es sich um die Anwendung des Strafgesetzes handelt, nur da angenommen werden, wo der körperliche Zustand eines noch Lebenden den nahen Tod aus Gründen der wissenschaftlichen Erfahrung mit Grund befürchten lässt. Die Angaben des Kranken oder der Laien-Umgebungen desselben werden dem Gutachten natürlich selten oder nie für sich eine Unterlage geben können, die vielmehr aus der Untersuchung des *Status praesens* nach erhaltner Requisition und aus dem Rückschluss, den dieser auf den früher vorangegangnen Zustand gestattet, aus der Krankengeschichte des später zugezognen Arztes, *resp.* aus der Sectionsgeschichte des Verstorbnen gewonnen werden muss, wenn zu entscheiden steht: ob zur Zeit, als der Ruf an den angeschuldigten Arzt erging, „dringende Gefahr" wirklich vorhanden gewesen? Aus obiger Definition geht schon hervor, dass ein Arzt nicht strafbar sein kann, wenn er (wer weiss nicht, dass dies vorkommt!) aufgefordert wird, sich aus irgend welchem Grunde zu einem — Todten sofort zu begeben, und sich dessen weigert. Der folgende Fall ist ein zu interessanter Commentar zu dem erwähnten Strafgesetz-Paragraphen, und zeigt wieder zu auffallend, welche sonderbare Combinationen das wirkliche Leben darbietet, um ihn hier zu übergehn:

1) Anschuldigung gegen einen Arzt wegen verweigerter Hülfe.

Ein achtbarer hiesiger Armenarzt sass auf der Anklagebank, *ex* §. 200. angeschuldigt, seine Hülfe bei einer angeblich „dringenden Gefahr" wegen behaupteten Erkranktseins an einem Rheumatismus im rechten Arm verweigert zu haben. Es hatte sich nämlich mitten im Sommer, am 21. Juli, Morgens zwischen 6 und 7 Uhr, ein Arbeitsmann in seiner Kellerstube erhängt, und war, nachdem er einige Zeit gehangen hatte, abgeschnitten worden. Um 7 Uhr erschien ein Polizeibeamter bei dem Angeschuldigten und forderte ihn auf, schleunigst an den Ort der That zu kommen, da der Verunglückte „noch biegsam und warm" sei. Der Dr. X. weigerte sich, weil er behauptete, für solchen Fall keine Verpflichtung zu haben, weil auch ferner er grade zu dieser seiner Sprechstunde Kranke bei sich erwarte und weil er am Rheumatismus leide. Von einem anderweitig um dieselbe Zeit herbeigerufnen Wundarzt war dem Erhängten eine Ader geöffnet, derselbe gebürstet worden u. s. w., aber die Rettungsversuche hatten, wie dies auch vom Chirurgus voraus gesagt worden war, keinen Erfolg. Der Angeschuldigte brachte im Audienztermine dieselben Entschuldigungsgründe vor. Zu dem Termine requirirt, führte ich in meinem Vortrage aus: dass das Erhängen eine der schnellsten Todesarten sei, und dass der Angeschuldigte nach der inzwischen verflossnen Zeit mit Recht habe annehmen können, dass der Arbeitsmann zur Zeit als er ihn sehn sollte, schon wirklich todt gewesen war, wie sich dies ja auch bestätigt hätte. Zu einem Todten zu gehn, bei welchem von einer „dringenden Gefahr" keine Rede mehr sein konnte, habe er um so weniger eine Verpflichtung gehabt, als er Pflichten gegen lebende Kranke zu erfüllen gehabt, und der Zustand seines rechten Arms — welcher durch den ihn behandelnden Arzt festgestellt wurde — ihn ohnedies verhindert hätte, die eventuell erforderlichen Wiederbelebungsversuche anzustellen. Der Umstand, dass ihm mitgetheilt worden, der betreffende Körper sei noch warm und biegsam, könne zu seiner Belastung nicht geltend gemacht werden, da er, wie jeder Sachkenner, gewusst haben würde, dass die Leichenstarre niemals sofort nach dem Tode eintritt, wie die Eigenwärme des Körpers eben so wenig sofort danach aufhöre u. s. w. Hiernach beantragte der Staatsanwalt selbst das Nichtschuldig, das der Gerichtshof in Betreff des §. 200. auch aussprach. Indess giebt es ja noch den oben (S. 630) citirten §. 340. im Strafgesetzbuch, der auch auf A e r z t e angewandt werden kann! Und das Gericht nahm an, dass der Rheumatismus des Angeschuldigten nicht so heftig gewesen sein könne, um bei einem Ausgang an einem Sommertage bedeutend verschlimmert zu werden, dass der Dr. X. vielmehr den nicht weiten Weg „ohne erhebliche eigne Gefahr" hätte machen können, und verurtheilte ihn deshalb aus §. 340. *ad* 7 zu 20 Thalern — *event.* zu 10 Tagen Gefängnissstrafe!!

§. 72. Zurechnung des ärztlichen Heilverfahrens.

Das Strafgesetzbuch spricht überall von einer „Fahrlässigkeit" und nur noch von einer, durch Verletzung der Berufspflichten noch erhöhten Fahrlässigkeit, ohne dieselbe zu definiren, wozu es übrigens in Beziehung auf Medicinalpersonen um so weniger Veranlassung hatte, als dieselben gar nicht besonders herausgehoben sind. Aber selbst wenn dies geschehn wäre, würde sich der Gesetzgeber schwerlich herbeigelassen haben, eine nähere Definition zu geben, wie er etwa eine Andeutung dazu im §. 202., die Bauhandwerker betreffend, geliefert, wenn er die „wider die allgemein anerkannten Regeln der Baukunst" geschehnen Handlungen derselben mit Strafe bedroht. Denn es entging ihm nicht, dass die „allgemein anerkannten Regeln der Heilkunst", wenigstens in ihrer Anwendung auf jeden Einzelfall, nirgends existiren. Wir haben schon angedeutet (§. 70. S. 635), warum wir es für überflüssig erachten, die so oft und vielfach besprochnen und Jedem bekannten Gründe gegen den etwanigen Vorschlag eines medicinischen Gesetzbuches zur Regelung des ärztlichen Heilverfahrens hier zu wiederholen. Hiervon ist Jeder, aber nicht davon überzeugt, auf welche Weise solchen ärztlichen Ausschreitungen am zweckmässigsten begegnet werden könne. Noch ist es nicht gelungen, einen kurzen und greifbaren Satz, einen Grund-Satz, zu finden, der im Allgemeinen passte und die betreffenden Gutachten regeln könnte, es sei denn der, früher von uns selbst als der einzig möglich getheilte, dass es gar keine allgemeine Regel für die Feststellung ärztlicher Fahrlässigkeiten geben könne, und dass jeder concrete Anklagefall nach seinen Eigenthümlichkeiten an sich aufzufassen sei. Es ist indess vielleicht dennoch möglich, der höchst schwierigen Sache näher zu treten, wie mich fortgesetzte Erfahrung und Erwägung gelehrt haben, und ich versuche es im Folgenden auf kurze und fassliche Weise zu thun.

Vor Allem wird, bei aller Anerkennung der Härten in unserer Strafgesetzgebung, darüber kein Zweifel obwalten können, dass dem freien, künstlerischen Walten der Medicinalpersonen Gränzen gesteckt werden müssen. Die Approbation ist kein Freipass zu beliebigen Kreuz- und Queerzügen im Reiche der Gifte und scharfen Messer. Gewiss hat der Arzt ein Recht zu fordern, dass neben den Ueberlieferungen der Schule auch seine individuelle Erfahrung, sein individuelles künstlerisches Talent und sein Gewissen als Leitstern für sein Verfahren respectirt werden. Die Erfahrung hat aber leider! gezeigt, dass der Begriff Erfahrung gemissbraucht und falsch verstanden wird, dass Eitelkeit ein Talent als vorhanden wähnt, das gar nicht vorhanden ist, dass das Gewissen ein weiter Mantel, dass krasse Unwissenheit, dass Sucht zu glänzen, Aufsehn zu erregen und dadurch eine Stellung zu gewinnen, die auf redlichem Wege schwer voraussichtlich war, und viele andre Verlockungen auf das Heilverfahren des Arztes zum grössten Nachtheile des öffentlichen Wohles einwirken können. Wenn ein Arzt einem einjährigen Kinde stündlich einen halben Gran Opium verordnet, ein Wundarzt bei der Operation des Empyems in die Bauchhöhle Statt in die Brusthöhle eingestochen, ein Geburtshelfer den Kaiserschnitt bei viertehalb Zoll Conjugata - Durchmesser und übrigens gesunder Beschaffenheit der Geburtstheile gemacht, oder, wie in jenem schrecklichen Falle, die aus dem Gebärmutterriss vorgefallne Darmschlinge als vermeintliche Nabelschnur abgeschnitten hätte, so könnte natürlich Nichts dem Angeschuldigten als Vertheidigung zu Gute kommen, und das gerichtsärztliche Gutachten würde hier nicht auf Schwierigkeiten stossen. Aber die Fälle liegen nicht immer in solcher Derbheit vor Augen, namentlich nicht bei Anschuldigungen gegen eigentliche (innere) Aerzte, wo die Schwierigkeit und Unsicherheit der Diagnostik, die Unfolgsamkeit und der Unverstand der Kranken, der Grad der Sorgsamkeit des Apothekers, die Meinungsverschiedenheiten in den ärztlichen Schulen, die

Berufung auf einzelne, ähnliche, glücklich abgelaufne Fälle, die in einer grossen Mehrzahl von Anschuldigungen immer möglich sein wird, die Berufung auf Autoritäten, die ähnlich wie im angeschuldigten Falle, und eben so abweichend vom allgemein Gelehrten verfahren sind und viele andre Momente mit Glück von der Vertheidigung herangezogen werden und der begutachtenden gerichtsärztlichen Behörde eine schwere Stellung bereiten können. Dies führt noch einmal (S. 634) auf die Erwägung einer Berufung auf ganze medicinische Systeme oder sogenannte Systeme, einen der schwierigsten Punkte in dieser Frage. Ist einem Homöopathen auch im krassesten Falle eine nicht gemachte Blutentziehung, einem Hydropathen in eben solchem Falle die Nichtdarreichung eines allgemein als nothwendig anerkannten Mittels als Unterlassungssünde zuzurechnen, wenn er mit kecker Stirn sich auf sein „System" beruft, das solche Curmethode verwirft? Wird der Staatsanwalt, dem bekannt, dass diese „Systeme" sich einer staatlichen Genehmigung erfreuen, eine Klage der Art an- und aufnehmen? Und wenn er es thäte, und in der eröffneten Voruntersuchung der Gerichtsarzt mit seinem Gutachten gehört würde, wird nicht, wenn dasselbe ungünstig für den Angeschuldigten ausfällt, sofort wieder der Vertheidiger mit den bekannten Declamationen hervortreten: dass es in der Medicin keine allein selig machende Kirche giebt, wird er nicht sogar die Competenz des nicht homöopathischen oder hydropathischen Physicus oder Medicinal-Collegii für diesen Fall ganz und gar bestreiten? Was dann bei solchen Anschuldigungen „herauskommt", auch wenn das allerschreiendste Resultat vorläge, dafür möge folgender schreckliche Fall einen Beweis geben, den ich noch unter der Herrschaft des ältern Strafgesetzbuchs zu begutachten gehabt, und in welchem ich nicht Anstand genommen habe, eine „grobe Fahrlässigkeit" nach dem Gesetzesparagraphen anzunehmen, deren sich der Wasserarzt schuldig gemacht.

2) **Verlust sämmtlicher Fusszehen durch Brand.** Anschuldigung gegen den behandelnden Wasserarzt.

Im April 18— entschloss sich die verehelichte E. gegen einen langjährigen Kopfschmerz die Wassercur zu gebrauchen, die ihr jedoch keine Besserung verschaffte. Am 2. September *ej.* verfiel sie angeblich und nach des Denunciaten, Dr. N., Behauptung in ein „Nervenfieber", welches derselbe mit fortwährenden kalten Umschlägen behandelte und darauf nach 14 Tagen erklärte, dass die Krankheit gehoben sei. Die Füsse der Patientin blieben indess geschwollen. Um diese Anschwellung zu heben, liess der Dr. N. die Kranke sitzen, die Füsse auf einen Stuhl legen und ordnete nunmehr an, dass Tag und Nacht unausgesetzt die Füsse mit kaltem Wasser begossen werden sollten. Die Klagen, dass die Kranke dabei Nachts keinen Augenblick Schlaf bekommen könne, dass die Begiessungen die heftigsten Schmerzen verursachten, die, nach der Versicherung der Familie bald so heftig wurden, dass man das Schreien der Kranken auf der Strasse hören konnte, die Klagen über den Verfall der Kräfte bei diesen andauernden Schmerzen und gänzliche Schlaflosigkeit konnten den Dr. N. bis nach 6—8 Tagen nicht bewegen, dem Wunsche der Familie zu begegnen und eine andre Cur einzuschlagen, vielmehr drang er auf so consequente und uuunterbrochne Anwendung der kalten Begiessungen, dass die Familienglieder sich in deren Anwendung bei Tag und Nacht fortwährend ablösen mussten. Es zeigte sich nunmehr am kleinen Zehen des rechten Fusses ein schwarzer Fleck. Der Ehemann machte den Denunciaten mehrere Tage hintereinander auf diese Erscheinung aufmerksam, derselbe blieb aber dabei „es habe Nichts zu sagen". Die schwarze Stelle verbreitete sich über sämmtliche Zehen des Fusses. Der E. liess den Dr. N. deshalb wieder rufen, zeigte ihm den Fuss abermals und wiederholte seine Besorgniss, wobei Letzterer äusserte: „es sei eine Entzündung im höchsten Grade, man solle nur mit seinen Verordnungen nach wie vor fortfahren, ein andres Mittel habe er nicht." Da indess der Fuss sich rasch verschlimmerte, so consultirte der E. den Dr. D., der, in Gemeinschaft mit dem von ihm requirirten Dr. T. sogleich die Erklärung abgab, dass beide Füsse vom Brand befallen und dass das Leben der Kranken bedroht sei. Die Wassercur wurde nun beseitigt und ein rationelles Heilverfahren eingeschlagen. Nach 48 Stunden bildete sich hierauf eine Demarcationslinie und nach einigen Wochen brachen, unter Nachlass des sehr heftigen Fiebers, die sämmtlichen Zehen des rechten Fusses ohne besondre Anstrengung von selbst ab. In Folge des langen Liegens und der durch den Wassermissbrauch gesunkenen Nerventhätigkeit fand ich bei meiner amtlichen Untersuchung nach drei Viertel Jahren das rechte Fussgelenk noch steif und unbeweglich. Sämmtliche Zehen dieses Fusses waren verloren, die Brandwunden am Stumpf verheilt. Am linken Fusse aber war der Prozess noch nicht beendet, und mit grösster Wahrscheinlichkeit war zu prognosticiren, dass die ganz schwarzen (brandigen) ersten Glieder sämmtlicher Zehen gleichfalls noch verloren gehn würden, was später wirklich erfolgt ist!

Aus dieser Schilderung erhellt, dass die verehelichte E. Zeit ihres Lebens erheblich verstümmelt war. Ich führte auf Grund dieses Herganges aus, dass der angeschuldigte Wasserarzt im Sinne des damaligen Strafgesetzbuchs sich einer „groben Fahrlässigkeit" schuldig gemacht habe. Eine andre Ansicht hatte eine andre Medicinalbehörde, die auf Antrag des Vertheidigers requirirt worden war. Dieselbe nahm an, dass die ursprüngliche Krankheit der E. ein wirkliches „Nervenfieber" gewesen sein könne, und dass der Brand an den Füssen möglicherweise eine Folge des Fiebers, nicht der hydropathischen Behandlung gewesen sein möchte. Und der Angeschuldigte wurde freigesprochen.

§. 73. Fortsetzung.

Wo sind die Grenzen eines Rechtsschutzes, den ein angebliches „System" einem angeschuldigten Arzte gewähren kann? Die Wissenschaft, auch die der Medicin, bedarf der Aufstellung von Systemen, und in ihrem Entwicklungsgange natürlich auch immer wieder neuer Systeme. Und so lange ein medicinisches System sich im Gebiete der wissenschaftlichen Deutung, der hypothetischen Erklärung der Naturerscheinungen bewegt, so lange muss ihm im Interesse der Fortbildung der Wissenschaft sein Recht bleiben. Aber die Ausübung der Medicin ist eine Kunst, der practische Arzt ein Künstler, und dieser muss und soll, nach den gerechten Anforderungen des öffentlichen Wohles, das der Staat und das Strafgesetz vertreten, mitten in seinem System stehend, die Grenzen desselben erkennen und stets vor Augen haben. Er muss wissen und sich dessen bewusst bleiben, dass, der Natur der Sache nach, ein medicinisches System kein astronomisches, kein mathematisches ist. Die Grenzen aber sind keine andern, als die ewigen Naturgesetze und die Gesetze der allgemeinen ärztlichen Erfah-

rung. Beide darf kein Einzelner verläugnen, und wenn das
System, dem er anhängt, es thut, so muss er, im Interesse des
öffentlichen Wohles, vorkommenden Falles in der Alternative,
als leidenschaftlicher wissenschaftlicher Anhänger seines Systems
jenen Gesetzen entgegentreten, oder als Künstler sie respec-
tiren zu müssen, wählen, ob er der einen oder der andren Stellung entsagen will. Es muss also, um obiges Beispiel festzu-
halten, der Homöopathie und Hydropathie, wenn man sie als
berechtigte wissenschaftliche Systeme anerkennen will, vollkommen freigestellt bleiben, mit eiserner Consequenz zu behaupten,
dass unter allen denkbaren Umständen andre Heilmittel und
Heilmethoden vollkommen verwerflich seien, als homöopathische
Verdünnungen oder kaltes Wasser, also auch z. B. bei erheblichen arteriellen Blutungen. Wenn aber ein homöopathischer
oder hydropathischer Arzt im concreten Falle einen Kranken
unter seinen Augen sich langsam verbluten sieht, so muss er
entweder sein System verlassen, weil ihm zugemuthet werden
muss, dass er wisse, dass der Tod nicht ausbleiben kann, wenn
nicht Eingriffe geschehn, die sein System nicht kennt, oder er
muss zurücktreten und die Behandlung des Kranken einem andern Arzte überlassen; er muss sein System oder den Kranken
verlassen.

　　Dies führt uns auf den Satz, den greifbaren, den wir oben
meinten, und der immer noch als Basis für die gerichtsärztliche
Beurtheilung der Anschuldigungen gegen Aerzte mangelt. Er
ist neu und vielleicht gewagt, aber man wird ihm eine innere
Wahrheit und practische Brauchbarkeit nicht absprechen wollen.
Umfasst er alle denkbaren Fälle von Anschuldigungen dieser Art,
sie mögen betreffen Aerzte, Wundärzte oder Geburtshelfer in ihren
resp. Curen, mögen sie betreffen specifische Heilmethoden oder
die allgemeine, hippocratische Medicin, und schon deshalb em-
pfiehlt sich ein solcher Grundsatz als Unterlage der gerichtsärztlichen Gutachten. Ein Arzt ist strafbar, wenn er im
gegebnen Falle ein Verfahren am Krankenbette (Ge-

bärbette) eingeschlagen hat, welches ganz und gar
abweichend ist von dem, das die überwiegende Mehrzahl aller Aerzte seiner Zeit in eben solchem, oder
einem, diesem ganz ähnlichen Falle befolgt, und das
die überwiegende Mehrzahl aller medicinischen Lehrer und Schriftsteller für solchen Fall als das richtige bezeichnet.

Zwei Einwände gegen die Richtigkeit dieses Satzes drängen sich auf. Der strenge Beweise fordernde Jurist namentlich
kann fragen: wie die überwiegende Majorität als solche bewiesen werden soll? Wir antworten demselben, dass sich die Majorität in den Schriften der Aerzte allerdings thatsächlich und
leicht in jedem einzelnen Falle wird beweisen lassen, und dass
die Majorität unter den Practikern in solchen Fällen überall
eine notorische sein wird. Die Einforderung eines Gutachtens
der höhern oder höchsten Medicinalbehörde in jedem Lande über
diese Frage von der zweifelhaften Majorität wird jedes Bedenken des Richters lösen, denn das Gutachten kann und wird
niemals, der Natur der Sache nach, zweifelhaft ausfallen. —
Der zweite Einwand wäre der, dass mit unsrer Behauptung
der Fortbildung der Medicin als Kunst Schranken gesetzt werden. Wenn der Einzelne nur immer wieder verfahren soll, wie
der grosse Haufe der Aerzte, sind dann nicht dem wirklichen
Genius die Flügel beschnitten? Wie soll die Kunst weiter vor-
schreiten? Jenner also war strafbar, weil er anders verfuhr,
als die „überwiegende Mehrzahl aller Aerzte"? Keinesweges,
wenn man nur nicht am Worte haftet. Es handelt sich hier
ausschliesslich nur um ungünstige Erfolge eines ärztlichen Verfahrens, denn nur solche, nicht die günstigen, werden unter Anklage gestellt, und bilden den Gegenstand der grossen Frage.
Jedem Arzte nun muss es in einer empirischen Wissenschaft,
wie die Medicin, freigestellt bleiben, auf Grund seiner Beobachtung der Naturerscheinungen, des Erfolgs bisheriger Heilmethoden, der Schlüsse, zu denen Induction oder Analogie ihn be-

rechtigen u. s. w., einen neuen Schritt in der Kunst zu thun, ein Experiment, sei es mit einem neuen Mittel, einer neuen Operationsmethode u. s. w. anzustellen. Er hat aber nothwendig nach obigen wissenschaftlichen Gründen und Momenten und mit der äussersten Vorsicht, denn er experimentirt nicht *in anima vili*, den muthmaasslichen Erfolg seines Versuches zu erwägen. Man weiss, wie Jenner auf den Gedanken kam, die Kuhpocken einem Menschen einzuimpfen. Vernachlässigt der Experimentator jene Vorsicht, macht er in's Gelach hinein Versuche mit Mitteln oder Messern, seien sie auch noch so tollkühn, und ist dann, wie leicht möglich, der Erfolg ein ungünstiger, dann trifft unsre obige Behauptung zu, und wer wollte in solchem Falle seine Strafbarkeit läugnen? Hat aber der Experimentator sich nicht von der wissenschaftlichen Grundlage entfernt, nicht die nöthige Vorsicht auf einem Wege, den vor ihm noch Niemand betrat, verabsäumt, und ist dann, wie zu hoffen, der Erfolg des neuen Schrittes, den er die Kunst hat machen lassen, ein günstiger, dann — hat er (wenn auch nicht immer Ehren und Dank zu erwarten!) doch sicherlich keine Anklage zu besorgen. Der unmittelbare und bei den Verhältnissen der ärztlichen Kunst und ihrer Pfleger nothwendige weitere Erfolg seiner Entdeckung aber wird der sein, dass sie bald Gemeingut der Aerzte wird, dass das Verfahren sofort „von der überwiegenden Mehrheit aller Aerzte befolgt und als das Richtige gelehrt werden wird." Beispiele aus dem laufenden Jahrhundert für die Richtigkeit dieses Satzes geben, unter vielen Andern: die Kuhpockenimpfung, das Chinin, die nichtmercurielle Behandlung der Syphilis, der Sehnenschnitt, das Chloroformiren u. s. w.

Das Tribunal der „überwiegenden Mehrzahl" an sich aber wird man hiernach als das entscheidende anerkennen wollen. Denn in der grossen Majorität verschwinden die Mängel und Sünden, an denen der Einzelne laboriren kann, Unwissenheit, Sucht zu glänzen, Tollkühnheit u. s. w., und es muss vorausgesetzt werden, dass die überwiegende Mehrzahl der ärztlichen Practiker und Lehrer sich an das durch Wissenschaft und Erfahrung Geprüfte und Bewährte, als das einzig Richtige und Erspriessliche, hält. So bildet sich die, immerhin sich fortwährend neu entwickelnde allgemeine medicinische Schule aller gebildeten Länder und Völker, deren Gesetze für den Einzelnen bindend sind und als bindende anerkannt werden müssen.

Was den durch ungeschickte ärztliche Eingriffe oder durch unzweckmässiges Unterlassen hervorgerufnen Schaden an Leib oder Leben betrifft, wenn derselbe durch Medicinal-Pfuscherei erzeugt sein soll, und Gegenstand einer Anklage geworden ist, so ist die Beurtheilung des angeblichen Schadens an sich nach keinen andern Grundsätzen, als den angegebnen, zu bemessen. Im Uebrigen berührt die Beurtheilung der medicinischen Pfuschereien als solcher die gerichtsärztliche Thätigkeit nur wenig, und nur ihre administrative Seite. Denn ob Jemand von Staats wegen befugt sei, oder nicht, „ohne vorschriftsmässig approbirt zu sein, gegen Belohnung die Heilung einer äussern oder innern Krankheit oder eine geburtshülfliche Handlung zu unternehmen" (§. 199. Strafgesetzb.), oder ob er, wenn approbirt, vielleicht die Gränzen seiner Befugnisse überschritten hat, dazu bedarf es nur des Einforderns und Einsehens seiner Approbation. Die preussische Medicinal-Verfassung hat das Krebsübel der medicinischen Pfuscherei seit länger als hundertundfunfzig Jahren sorgfältig zu überwachen gesucht.*) Es auszurotten bleibt dem Fortschreiten der Civilisation späterer Zeiten vorbehalten!

---

*) v. Rönne und Simon, das Medicinalwesen des Preuss. Staates. Erster Theil, Breslau, 1844 S. 415 u. f. und Supplement-Band, Breslau, 1852 S. 23 u. f. enthalten die neuern Vorschriften in grosser Vollständigkeit.

§. 74.   Casuistik.

277. Fall.

Angeblich fahrlässige Vergiftung durch einen Arzt.

Ein anderthalb Jahre alter Knabe sollte an „Halsbräune" gestorben, aber nach der Denunciation des Vaters vom behandelnden Arzte vergiftet worden sein, was dem Vater ein, kurz vor dem Tode noch hinzugerufner, zweiter Arzt (sehr collegialisch!) versichert hatte. Die Section ergab Broncho-Pneumonie. Das *lumen* der Luftröhre und alle Bronchialverzweigungen waren ganz mit dünnem, grünem Eiter ausgefüllt. Die Schleimhaut des Kehlkopfs und der Luftröhre war zwar bleich, aber einzelne rosenrothe Gefässinjectionen waren deutlich darin sichtbar. Die untern Lappen beider Lungen zeigten sich roth hepatisirt, blutreich, fest, obgleich noch schwimmfähig. Das Gehirn war etwas blutreich, alle übrigen Organe völlig gesund. Magen, *Duodenum* und ein Stück *Colon* wurden für die chemische Untersuchung zurückbehalten, nachdem sie vorschriftsmässig aufgeschnitten und untersucht worden waren, aber hierbei gar nichts irgend Auffallendes gezeigt hatten.

Der behandelnde Arzt, Dr. X., hatte die Diagnose auf Croup gestellt, und auch auf dem Todtenscheine „häutige Bräune" als Todesursache genannt. Er hatte am 1. und 2. December alle 10 Minuten anderthalb Gran, zusammen zwölf Gran Zinksulphat, und ausserdem am 2. December anderthalbgranweise in einer Stunde neun Gran, sodann an demselben Tage noch Einmal neun Gran, zusammen achtzehn Grar Kupfersulphat an Einem Tage gegeben. Das Kind war aber erst an 13. December, also 11—12 Tage nach der angeblichen Vergiftung gestorben, was sowohl in Betreff der anatomischen Beschaffenheit des Magens, wie namentlich zur Würdigung des Ausfalls der chemischen Analyse ein erheblicher Umstand war. Der Sachlage nach waren Speiseröhre, Magen und *Duodenum* auf einen Gehalt an Kupfer-, Zink- und Antimonsalzen zu untersuchen (da im Verlauf der Krankheit noch *Tart. stib.* gegeben worden war). Von den zerschnittnen und gemischten Eingeweiden wurde zuerst der vierte Theil in Untersuchung genommen. Sie wurden mit einer Mischung von 20 Theilen destillirten Wassers, 10 Theilen Salzsäure und 1 Theil chlorsaurem Kali übergossen, und das Ganze gekocht, bis sich die festen Theile zu einer dünnen, fast klaren Flüssigkeit aufgelöst hatten. Diese wurde colirt, nach Zusatz von noch etwas chlorsaurem Kali so lange erhitzt, bis jeder Chlorgeruch verschwunden war, und dann filtrirt. Nach dem Abkühlen wurde Ammoniak bis zum geringen Vorwalten der Säure zugesetzt, und ein Strom von Schwefelwasserstoffgas durch die ganz klare Flüssigkeit geleitet. Weder sogleich noch nachdem dieselbe bis zum Verschwinden jedes Geruchs nach Schwefelwasserstoff an einen warmen Ort gestellt worden war, schied sich ein Niederschlag von Schwefelmetallen ab, sondern nur etwas Schwefel. Die nochmals filtrirte Flüssigkeit wurde mit Ammoniak neutralisirt, und Schwefelwasserstoff-Ammoniak hinzugesetzt. Der entstandne schwarze, voluminöse Niederschlag wurde in Königswasser gelöst und mit Ammoniak in Ueberschuss versetzt. Es erschien ein gelblich-weisser Niederschlag, der abfiltrirt, und das Filtrat mit Schwefelwasserstoff geprüft wurde, wobei sich keine Spur von Schwefelzink zeigte. Der abfiltrirte gelblich-weisse Niederschlag ergab sich bei näherer Prüfung als ein Gemenge von Eisenoxyd, phosphorsaurer Kalkerde und Thonerde. — Es wurden nun nochmals ¾ der Eingeweide auf gleiche Weise untersucht, das Resultat war aber dasselbe und gleichfalls negativ. Die Eingeweide enthielten daher keine Spur von Kupfer-, Zink- und Antimonsalzen.

Der Fall bietet ein mehrfaches Interesse dar. Einmal zeigt er einen neuen Beleg dafür, wie selbst verhältnissmässig grössere Mengen sogenannter Gifte — die ingerirte Dosis war hier ganz genau bekannt! — in nicht gar langer Zeit so vollständig vom Körper ausgeschieden werden können, dass die genauste chemische Prüfung, wenigstens der ersten Wege, auch nicht ein Atom derselben mehr in der Leiche zu entdecken vermag, obgleich es sich hier obenein um „Gifte" handelte, die so leicht auffindbar sind. Zweitens ist der Fall ein gewiss lehrreicher Beitrag zu der, neuerlichst von Paasch*) mit so gewichtigen Gründen angefochtnen Lehre von den Kupfervergiftungen durch Speisen: denn es ist gewiss ebenso unzweifelhaft, dass dieses Kind nicht an einer Kupfervergiftung gestorben, als es wohl nicht bestritten werden kann, dass in solchen Fällen, wo man bisher Grund zu der Annahme zu haben glaubte, dass Menschen durch in Kupfer- oder in schlecht verzinnten Kupfergeschirren gekochte, oder erkaltete Speisen vergiftet worden seien, wohl selten oder nie ein Mensch (hier ein anderthalbjähriges Kind) durch eine solche Mahlzeit achtzehn Gran Kupfersalz ingerirt hatte! Drittens war der Fall interessant aber in Betreff der Anschuldigung eines Kunstfehlers mit tödtlichem Erfolg. Und bezüglich hierauf äusserte ich mich gegen den

---

*) S. meine „Vierteljahrsschrift" I. S. 79 u. f. und auch ebendas. III. S. 280 u. f.

Untersuchungsrichter gleich von vorn herein bei Uebersendung des chemischen Berichtes: „wie der Leichenbefund die von dem Dr. X. bei dem
kranken Kinde gestellte Diagnose der wesentlichen Hauptsache nach bestätigt habe, indem dieser Befund nachgewiesen, dass das Kind an einer
Entzündung der Luftröhre gelitten, zu welcher die „häutige Bräune"
lediglich gehöre: und 2) dass der Dr. X. in den, in den Acten befindlichen Recepten nur solche Heilmittel verordnet habe, wie sie täglich von
den Aerzten gegen die genannte Krankheit angewandt würden, wobei,
wenn er diese Mittel allerdings in ungewöhnlich grossen Dosen verordnet,
ihm sogar auch in Hinsicht auf diese grosse Dosen medicinische Autoritäten zur Seite stehn würden, wenn er sich deshalb zu verantworten
haben sollte".

Mit dieser meiner Erklärung fiel die Sache und wurde eine Anklage
gegen den angeschuldigten „Vergifter" gar nicht weiter erhoben.

278. Fall.

Angebliche Tödtung des Neugebornen bei der Geburt durch die Hebamme.

Ein reifes Mädchen sollte todtgeboren, und die denuncirte Hebamme
deshalb Schuld an dessen Tode gewesen sein, weil sie angeblich bei der
Wendung auf den Kopf ein Handtuch um den Hals des Kindes gelegt
haben, und dasselbe dadurch erdrosselt haben sollte. Die Angeschuldigte
bestritt dies, und wollte nur das Handtuch um die Schulter des Kindes
gelegt gehabt haben, um diese besser fixiren zu können.

Am Halse der Leiche befand sich eine drei Linien breite, zwei Linien tiefe, ringsum doppelt laufende, weich zu schneidende, weisse, nur
an einzelnen Stellen dunkelrothe, und in diesen Stellen sugillirte Strangmarke (vergl. §. 112.). Die Lungen waren für eine Todtgeburt ungewöhnlich schwer, denn sie wogen 6¾ Loth. Sie waren fest, hellbraun,
nicht marmorirt, lagen zurückgezogen, nur der mittlere Lappen der rechten Lunge schwamm, ohne dass hier, wie sonst irgendwo in den Lungen
blutiger Schaum oder zischendes Geräusch bei Einschnitten wahrnehmbar
gewesen wäre, was um so auffallender, da die Leiche ganz frisch und
keine Einwirkung von Fäulniss in den Lungen denkbar war. Ueber die
ganze Oberfläche des Gehirns war ein Blutextravasat ausgebreitet. Es
wurde geurtheilt: dass das Kind höchstwahrscheinlich noch in der Geburt einige Athmungsversuche gemacht habe, und dann todt geboren
worden sei; dass die Todesursache Blutschlagfluss gewesen; dass die
Strangmarke von einer Umschlingung der Nabelschnur (die auch die

Hebamme behauptet hatte) entstanden gewesen sei, und endlich, dass die Ergebnisse der Obduction eine Schuld der Hebamme an dem Tode des Kindes in keiner Weise nachgewiesen hätten.

Hiernach wurde auch gegen diese Angeschuldigte von einer förmlichen Anklage Abstand genommen.

279. Fall.

Tod der Kreissenden, angeblich durch Schuld der Hebamme.

Noch weit weniger Halt als im vorstehenden hatte die Anschuldigung gegen eine andre Hebamme in diesem Falle. Eine 32jährige Frau war zu früh entbunden worden, und unmittelbar darauf an Verblutung gestorben. Die Obduction ergab diesen Tod ganz unzweifelhaft in der allgemeinen, vollständigen Anämie, woran nur, wie gewöhnlich, die Gehirnvenen keinen Theil nahmen. Interessant war natürlich die Beschaffenheit des *Uterus* unmittelbar nach der Entbindung, von einem Kinde freilich, das wir nur für ein achtmonatliches erklären mussten, da es nur 5 Pfund schwer, 18 Zoll lang, seine Kopfdurchmesser, *resp.* der queere nur 3, der grade nur 3 und einen halben, und der diagonale nur 4 Zoll lang waren u. s. w. Die Gebärmutter nun hatte 12 Zoll im Längendurchmesser, 4 und einen halben Zoll Durchmesser im *fundus*, und ihre Wände waren 1 Zoll dick, und umschlossen noch etwas Blutgerinsel. — Was die Anschuldigung gegen die Hebamme betraf, die natürlich bei der präcipirt vor sich gegangnen Geburt, der unmittelbar die tödtliche Verblutung gefolgt war, den Tod ebenso wenig veranlasst haben, als im Stande gewesen sein konnte, ihn abzuwehren, so beruhte die Denunciation rein auf Weibergeschwätz. Unsrerseits wurde die Angeschuldigte natürlich vollständig exculpirt, und eine weitere Untersuchung dann auch hier nicht eingeleitet.

280. Fall.

Tödtliches Chloroformiren bei einer Zahnoperation.

Es ist dies der oben (S. 629) in Bezug genommene traurige Fall, der erste, der in Deutschland ein gerichtsärztliches Gutachten veranlasst hat, während in England bereits mehrfach die Jury sich mit solchen Fällen zu befassen gehabt hat. Behufs einer Zahnextraction, die er (im Sommer) an einer bildschönen, jungen Frau vorzunehmen hatte, goss der Zahnarzt W., seiner Angabe nach, 12—16 Tropfen Chloroform auf ein Stückchen Waschschwamm, deckte eine Serviette darüber, und hielt es der Patientin unter

die Nase, worauf diese nach einigen Augenblicken „regungslos da sass",
aber bald wieder erwachte.   Der Operateur goss nun abermals 12—16
Tropfen auf das Schwämmchen, und zum drittenmale bald darauf 4—5
Tropfen. Nach der zweiten Anwendung bekam die Patientin *ructus*, und
eine gelbliche Flüssigkeit und weisser Schaum drangen aus dem Munde.
Das Gesicht wurde blau, der Körper streckte sich, wie bei einem Sterbenden, und die Frau — war und blieb todt.

Funfzig Stunden nach dem Tode unternahmen wir die gerichtliche
Obduction der Leiche, nachdem gegen den Zahnarzt wegen „fahrlässiger
Tödtung" denuncirt worden war.   Die Verwesung war leider schon auffallend vorgeschritten.   Im Kopfe war die geringe Blutmenge in den blutführenden Meningen bemerkenswerth und sahen wir deutlich in einigen
grössern Venenstämmen kleine Luftblasen.   Das Gehirn zeigte sich nicht
ungewöhnlich blutreich; *Sinus transv.* ziemlich stark gefüllt, die übrigen
fast blutleer.   Beide Lungen waren wenig blutgefüllt, und das B l u t w a r
f l ü s s i g u n d g e f ä r b t w i e K i r s c h s a f t.   Im Herzbeutel nur das gewöhnliche Wasser; d a s H e r z w a r g a n z s c h l a f f u n d p l a t t z u s a m -
m e n g e f a l l e n, seine Kranzadern und sämmtliche Höhlen vollkommen
blutleer.   Kehlkopf und Luftröhre, im Innern von der Verwesung bereits
braunroth gefärbt, waren vollkommen leer und ohne Spur von blutigem
Schaum oder dergleichen.   Die Leber blutleer, die Milz dagegen ziemlich stark mit dem kirschsaftähnlichen Blute gefüllt, der Magen leer, seine
Schleimhaut blauröthlich, mit einzelnen dunkelblauen Inseln durchzogen.
Die Netze und Gekröse blutleer, die Därme von Verwesung, wie die
Nieren, schmutzig röthlich gefärbt und enthielten letztere viel Blut von
der geschilderten Beschaffenheit.   Die Harnblase war leer, und vollkommen blutleer die *V. cava adscendens.*

In unserm Gutachten gaben wir zunächst die Schwierigkeiten an, die
die Beurtheilung eines solchen, und grade dieses Falles darbot: die
Neuheit des Mittels, die Unbekanntschaft mit seiner nähern Wirkungs-
weise, daher auch mit seiner besten Anwendungsart, die Seltenheit der
öffentlich bekannt gewordenen Todesfälle nach Chloroformirungen, welche
Fälle in allen Welttheilen damals noch die Zahl von fünf bis sechs nicht
überstieg.   Dazu kam im vorliegenden Falle der hohe Verwesungsgrad
der Leiche, der überall alle Sectionsresultate trübt und undeutlich macht.
„Nichtsdestoweniger war es noch möglich, mehrere Befunde in dieser
Leiche warhzunehmen, die mit denjenigen, die man in der Mehrzahl der
wenigen bisher in England, Frankreich und Ost-Indien vorgekommnen
Fälle gefunden, ziemlich genau übereinstimmen.   Hierhin gehören: die
Beschaffenheit des Herzens, das hier ganz schlaff und zusammengefallen

lag, was bei einer so feisten, jungen und gesunden Person um so mehr auffallen musste, und dessen Kranzadern und sämmtliche Höhlen vollkommen blutleer waren, so dass es auch nach unserm Falle scheint, dass plötzliche Herzlähmung die eigentliche Todesursache bei der tödtlichen: Wirkung des Chloroforms ist — ferner das Vorhandensein von Luft in einigen grössern Gehirnvenen, das wenigstens in Einem der bekannten analogen Fälle auch gefunden worden, wobei wir jedoch den Antheil, den die Verwesung an diesem Befunde gehabt haben kann, mindestens zweifelhaft lassen müssen — ferner die sehr auffallende Beschaffenheit des Blutes, und endlich der ziemlich hohe Grad von Blutleere im Leichnam der auch bereits anderweitig beobachtet worden, wobei jedoch abermals in Betreff der *Denata* der hohe Fäulnissgrad der Leiche in Erwägung gezogen werden muss, welcher in allen Leichen, je mehr er vorgeschritten, destomehr allgemeine Blutleere bedingt und wahrnehmen lässt. Wir wollen hierzu noch bemerken, dass auch eine nachträglich veranstaltete microscopische Untersuchung des Magens nichts Andres ergeben hat, als was man bei derselben, wenn man ihr einen bereits in Fäulniss begriffnen Magen unterwirft, vorfindet, und dass ein Versuch, in dem Blute der *Denata* das Chloroform nachzuweisen, wenn dies überhaupt möglich, was noch nicht feststeht, gleichfalls kein Ergebniss liefern konnte, weil auch das Blut bereits durch den Verwesungsprocess alterirt und zersetzt war. Trotz aller dieser Bedenken ist nicht zu bestreiten: 1) dass die J. ein Mittel durch Einathmung auf sich hat einwirken lassen, das Thieren und Menschen auf demselben Wege den Tod geben kann und gegeben hat; 2) dass dieselbe durchaus ganz auf dieselbe Weise, mit ganz kurz dauernden Zuckungen und plötzlichem Erlöschen der Lebenskräfte gestorben, wie alle bisher beobachteten ähnlichen Unglücksfälle bei Menschen es ganz gleich gezeigt haben; 3) dass in ihrer Individualität Nichts lag, was anderweitig einen solchen eigenthümlichen plötzlichen Tod erklären könnte. Nach diesen Thatsachen scheint allerdings hier ein Causalzusammenhang zwischen der Chloroformirung und dem darin erfolgten Tode vorzuliegen. Mit Rücksicht aber auf die angedeuteten Schwierigkeiten können wir die uns vorgelegte erste Frage gewissenhaft nur dahin beantworten: dass die J. in Folge der von W. ausgeführten Chloroformirung höchst wahrscheinlich ihren Tod gefunden."

„Mit weit mehr Sicherheit schreiten wir zur Beantwortung der zweiten Frage, betreffend die etwanige Fahrlässigkeit des Angeschuldigten bei der Anwendung des Mittels," — Es wurde hiernächst ausgeführt, dass dem W. ein Vergehn nicht zur Last fiele, wenn er als approbirter Zahnarzt sich überhaupt des Chloroforms bei seinen Operationen bediene und bedient habe, und dann im Gutachten fortgefahren: „Er würde sich aber hiernach noch einer Fahrlässigkeit schuldig gemacht haben, wenn er das Mittel „ „nach den ihm zuzumuthenden allgemeinen und gewöhnlichen Kenntnissen " " (Worte des damaligen Strafgesetzbuches) auf eine Art und Weise angewandt hätte, von der er eine mögliche schädliche, wenn nicht tödtliche Wirkung hätte befürchten können. Was hierbei zunächst die von ihm gewählte Anwendungsweise betrifft, so ist dies die bis jetzt bei weitem häufigste Art der Anwendung, und wenn Andre sich eigner Inspirationsapparate bedient haben, so ist noch keineswegs festgestellt, welche von beiden Methoden den Vorzug verdiene, vielmehr wird auch hierüber vielfach gestritten, am wenigsten also ist dem W. wegen der von ihm gewählten Anwendungsart irgend ein Vorwurf zu machen. Wichtiger aber noch als dieser Punkt ist die Erwägung der von W. angewandten Dosis des Mittels. Hierbei treten uns zunächst zwei Umstände entgegen. Einmal unsre eigne Wahrnehmung an dem, uns im Obductionstermine vorgezeigten versiegelten Fläschchen. Es würde dasselbe, wenn es gefüllt, etwa 2 Loth Chloroform enthalten haben, enthielt aber etwa nur noch 1¼ Quentchen. Selbstredend können wir aber hieraus Nichts folgern, da wir den ursprünglichen Inhalt des Fläschchens, ehe W. noch zur Operation schritt, auch nicht annähernd kennen. Erheblicher hiernach ist zweitens die Deposition des sogleich hinzugerufnen Dr. K., welcher bei seinem Eintritt in das Zimmer der eben Verstorbnen dasselbe so von Chloroformdunst erfüllt fand, dass ihm bald der Kopf eingenommen und er genöthigt ward, das Fenster zu öffnen, was jedenfalls auf eine grössere Menge der Luft im Zimmer beigemischten Chloroforms schliessen lässt. Ob aber dieselbe durch Verdunstung aus der, vom Dr. K. offen gefundnen Flasche hineingelangt, oder ob durch irgend welchen Zufall Chloroform daraus vergossen, und so von der Diele aus verdunstet war, auch darüber lässt sich wieder gar Nichts bestimmen. So müssen wir denn bei der eignen Aussage des Angeschuldigten selbst stehn bleiben, wonach derselbe das Erstemal etwa 10—12 Tropfen Chloroform, das zweitemal wiederum 12—16 Tropfen, das letztemal wieder 4—5 Tropfen auf das kleine Schwämmchen, das jedenfalls bei seiner geringen Dimension keine sehr erhebliche Menge des Mittels fassen konnte, aufgegossen haben will. Nach allem aber, was bis jetzt über die Anwendungsweise des Mittels erfahren und bekannt worden, müssen wir diese Quantitäten als vorsichtig und bedachtsam gewählte erklären, welche unendlich oft von Operateuren bedeutend überschritten worden, ohne dass eine nachtheilige Wirkung danach entstand. Hiernach liegt überall kein genügender Grund vor, um den W. bei seiner Verfahrungsweise einer

Fahrlässigkeit zu zeihen, und wir beantworten die zweite uns vorgelegte Frage dahin: dass nach Lage der Acten der W. bei Anwendung des Chloroforms sich einer Fahrlässigkeit nicht schuldig gemacht hat."

Nach den zahlreichen Fällen, die ich seit jener Zeit in eigner und noch mehr in der klinischen Praxis meiner operirenden Herrn Collegen hier gesehn, und in denen das Chloroform mit weit mehr, und in einigen von mir beobachteten und ganz glücklich verlaufnen Fällen mit wahrhaft erschreckender Dreistigkeit angewandt worden, kann ich dies Gutachten auch jetzt nur noch bestätigen.

281. Fall.

Tödtlicher Gebärmutterriss bei der Entbindung. Anschuldigung gegen die assistirende Wickelfrau.

„Wickelfrauen" sind in Berlin Weiber, die sich mit der Pflege der Wöchnerinnen und Neugebornen, aber auch gelegentlich und nur zu gern mit Entbindungen befassen, zu denen sie ganz und gar nicht befugt sind. Eine solche Frau hatte im August 18— eine 39jährige Frau unbefugter-Weise entbunden, welche früher bereits acht Kinder geboren hatte, und die nun diesmal in der Geburt verstorben war. Gegen die Wickelfrau wurde nun Anklage erhoben. Es stand fest, dass sie positiv Nichts mit der Kreissenden unternommen, als Caffee mit Zimmttropfen verordnet und ein Clystier gegeben hatte. Um Mitternacht war sie zu der Gebärenden gerufen worden. Vier Stunden später klagte letztere über ungemein heftige Schmerzen im Leibe, das Aussehn fiel der Wickelfrau auf, sie forderte die rasche Herbeiholung eines Arztes, dieser aber, sofort erschienen, fand die Frau schon sterbend und extrahirte das Kind mit der Zange, das todt war. Bei der, zwei Tage nach dem Tode unternommenen gerichtlichen Obduction fanden wir wesentlich Folgendes: Rücken: verwesungsgrün, *Epidermis* schon vielfach abgelöst; Brüste milchhaltig; Bauch in einen spitzen Berg aufgetrieben; Scheide sehr erweitert, ihre Schleimhaut mit dünnflüssigem Blute bedeckt, ihre hintere Wand vorgefallen, so dass sie aus der erweiterten Scheide sichtlich hervorragt. Der gesammte Darmcanal von Gas sehr aufgetrieben; anderthalb Pfund dunklen, flüssigen Blutes in der Bauchhöhle; Anämie in den Bauchorganen und Venen; Bauchfell schmutzig braunroth von Verwesung; die Gebärmutter ist zehn Zoll lang, der *fundus* sechs Zoll breit: in ihrer hintern Wand zeigt sich vom Halse ab nach oben verlaufend ein Riss von sechs Zoll Länge mit ziemlich scharfen, blutunterlaufnen Rändern, die, wie die ganze Gebärmutter im untern Drittel nur 3—4 Linien stark, im Grunde

aber einen Zoll dick sind.   Die ganze Höhle ist leer.   *Conjugata*
4½ Zoll.   Der gesammte übrige Befund zeigte nichts Ungewöhnliches, als
allgemeine Anämie.   Dass im Gutachten zunächst als Todesursache
die Ruptur des *Uterus* aufgestellt wurde, versteht sich von selbst.   „Es
fragt sich nur, hiess es darin weiter, ob die Angeschuldigte durch Handeln oder Unterlassen Schuld an dem Eintreten dieses Risses getragen?
Es kann dies nicht behauptet werden.   Risse in die Gebärmutter gehören glücklicherweise zu den seltnen Ereignissen bei Entbindungen und
es darf eine wahre geburthülfliche Rarität genannt werden, dass, wie hier,
ein Gebärmutterriss bei einer Kopflage des Kindes, nicht etwa bei Queer-
oder Schieflage, oder nach vielen Wendungsversuchen, die ja nicht gemacht worden, eintrat.   In einigen Fällen hat man Rupturen der Gebärmutter entstehn sehn nach roher Anwendung der Zange oder andrer geburtshülflichen Instrumente, oder auch selbst der untersuchenden Hand.
Es steht durch die Deposition des Ehemannes fest, dass die Angeschuldigte Instrumente nicht angewandt und dass sie auch nicht etwa die un-
tersuchende Hand so roh und gewaltsam gebraucht hat, um damit die
Gebärmutter zu durchstossen, dafür spricht, dass nirgends in den Acten
eines heftigen Schmerzes erwähnt wird, den *Denata* etwa bei dem wiederholten Eingehn der Hand der Wickelfrau geäussert.   Es war vielmehr der Riss ein sogenannter spontaner, freiwilliger, und als Erklärung
seiner Entstehung bietet sich der Sectionsbefund dar, der die ungewöhnliche Dünnheit der Wände von nur 3—4 Linien im ganzen untern Drittel der Gebärmutter nachgewiesen hat, in welchen Theilen sich grade,
was sehr selten, der Riss befand.   Eine solche Beschaffenheit der Gebärmutter kann im Leben nicht einmal vermuthet, geschweige erkannt werden und fehlt es deshalb nicht an Beobachtungen, nach welchen unter
ähnlichen Verhältnissen selbst berühmten Geburtshelfern dergleichen tödtliche Gebärmutterrisse vorgekommen sind.   Hiernach endlich bedarf es
kaum noch des Zusatzes, dass die von der L. verordneten Mittel: La-
vement, Caffee und Zimmttinctur, wovon jedenfalls nur wenig gegeben
worden, da die ganze ins Haus gekommne Menge nur den Kaufpreis
Eines Silbergroschens hatte, keinen Antheil an dem Riss hatten." Hiernach urtheilten wir: dass die Angeschuldigte keine Schuld an dem Eintreten des Gebärmutterrisses und des dadurch gesetzten Todes der *Denata* gehabt habe, wonach dieselbe nur in die gewöhnliche polizeiliche
Strafe wegen unbefugten Entbindens genommen wurde.

282. Fall.

Verwachsung der *Placenta*. Anschuldigung gegen die Wickelfrau.

Wieder war es eine Wickelfrau, die eine 32jährige Erstgebärende
entbunden hatte, welche am vierten Tage nach der Entbindung (im Januar) gestorben war. Der *Uterus* war noch acht Zoll hoch, fünf Zoll
im *fundus* breit und hatte einen Zoll dicke Wände. An seiner vordern
Wand sass ein 4 Zoll langes, 3 Zoll breites Stück der *Placenta* mit
sehnichten Verwachsungen angeklebt. Der Tod war durch Verblutung
erfolgt, die sich durch allgemeine Anämie im ganzen Körper aufs Deut-
lichste ergab. Wir gaben im Obductionstermin als summarisches Gutachten das ab: dass bei der so sehr festen Verwachsung des Mutterkuchens aus der blossen Obduction an sich ein Schluss auf ein kunst-
widriges Verfahren bei der Entbindung nicht gezogen werden könne.
Ein Obductionsbericht ist später nicht gefordert worden, woraus ersicht-
lich, dass schon das summarische Gutachten genügt hat, um die Anklage
wegen fahrlässiger Tödtung fallen zu lassen.

283. Fall.

Todtgeburt. Anschuldigung gegen den Arzt.

In letzterer Beziehung ähnlich verhielt sich das Ende der Sache in
einem Falle, wo wir nach ausserhalb berufen wurden, um durch eine gerichtliche Obduction festzustellen, in wie weit die Anschuldigung der
fahrlässigen Tödtung des Kindes bei der Entbindung gegen einen
Physicus, die letzterer verrichtet hatte, zu begründen sei. Die Mutter
war eine gesunde, 28jährige Erstgebärende. Die Geburt war angeblich
zögernd gewesen und der Arzt zur Nachtzeit gerufen worden. Er hatte
anderthalb Stunden lang fruchtlose Zangentractionen gemacht, und war
dann in der Nacht mit der Aeusserung gegen die Frau, die er allein
liegen liess (!), fortgegangen: dass nun das Kind von selbst kommen
würde. Zwei Stunden später wurde denn auch das Kind, aber todt, geboren. Der Vater klagte. Das Kind war ein zehn Pfund schweres, und
dem entsprechend sehr kräftig entwickeltes mit den bedeutenden Durch-
messern von $3\frac{1}{2}$ Zoll (queerer K. Dm.), $4\frac{1}{4}$ Zoll grader und $5\frac{1}{2}$ Zoll
diagonaler, und $6\frac{3}{4}$ Zoll Schulterdurchmesser. An der rechten Seite der
Stirn eine mandelgrosse Sugillation von Anlegung der Zange; die ganze
Stirn etwas aufgeschwollen; die Leiche (im December) noch sehr frisch.

Die Athemprobe erwies deutlich die Todtgeburt, und die Section ergab eine sehr sichtliche Hyperämie im Kopfe. Wir urtheilten mit Bezug auf die uns vorgelegten speciellen Fragen: dass das Kind reif, vor der Geburt an Schlagfluss gestorben gewesen und todtgeboren worden sei, dass aus der Obduction nicht gefolgert werden könne, dass die Anlegung der Zange diesen Tod herbeigeführt habe; dass gleichfalls daraus nicht gefolgert werden könne, dass eine un unterbrochne Application der Zange den Tod verhütet haben würde. Auch in diesem Falle wurde der Anschuldigung hiernach keine weitere Folge gegeben.

284. Fall.

Anscheinende Tödtung durch homöopathische Pfuscherei.

Vor einigen Jahren trieb in Berlin eine Zeitlang ein gewisser sogenannter „Professor" Pantillon sein Unwesen, der als Nichtarzt sogenannte homöopathische Curen machte und zu dessen Ausweisung endlich dieser Fall Veranlassung gab. — Am 26. Mai 18— verstarb der $3\frac{1}{2}$ Jahre alte Sohn des N. M. Derselbe hatte an einem angebornen Bruch und später (nach den Acten) an einem „Augenfell" gelitten. Um Ostern consultirte die Mutter jenen Pfuscher, der ihr homöpathische Streukügelchen gab, wonach angeblich der Bruchschaden und das Augenübel sich besserten (!), jedoch wurde das Kind, nach der Schilderung der Mutter, zu gleicher Zeit so träge, dass es gar nicht mehr ausgehn wollte, fast fortwährend schlief, und dabei stark schwitzte. Der „Professor" gab neue Kügelchen, wonach aber das Kind „viel schlechter ward, immer im Bette liegen blieb, gar keinen Appetit hatte, nur immer zu trinken verlangte, und zusehends abmagerte." Es waren jetzt sechs Wochen nach der ersten Consultation verflossen. Nach einer fernern Woche wurde das Kind immer schlechter, und erschien der „Professor", ungeachtet der Bitten der Mutter, nicht, um demselben Hülfe zu leisten. Am 25. Mai bekam es einen heftigen Krampf, der ununterbrochen bis zum folgenden, dem Todestage, anhielt. Der an diesem letzten Tage gerufene practische Arzt, Dr. W., verordnete noch Blutegel und Clystiere, aber schon Mittags verstarb das Kind unter den heftigsten Krämpfen, nachdem noch der „Gehülfe des Professors" (!) mit einem Buche und einem Arzneikasten (!) erschienen, und etwas — — zum Riechen angeboten hatte. (Für seine Bemühungen hat der „Professor" jedesmal fünf Silbergroschen, im ganzen einen halben Thaler erhalten und angenommen.) Die von ihm angewandten Mittel waren, seiner Angabe nach in der spätern Untersuchung, Belladonna, Aconit, *Nux vomica* und Ignatius-Bohne. Wir hatten die

gerichtliche Section der Leiche zu verrichten, nachdem die Mutter Klage
gegen den „Professor" erhoben hatte.   Die Leiche war sehr abgemagert,
die Schädelknochen sehr stark injicirt, die blutführenden Hirnhäute zeigten gleichfalls starke Congestion.   In jedem sehr erweiterten *Ventric.
lateral.* befanden sich etwa 3 Unzen Wasser, und sämmtliche *Sinus* waren strotzend mit Blut gefüllt; im Uebrigen waren die Befunde in der
Kopfhöhle die normalen.   Beide Lungen waren sehr tuberculös, mehrere
Tuberkeln schon erweicht, die Milz zeigte sich mit rohen Tuberkeln wie
durchwachsen, wie denn einige Tuberkeln sich auch im *Pancreas* fanden.
Alle übrigen Organe boten nichts Bemerkenswerthes dar. — In unserm
Gutachten führten wir zunächst aus, dass das Kind an Gehirnhöhlen-
Wassersucht seinen Tod gefunden habe, was hier keines weitern Beweises bedarf, und wobei die Scrofeldyscrasie als aetiologisches Moment
im Allgemeinen, wie in Bezug auf den concreten Fall ihre Würdigung
fand.   Es wurde ferner ausgeführt, dass diese höchst bedenkliche und
lebensgefährliche Krankheit nach aller medicinischen Erfahrung nur allein
durch (das bekannnte) ein energisches Heilverfahren noch in ihrem Entstehn und in ihren ersten Stadien heilbar sei, und dann weiter gesagt:
„Anders verfuhr der „Professor" Pantillon.   Es kann ihm als Nichtarzt nicht zugemuthet werden, dass er diese Krankheit in ihrem Entstehn und ihrer weitern Ausbildung, wie die Mutter sie ihm schilderte,
richtig erkannt habe oder habe erkennen können und fuhr er vielmehr fort
mit gänzlicher Hintenansetzung jener, ihm unbekannten wirksamen Heil-
methode, die sogenannten homöopathischen Streukügelchen zu geben, d. h.
arzneilich ganz indifferente, kleine Zucker- und Mehl-Partikelchen, da
deren angeblicher arzneilicher Inhalt an Belladonna, Aconit, Krähenaugen
und Ignatius-Bohnen durch die sogenannte homöopathische Verdünnung
in Nichts verschwindet.   Eben deshalb kann auch nicht angenommen
werden, dass P. durch seine Behandlung des Kindes die tödtliche Krankheit hervorgerufen oder auch nur dieselbe positiv gesteigert und deren
tödtlichen Ausgang begünstigt habe.   Dagegen müssen wir, nach allen
Erfahrungen der medicinischen Wissenschaft, annehmen, abgesehn von
seiner Befugniss oder Nichtbefugniss überhaupt, dass derselbe negativ
geschadet habe, indem er unterliess, die wirksamen, einzig noch möglicherweise wirksamen Heilmittel und Methoden gegen die Krankheit
des Kindes anzuwenden, die ohne diese Behandlung ihren gewöhnlichen
Verlauf durch alle ihre Stadien bis zum tödtlichen Gehirndruck durch
Wasserausssschwitzuug, wie er durch die letzten Krämpfe und durch die
Section nachgewiesen ist, machen musste," Hiernach gaben wir unser
Gutachten dahin ab: „dass der tödtliche Ausgang der Krankheit durch

ein erfahrungsmässiges, energisches Heilverfahren hätte abgewehrt werden
können, und dass das von dem P. eingeschlagne Verfahren ein solches
erfahrungsmässiges nicht gewesen sei." — Die polizeiliche Seite der
Sache stand nicht in Frage, weil sie dem Richter auch ohne das sachverständige Gutachten klar vorlag; die gerichtliche Frage vom Antheil
des Verfahrens am Tode konnte wohl nicht milder für den Angeklagten, durfte aber auch, meiner Ueberzeugung nach, nicht strenger gelöst
werden.

285. Fall.

Angebliche Tödtung durch Kunstfehler bei der Entbindung.

Dieser Sectionsfall war als solcher interessant; er hätte schwierig
für die forensische Beurtheilung werden können, welche aber von uns
gar nicht weiter gefordert wurde. In Folge schwerer Entbindung, die
34 Stunden gedauert hatte, und bei welcher fünfmal die Zange angelegt
worden war, war ein 21jähriges Mädchen sechs Tage später gestorben.
Die gerichtsärztliche Section, der leider! schon eine privatärztliche vorangegangen war, ergab Brand der *Vagina* und des *Uterus*. Dieser ragte
noch eine Handbreit über der Symphyse hervor, und hatte noch die
Grösse zweier Fäuste. Die Substanz war weich und schlaff, die innere
Fläche durchweg schwarzgrau, besonders gegen den Hals zu, die Substanz an dieser innern Fläche aufgelockert, erweicht, und leicht bei ober-
flächlicher Berührung in Fetzen ablösbar. Das Bauchfell war nur schwach
geröthet. In der hintern ganz aschgrauen Wand der *Vagina* fand sich
ein Zoll langer Einriss. — Die *Causa mortis* war sonach leicht festzustellen. Darüber aber, ob ein Kunstfehler den Tod veranlasst gehabt,
musste natürlich das Urtheil bis zur Kenntniss der *anteacta* ganz und
gar vorbehalten werden. Eine fernere Verfolgung der Sache hat aber,
aus mir unbekannten Gründen, gar nicht Statt gefunden. Vor dreissig
Jahren habe ich, als damaliges Mitglied des hiesigen Provinzial-Medici-
nal-Collegii, einen vollkommen ähnlichen Fall mit zu begutachten gehabt,
der damals die Meinungen der Mitglieder sehr getheilt hatte, wobei
indess das Urtheil der Majorität ungünstig für den angeschuldigten Geburtshelfer ausfiel, dem natürlich das zur Last gerechnet wurde, dass er
den eingetretnen Brand der *Vagina* (es hatte ein erheblicher Dammriss
bei der Entbindung Statt gefunden, und der Fall ereignete sich im hohen,
heissen Sommer) nicht rechtzeitig erkannt gehabt hatte und dagegen nicht
eingeschritten war. *)

---

*) Vgl. 315. Fall.

Zweite Abtheilung.

Bio-Thanatologie der Neugebornen.

Gesetzliche Bestimmungen.

Ueber Lebensfähigkeit und Missgeburten: Allg. Landr. Thl. II. Tit. 2. §. 2. Bürgerliches Gesetzbuch *(Code civil)* Art. 312. Gesetz vom 24. April 1854. Allg. Landr. Thl. I. Tit. 1. §§. 17. und 18. (S. oben S. 10.)

Ueber Anstellung der Athemprobe: Criminal-Ordnung §. 166. Regulativ für das Verfahren bei gerichtlichen Obductionen §. 16. u. f. (S. oben S. 93 und 100.)

Strafgesetzbuch f. d. Preuss. Staaten §. 186.: Wer ohne Vorwissen der Behörde einen Leichnam beerdigt oder bei Seite schafft, wird mit Geldbusse bis zu zweihundert Thalern oder mit Gefängniss bis zu sechs Monaten bestraft. Die Strafe ist Gefängniss bis zu zwei Jahren, wenn eine Mutter den Leichnam ihres unehelichen neugebornen Kindes ohne Vorwissen der Behörde beerdigt oder bei Seite schafft.

Gesetz über die Einführung des Strafgesetzbuchs für d. Preuss. Staaten, Art. XII. §. 6.: Wer einer Entbindung beigewohnt oder ein neugebornes Kind gefunden hat, und die ihm durch die Civilgesetze auferlegte Anmeldung nicht innerhalb der in denselben vorgeschriebnen Frist bewirkt, wird mit Geldbusse bis zu Einhundert Thalern oder Gefängniss bis zu sechs Monaten bestraft.

Strafgesetzbuch §. 180.: Eine Mutter, welche ihr uneheliches Kind in oder gleich nach der Geburt vorsätzlich tödtet, wird wegen Kin-

desmordes mit Zuchthaus von fünf bis zu zwanzig Jahren bestraft. Wird
die vorsätzliche Tödtung des Kindes von einer andern Person als der
Mutter verübt, oder nimmt eine andre Person an dem Verbrechen des
Kindesmordes Theil, so kommen gegen dieselbe die Bestimmungen über
Mord oder Todtschlag so wie über die Theilnahme an diesen Verbrechen
zur Anwendung.

Ebendas. §. 181.: Eine Schwangere, welche durch äussere oder
innere Mittel ihre Frucht vorsätzlich abtreibt, oder im Mutterleibe tödtet, wird mit Zuchthaus bis zu fünf Jahren bestraft. Derjenige, welcher
mit Einwilligung der Schwangern die Mittel angewendet oder verabreicht
hat, wird mit der nämlichen Strafe belegt.

§. 182.; Wer die Leibesfrucht einer Schwangern ohne deren Wissen
oder Willen vorsätzlich abtreibt oder tödtet, wird mit Zuchthaus von fünf
bis zu zwanzig Jahren bestraft. Wird dadurch der Tod der Schwangern
herbeigeführt, so tritt lebenslängliche Zuchthausstrafe ein.

§. 75. Einleitung.

Die Lehre vom zweifelhaften Leben und Tode der Neugebornen ist, wie keine andre in der gerichtlichen Arzneiwissen-
schaft, seit den ältesten Zeiten, namentlich aber seit den letzten
Jahrhunderten Gegenstand eifrigster Nachforschungen, sorgfäl-
tigster Beobachtungen gewesen und unausgesetzt bis in die
neuste Zeit geblieben. Schon Galen erwähnt die Farbe der
Lungen als Criterium des Lebens des Kindes, und die Lungenschwimmprobe ist fast zweihundert Jahre alt (Thomas Bar-
tholinus, 1663). Man sollte denken, dass nach einer solchen
Bearbeitung des Feldes das gedeihlichste Leben auf demselben
Statt finden müsste. Statt dessen sehn wir, dass über keine
Frage bis auf diese Stunde die Meinungen mehr getheilt sind,
als über diese. Aber hier recht eigentlich gilt, was wir so vielfach in der gerichtlichen Medicin zu beklagen haben, dass, was
der Leichentisch gut gemacht, der Schreibtisch verdorben hat!
Vom Studirzimmer aus sind eine Menge von Zweifeln, Bedenken, aprioristischen Behauptungen, ungehörigen juristischen Con-
troversen in die Frage geworfen worden, die ihre Basis immer
wieder aufs Neue erschüttert haben. Jene Zweifel und Beden-

ken zu beseitigen hat man immer wieder neue Untersuchungs-
Methoden, neue Athemproben ersonnen, die Eine complicirter
als die Andre, und schon deshalb für die Praxis unbrauchbar,
und man ist, zumal in der neusten Zeit, wo die sogenannte
„exacte" Bearbeitung der Medicin auch in der der gerichtlichen
Medicin, gewiss nicht zum Vortheil ihrer practischen Anwendung auf die Strafrechtspflege, sich einzudrängen anfängt, so
weit gegangen, eine mathematische Sicherheit von der Lebensprobe zu verlangen, als wenn eine solche in irgend welchen
medicinischen Dingen jemals gefordert oder gegeben werden
könnte! Der Unbewanderte muss freilich verzagen, wenn er die
Warnungen liest, die Henke, der so lange eine grosse Autorität in unsrer Wissenschaft gewesen, ohne dass ihm jemals
auch nur die geringste forensisch-practische Erfahrung, d. h. die
Naturbeobachtung, zur Seite gestanden, in immer wiederholten
Angriffen gegen die Athemprobe erlassen hat; er wird verzagen, wenn Henke und seine zahlreichen Anhänger in düstern
Farben schildern, wie hier eine unschuldig Angeklagte unrechtmässig der schwersten Strafe anheimfallen könne, dort eine
schuldige Inculpatin eben so unrechtmässig der verdienten
Strafe entzogen werden müsse, wenn der Gerichtsarzt die Beweise seines Ausspruches der unzuverlässigen und nichts beweisenden Athemprobe entnähme! Wir wollen nicht hervorheben,
dass solche Mahnungen gar nichts mit der Wissenschaft, ja
nicht einmal mit ihrer practischen Anwendung gemein haben,
da der Arzt sein Gutachten abzugeben hat, unbekümmert um
dessen Folgen. Wir wollen auch nicht andeuten, dass Anhänger der Henke'schen Skepsis in unsrer Zeit jetzt mit solchen
Warnungen *post festum* kommen, wo die Schuldfrage der stren-
gen juristischen Beweistheorie überall entrückt, und dem Gewissen und Ermessen der Geschwornen anheimgegeben ist, die
auch in den rein technischsten Dingen ihren eignen Gang gehn,
mehr oder weniger unbekümmert um die Deduction des Gerichtsarztes. Es fragt sich nur: ob die Zweifel und Angriffe

sich durch die Naturbeobachtung bestätigen oder nicht? Das
ist es, was im Folgenden nachzuweisen sein wird.

Drei Fragen bekanntlich sind es, die in jedem forensischen
Falle der betreffenden Art entweder vom Richter dem Arzte
zur Beantwortung vorgelegt werden, oder die sich letzterm als
selbstverständlich zur Beantwortung aufdrängen; wie alt war
die Frucht, war sie namentlich lebensfähig oder reif? hat dieselbe in oder gleich nach der Geburt schon ein selbstständiges
Leben gehabt? und auf welche Weise hat sie im Bejahungs-
falle ihren Tod gefunden? Alle andern Fragen sind accidentell,
und der Einzelfall bedingt deren oft noch mehrere nächst der
genannten, z. B. namentlich die: wie lange ist das Kind todt?
d. h. wann hat muthmaasslich die Geburt Statt gefunden? was
sehr oft dem Richter zu wissen nöthig, wenn er gegen die Mutter einzuschreiten hat.   Oder die Frage: ob die Geburt durch
vorsätzliches Abtreiben erfolgt? eine Frage, die eben so häufig,
namentlich bei unzeitigen Früchten in der Praxis vorkommt, als
sie in der grossen Mehrzahl aller Fälle auch nicht mit einiger
Wahrscheinlichkeit zu beantworten ist.   Oder Fragen wie die:
ob unter den Umständen, die die Geburt dieses Kindes beglei-
teten, dasselbe auch ohne die vorgefundnen Verletzungen seinen Tod sogleich gefunden haben würde? u. dgl.   Zur Beantwortung von dergleichen Nebenfragen hat der Gerichtsarzt das
Material aus den Umständen des Einzelfalles zu entnehmen;
zur Beantwortung der obigen drei Hauptfragen giebt die Wissenschaft das Material.

Erstes Kapitel.

Alter der Frucht.

§. 76. Leibesfrucht und neugebornes Kind.

Die verschiednen Entwicklungsstufen im Leben des Menschen sind so wenig durch physische, wie durch geistige Merkmale scharf von einander abgegränzt, sondern gehn unmerklich in einander über. Dies gilt vom Collectivum, wie vom Individuum. Man kann durch wissenschaftliche Criterien nicht bestimmen, wo das Kind aufhört, der Jüngling, der Mann anfängt, wo die Gränze des Mannes vom Greise sei. Eben deshalb sind, in so weit Rechte von diesen Entwicklungsstufen bedingt werden, die Gesetze mit positiven Bestimmungen eingeschritten, um eine feste Grundlage zu gewinnen, welche die Medicin nicht zu geben vermag. Am schärfsten unter allen Entwicklungsstufen des menschlichen Lebens von seinem Anfang an ist nun zwar ohne Zweifel das Intra- und das Extra-Uterinleben von einander geschieden, und keine spätere Entwicklung schneidet sich so scharf von ihrer Vorgängerin ab. Und dennoch ist es nicht leicht, mit Erfolg für die Zwecke der Strafrechtspflege eine genaue Gränze zu ziehn. Unsre Gesetze gebrauchen drei verschiedne Ausdrücke, die hier in Betracht kommen, die Interpretation derselben gleichsam stillschweigend voraussetzend: „Geburten", „Leibesfrüchte", „neugeborne Kinder". Das allg. Landrecht Thl. I. Tit. 1. §. 17. redet von „Geburten" ohne menschliche Form und Bildung (Missgeburten), ein Begriff, den das Strafgesetzbuch ganz beseitigt hat, für welches folglich missbildete und wohlgebildete Neugeburten, in Betreff des allgemeinsten Menschenrechtes, des Fortlebens, vollkommen identisch sind. Das Strafgesetzbuch aber gebraucht weiter, wie die am Eingange oben citirten Paragraphen zeigen,

bald den Ausdruck „Frucht", bald den: „Kind". Es liegt am
nächsten zur Unterscheidung Beider das Intra- und das Extra-
Uterinleben als Basis zu nehmen, wie ja auch der gewöhnliche
ärztliche Sprachgebrauch das Kind im Mutterleibe, im Gegensatze zum gebornen „Kinde", die „Frucht" nennt. Auch dem
Gesetzgeber hat diese Unterscheidung vorgeschwebt; denn er
spricht von einer heimlichen Beseitigung des Leichnams des
(also schon gebornen, extrauterinen) neugebornen „Kindes"
(Strafgesetzb. §. 186.), vom Auffinden des (folglich wieder extrauterinen) „Kindes" (Einführungsges. §. 6.), dagegen und andrerseits spricht er (Strafgesetzb. §. 181.) von der vorsätzlichen
Abtreibung und Tödtung der „Frucht im Mutterleibe" und
(§. 182.) von der vorsätzlichen Abtreibung der „Leibesfrucht"
einer Schwangern.   Allein die Haupt- und wichtigste Bestimmung, die Definition des Kindermordes nämlich im §. 180., fügt
sich nicht in diese Unterscheidung ein; denn das Verbrechen
wird definirt als die vorsätzliche Tödtung des unehelichen
„Kindes" und zwar „in oder" gleich nach der Geburt, und der
Gesetzgeber bezeichnet folglich hier offenbar auch die noch intrauterine „Frucht" — denn so lange sie noch in der Geburt
ist, ist sie eine solche — mit dem Namen „Kind". Die Lösung der Zweifel und Bedenken aber in Betreff der Ausdrücke
„Frucht" und „Kind" können wir füglich den Rechtsgelehr-
ten überlassen, denn für den Arzt und die gerichtsärztliche
Praxis haben dieselben keinen Werth. Der Arzt wird nicht
gefragt werden: ob eine vorliegende Geburt für eine „Frucht"
oder für ein „Kind" zu erachten, und wenn er zu bestimmen
hat, ob ein werdender Mensch schon „in" oder erst „gleich
nach" der Geburt getödtet worden, so wird er, unbekümmert,
ob das Wesen eine „Frucht" oder ein „Kind" zu nennen sei,
sein Urtheil abzugeben wissen.

     Eine andre Frage aber, die vorkommen kann, und uns in
einem neuern Falle vorgelegt worden ist, und an welche man
a priori nicht leicht denken wird, ist die: ob auch eine Mole

eine „Frucht" sei? Der Mediciner wird jetzt, wo nicht mehr bestritten wird, dass die Mole eine Folge eines fruchtbaren Beischlafs ist, wohl nicht anstehn, die Frage zu bejahn. Ein Dienstmädchen hatte gegen seinen Dienstherrn, einen practischen Arzt, denuntiirt, dass er sie geschwängert habe, und im dritten Monate nach dem Ausbleiben der *Menses* „mit einem langen Instrument" und später wiederholt „mit kleinen, dreieckigen Stückchen Schwamm" in die Genitalien eingegangen sei, in Folge welcher Operationen sie nach einigen Tagen ihre Regeln „sehr stark wiederbekommen habe, und ihr namentlich ein grosses Stück mit Pelle" (Haut) abgegangen sei! Die Voruntersuchung wegen *provocatio abortus* wurde eingeleitet, die Damnificirte von mir untersucht, und ich musste das Gutachten nach dem Befunde dahin abgeben: dass wirklich eine Schwangerschaft Statt gehabt habe und ein *Abortus* erfolgt sei. Da anderweitig viele Belastungsmomente gegen den Angeschuldigten vorlagen, so wurde die Anklage erhoben und derselbe vor die Geschwornen gestellt. Aus den zweitägigen Verhandlungen führe ich als hierhergehörig nur an: dass mir die Frage vorgelegt ward: ob nach der Schilderung der Denuntiantin (und Mitangeklagten) anzunehmen sei, dass das, was ihr abgegangen, eine „Frucht" gewesen, da die Anwendung des §. 181. des Strafgesetzbuchs in Frage stand (s. denselben oben). Natürlich hatte ich den Abgang, der schon vor mehr als zwei Jahren erfolgt war, nicht gesehn, und nichts lag in Betreff dessen vor, als die Schilderung, die oben mitgetheilt ist. Natürlich also musste ich auch erklären und den Geschwornen deduciren, dass dieser Abgang auch eine Mole, ein degenerirtes Ei, gewesen sein könne, und die vorgelegten Fragen: ob eine Leibesfrucht im Leibe der Schwangern lebe? eben so bejahen, als verneinen, dass eine Mole ein „Kind" werden könne, wiederholt aber darauf aufmerksam machen, dass auch eine Mole eine „Frucht", die Frucht eines Beischlafs sei. Dies Moment wurde nun äusserst erheblich für die strafrechtliche Behandlung des Falles.

Der Staatsanwalt hob hervor: dass es eine grosse Weisheit des Strafgesetzgebers sei, dass er im §. 181. der Mole gar keine Erwähnung gethan, folglich keine Exception in Betreff der Molenfrucht geschaffen habe, da sonst diese Exception bei jeder Anschuldigung auf Fruchtabtreibung geltend und die Anschuldigung fruchtlos gemacht werden könnte, um so mehr, als das *corpus delicti* selten oder gar nicht zur Untersuchung gelange, jene Möglichkeit also in vielen, in den meisten Fällen gesetzt werden könne. Der Vertheidiger dagegen redete sehr eindringlich den Geschwornen ein, dass der Gesetzgeber der Mole deshalb keine Erwähnung gethan, weil eine solche eben gar keine „Frucht" sei, aus der „später ein Mensch würde", folglich der §. 181. hier gar nicht passe, denn die Abtreibung einer Mole sei nicht das Verbrechen dieses §., der von der Abtreibung einer Frucht spreche u. s. w.! Das Ergebniss dieser Deduction war der merkwürdige Wahrspruch (!) „Nicht schuldig".

Auch der Begriff: „neugebornes Kind" hat die Strafrechtslehrer und Gesetzgeber eben so vielfach beschäftigt, als er Gegenstand der Interpretation für den practischen Gerichtsarzt werden kann, wofür ich im 286. Falle ein Beispiel geben werde. Das Baiersche Strafgesetzbuch von 1813 Art. 242. und das Oldenburgische, Art. 169. nennen ein Kind ein Neugebornes, welches noch nicht drei Tage alt geworden. Dagegen ist das Kind nach der Würtembergischen Strafordnung von 1839, Art. 9., nur so lange es nicht über 24 Stunden alt geworden, ein Neugebornes. Die berühmten Criminalisten Tittmann und Stübel beschränken in ihren Entwürfen eines Strafgesetzbuches für Sachsen gleichfalls den Termin der Neugeborenheit auf die ersten 24 Stunden, wogegen der Sächsische Entwurf von 1812 dieselbe gar nur auf die ersten Stunden nach der Geburt einschränkt. Gans (Verbrechen des Kindermordes, Hannover 1824) lieferte einen Gesetzentwurf, in welchem es Art. 3. heisst: „es war ein Neugebornes, so lange es nicht genährt und gekleidet war, die Mutter noch an den unmittelbaren

Folgen der Entbindung litt, und ausser derselben, ihren Eltern oder dem Schwängerer Niemand Kenntniss von seinem Dasein hatte (!), eine seltsame Definition, der aber auch Werner in seinem Handbuch des peinlichen Rechts gefolgt ist. Es kann nicht bestritten werden, dass das neue Preuss. Strafgesetzbuch der Schwierigkeit geschickt ausgewichen ist, wenn es das Kind, und obenein nur *implicite*, „in oder gleich nach der Geburt" ein Neugebornes nennt; obgleich der sehr relative Begriff: „gleich nach" wieder Discussionen zulässt. Für die Feststellung der Strafe kann es von der äussersten Wichtigkeit werden, zu bestimmen, ob ein Kind „gleich nach" oder erst später nach seiner Geburt getödtet worden, und der Gerichtsarzt wird natürlich zu entscheiden haben, in welchem Stadium seines frühsten Lebens sich das Kind zur Zeit des Todes befunden hatte. Unbekümmert um die oben angedeuteten verschiedenartigen Ansichten der Juristen und Gesetzgeber hat Er die Thatsachen für sein Urtheil der Naturbeobachtung zu entnehmen.

§. 77. Zeichen der Neugeborenheit.

Diese Thatsachen sind theils positive, theils negative, und zwar folgende:

1) Die Haut. Wenn die Hautfläche des Kindes gar nicht mehr mit Blut befleckt, und nirgends, auch nicht mehr in den Leistengegenden und in den Vertiefungen des Rückens an der Wirbelsäule mit käsigtem Firniss bedeckt ist, dann kann das Kind als Neugebornes nicht mehr gelten, denn die Mutter ist nicht „gleich nach der Geburt" desselben in der Lage, es so gründlich zu waschen und zu reinigen, wozu Besinnung, Kräfte, Ruhe, Musse und Apparate gehören. Es wird natürlich hier vorausgesetzt, dass nicht ein Andrer das Geschäft des Reinigens übernommen hatte, eine Voraussetzung, die in der Praxis in der grossen Mehrzahl aller Fälle zutrifft, die eben Fälle von heimlicher, in der Einsamkeit vollendeter Geburten liefert, und eben deshalb auch in den betreffenden Fällen ungereinigte Kinder auf

den Leichentisch bringt. Auf dies Criterium ist mit Recht
schon seit den ältesten Zeiten Werth gelegt worden *), weil es
auf den Gemüthszustand der Mutter zur Zeit des etwanigen
Kindermordes einen Bezug hat. War sie nach der Entbindung
schon so weit gekräftigt und beruhigt, dass sie das Kind sorgfältig reinigen konnte, und mordete sie es erst nachher, so kann
bei ihr der Gemüthszustand, wie der billige Richter (Geschworne) ihn bei der Kreissenden annehmen mag, nicht mehr
angenommen und zu ihren Gunsten angerechnet werden. —
Wir bemerken aber, dass sich dies Criterium in vielen Fällen
der Beobachtung ganz entzieht, namentlich bei allen ganz verwesten und bei solchen Kindern, die todt oder lebend ins Wasser oder in andere Flüssigkeiten (Abtritt u. s. w.) geworfen
und hier abgespült worden waren. So entzieht sich auch durch
die blosse Leichenfärbung, wie viel mehr noch durch die Verwesung, die mehr oder weniger icterische Färbung der Haut
des lebenden Neugebornen bei der Leiche der Beobachtung.

2) Nabel und Nabelschnur. Wir werden auf Beide
bei Erörterung der Zeichen des Lebens nach der Geburt (§. 99.)
zurückkommen müssen; es versteht sich von selbst, dass, wenn
der Nabelschnurrest schon ganz abgefallen und der Nabel vernarbt — der Strang nicht etwa aus dem Nabel ausgerissen
worden war — dass dann das Kind als Neugebornes nicht mehr
zu erachten ist. Nicht aber umgekehrt. Die Veränderungen,
die in der Nabelschnur, wie im Nabelringe vorgehn, seien sie
Mumification oder Verwesung in ersterer, und das Erscheinen
einer leicht entzündlichen Anschwellung der Bauchhaut um die
Wurzel der Nabelschnur mit geringer Eiterung, oder auch —
wenn das Kind lebend geboren war — die Verengerung der
Nabelarterien — erfolgen nicht „gleich nach" der Geburt. Letz-

---

*) Lex 2. Cod, de patribus etc. (IV. 43.) Si quis propter nimiam paupertatum etc. filium, filiamve sanguinolentos vendiderit etc. (Offenbar eben geborne, neugeborne Kinder!) Auch Juvenal Sat. VII. spricht von dem Neugebornen a matre rubentem.

tere, die Verengerung der Nabelarterien bei lebenden Kindern, wird zwar schon, aber auch erst nach acht, zehn Stunden, die Mumification nach zwei, drei, selbst vier Tagen und die Verwesung unter Umständen, die sie überhaupt weniger begünstigen (S. 38) selbst erst nach weit längerer Zeit bemerkbar.

3) Der Magen. Bei einem neugebornen, gleichviel ob todt oder lebend gebornen, und im letztern Falle „gleich nach" der Geburt gestorbnen Kinde ist der Magen leer, oder genauer gesagt, er enthält eine geringfügige Menge, eine Messerspitze oder einen halben kleinen Theelöffel voll ganz weissen, glasartigen, selten etwas blutigen, geruchlosen Schleims, der zähe ist, sich aber mit dem Messerstiel leicht von der Schleimhaut abziehn lässt. Bei vorgeschrittner Verwesung ist derselbe gern mit grossen Luftblasen durchsetzt. In nicht ganz seltnen Fällen findet man auch eine ganz geringe Menge farbloser Flüssigkeit die als Fruchtwasser angesprochen werden muss, da die Entdeckung von Wollhaaren im *Meconium* die Thatsache, dass der *Foetus* schlucke, nicht mehr bezweifeln lassen kann. *) Die

---

*) Ueber die physiologisch wichtige, neuerlichst angeregte Frage vom Befunde von Wollhaaren im Fötusmeconium haben zwei meiner frühern fleissigen Herrn Zuhörer in meinem forensischen *Practicum* microscopische Versuche angestellt, die ich bereits im zweiten Hundert der „gerichtl. Leichenöffnungen" bekannt gemacht habe, und ihres Interesses wegen hier wiederhole.

I. Herr *Stud. med.* Lebius hat das Meconium von zwei von uns obducirten Neugebornen microscopisch untersucht. In beiden Fällen fanden sich, ausser den gewöhnlichen Gemengtheilen des Meconiums (losgestossnem Darmepithelium, durch Gallenfarbstoff grünlich gefärbt, Gallenfettcrystallen, welche theils in ausgebildeten rhombischen Tafeln mit dem für das Cholesterin characteristischem einspringenden Winkel, theils in noch nicht auscrystallisirten Formen zur Anschauung kamen, endlich Schleim und Fett in geringer Menge) e i n e g r o s s e M e n g e feiner Wollhaare, die sich von den Haaren der Erwachsenen besonders dadurch unterschieden, dass sich an ihnen eine Markröhre nicht erkennen liess, und die daher nur durch einfache Contoure begränzt waren. Es muss noch bemerkt werden, dass das Meconium in beiden Fällen, um es von jeder fremden Beimischung fern zu erhalten, mit dem betreffenden Darmstücke entnommen, und erst Behufs und bei der Untersuchung aus dem Darm genommen wurde.

blosse Leere des Magens beweist nun zwar nicht unumstösslich, dass das Kind wirklich „gleich nach" der Geburt gestorben, denn möglicherweise konnte man es haben verhungern lassen,
und dasselbe dabei dennoch noch einen, vielleicht zwei Tage gelebt
haben.   Allein umgekehrt, wenn sich Milch im Magen findet,
und wieder feststeht, dass nicht ein Andrer als die Mutter sie
dem Kinde gereicht habe, dann ist das Kind als Neugebornes
wieder nicht mehr zu erachten, denn „gleich nach" der Geburt wird die einsam und hülflos Gebärende, auch wenn sie die
Absicht hatte, das Kind zu erhalten, demselben Nahrung nicht
haben reichen können. Es gilt hierüber Alles, was wir so eben
sub 1. angeführt haben.

    4) Die Lungen.   Es braucht nicht erwähnt zu werden,
dass, wenn die Lebensprobe erweist, dass das Kind nicht geathmet hatte, dass es dann als Neugebornes gelten muss. Das-

---

II. Der hiesige practische Arzt Herr Dr. Schulz hat zehn Fälle untersucht, fünf von obducirten Leichen und fünf von lebenden Kindern.
1) Leiche eines reifen, weiblichen Kindes. Meconium reich an Wollhaaren.
2) Eben solche Leiche, obducirt an demselben Tage; das Meconium mässig
reich an Wollhaar.   3) Leiche eines reifen männlichen Kindes; das Kindspech enthielt wenig *Lanugo*.   4) In dieser Leiche eines reifen weiblichen
Kindes zeigte sich nur sparsam Wollhaar im Darmkoth; 5) Leiche eines
reifen männlichen Kindes mit sehr wenig Wollhaar im Meconium.   6) Das
Meconium von einem 6 Stunden alten Kinde enthielt mässig *Lanugo*. 7) Ein
38 Stunden altes Kind hatte reichliche Wollhaare im Koth; ebenso 8) ein
vor 10 Minuten gebornes Kind.   9) Ein Knabe; in den ersten 24 Stunden
nach der Geburt enthielt das Kindspech wenig Wollhaar, in den zweiten
24 Stunden mehr.   Am dritten Tage war der schon helle Darmkoth noch
reicher damit versehn; am vierten fanden sich weniger, zum Theil bereits
in Auflösung begriffene Wollhaare.   Am siebenten Tage, an welchem Rha-
barbersaft angewandt worden war, wenige und meist aufgelöste Wollhaare;
am achten und neunten Tage nur noch Spuren davon. 10) Bei einem weiblichen Neugebornen wurden bis zum fünften Tage die Excremente untersucht.
Sie enthielten täglich Wollhaare, jedoch in den zwei letzten Tagen schon
in Auflösung begriffne.

    Bei allen zwölf hier aufgezählten Kindern ohne Ausnahme also sind
mehr oder weniger Wollhaare im Meconium gefunden worden.   Kann man
hiernach nicht mit hoher Wahrscheinlichkeit annehmen, dass man sie im
Darmkoth jedes Fötus und Neugebornen finden werde?

selbe findet Statt, wenn sich ein nur ganz kurz dauerndes Leben aus der Untersuchung der Leiche ergiebt.

In Ländern, in denen der gesetzliche Termin der Neugeborenheit sich bis auf drei Tage nach der Geburt erstreckt, würden zu den genannten Zeichen noch folgende gerechnet werden können.

5) Noch in den Dickdärmen vorhandnes Kindspech, das als solches in der allgemein bekannten Form auch noch nach zwei, drei, selbst vier Tagen nach der Geburt gefunden wird.

6) Wirkliche Verengerung der Nabelarterien, die in der That in den ersten drei Tagen nach der Geburt bei dem lebenden Kinde schon so wahrnehmbar geworden ist, dass die Gefässe nur eine ganz feine Sonde mit Mühe durchlassen.

7) Durchmesser des Knochenkerns in der Oberschenkel-Epiphyse von mehr als drei Linien. Auf dieses diagnostische Zeichen kommen wir in den §§. 80. und 97. ausführlich zurück. Es wird aber jedenfalls da, wo die Frage aufgeworfen wird und zu beantworten ist: ob das Kind „drei Tage" alt geworden ist (gelebt habe)? zu berücksichtigen und als unterstützender Beweis zu benutzen sein. Dagegen ist

8) aus dem noch Vorhandensein des Nabelschnurrestes keinesweges zu schliessen, dass das Kind ein nur bis drei Tage alt gewordnes sei, da, wie Jeder weiss, nach nur 72 Stunden dieser Rest nicht, sondern erst später, am fünften, sechsten Tage abfällt. Dasselbe gilt noch weit mehr

9) vom Offenstehn des *Duct. Botalli, Foramen ovale* und *Duct. venos. Arantii.* Diese Fötalcirculationswege, die für die gerichtlich-medicinische Praxis überhaupt gar keinen Werth haben (§. 100.), können auch für die Frage: ob das Kind ein (nur) drei Tage alt gewordnes sei? nicht benutzt werden, da man sie bis zu Ende dieses Zeitraumes immer, ja noch weit später, offen und wegsam findet. *)

---

*) Genauere Termine ihres allmäligen und späten Verschliessens haben

286. Fall.

**Richterliche Frage: ob das Kind ein Neugebornes gewesen?.
Sturz des Kindes bei der Geburt? Ertrinken in Menschenkoth?**

Ein neugebornes Kind war am 3. October in einem Abtritt gefunden worden, und da obenein eine Kopfverletzung sichtbar war, so hatten wir am folgenden Tage die gerichtliche Obduction auszuführen. Der männliche Leichnam war 19¼ Zoll lang und 7 Pfund schwer. Die nicht geschwollne Zunge lag hinter den Kiefern. Die Leiche war noch sehr frisch und hatte die gewöhnliche Leichenfarbe. Auf dem Rücken viel käsigter Firniss; der ganze Körper mit Menschenkoth (aus dem Abtritt) besudelt. Der queere Kopfdurchmesser betrug 3½ Zoll, der grade 4¼ Zoll und der diagonale 5 Zoll, der Schulterdurchmesser 4½ Zoll, der Brustqueerdurchmesser 3½ Zoll, der grade 3¼ Zoll und der Hüftendurchmesser 3¼ Zoll. Wollhaar war nicht mehr vorhanden, Knorpel und Nägel hinreichend fest und beide Hoden im *scroto* fühlbar. Der Nabelschnurrest war nur ½ Zoll lang und hatte ungleiche, zackige Ränder. Das Zwerchfell stand zwischen der 5ten und 6ten Rippe; der Magen enthielt etwas glasartigen, geruchlosen Schleim; die Leber nicht auffallend blutreich, so wenig als die Nieren; Kindspech reichlich vorhanden: die Harnblase leer, die *V. cava adsc.* ziemlich stark gefüllt. Lungen und Herz wogen genau sechs Loth, die Lungen allein 3½ Loth und 1 Scrupel. Ihre Farbe war hellzinnoberroth, bläulich gefleckt. Sie schwammen im Ganzen und Einzelnen vollständig; bei Einschnitten bemerkte man Knistern, blutigen Schaum und aufsteigende Perlbläschen beim Druck unter Wasser sehr deutlich. Luft- und Speiseröhre waren leer und ganz normal beschaffen. Das Herz war in seinen Kranzadern und Höhlen fast blutleer. Auf der hintern Hälfte der unverletzten Schädelhaube zeigte sich inselartig liniendicke Blutsulze; die Schädelknochen in der Wirbelgegend ungewöhnlich dünn. Grade auf dem Wirbel zeigte sich nach Entfernung der Knochenhaut ein 1 Zoll langer, queer verlaufender, schwach halbmondförmiger, sugillirter Streifen, das Resultat eines Eindrucks, der stellenweis sich sogar deutlich als Fissur gestaltete und an diesen Stellen zackige Ränder zeigte. Die blutführenden Hirnhäute strotzten von

---

sich aus Billard's und namentlich aus Elsässer's sehr zahlreichen und sorgfältigen Untersuchungen ergeben, auf die wir verweisen. S. Untersuchungen über die Veränderungen im Körper der Neugebornen u. s. w. Stuttgart 1853, S. 64 u. f. Vgl. auch von Faber, Anleitung zur gerichtsärztlichen Unters. neugeb. Kinder u. s. w. Stuttgart 1855, S. 102 u. f.

dunklem Blut und über das ganze Gehirn war eine halbeliniendicke Lage eben solchen dicklichen, halbgeronnenen Blutes ergossen. Das Gehirn selbst war übrigens doch schon so breiig zerflossen, dass es eine nähere Untersuchung nicht gestattete. In der Schädelbasis befanden sich keine Verletzungen und die *Sinus* waren stark gefüllt. — Nach diesen Befunden konnten wir nicht anstehn zu behaupten: 1) dass das Kind reif und lebensfähig gewesen sei, 2) dass es in und nach der Geburt gelebt gehabt hatte, 3) dass es an Gehirnblutung gestorben, und dass 4) die vorgefundne Kopfverletzung als Ursache dieses Schlagflusses anzusehn sei. Was nun die Entstehung der Kopfverletzung betraf, so glaubten wir nicht weiter gehn zu können, als Folgendes auszusprechen: „5) dass die Annahme, dass diese Verletzung durch den Sturz des Kindes bei der Geburt auf eine harte Unterlage entstanden sei, der Wahrscheinlichkeit nicht ermangle," dass aber auch 6) „die Möglichkeit nicht in Abrede zu stellen, dass die Verletzung durch anderweitige gewaltthätige Insultation des Kopfes entstanden, wenn gleich diese Entstehung weniger wahrscheinlich sei, als die erstere," zu welcher Annahme wir uns veranlasst sahn, durch den Mangel irgend bedeutenderer äusserer Beschädigungen am Kopfe (vergl. §. 114.). Zunächst interessirte es nun den Richter zu erfahren: ob das Kind noch lebend in die Kothgrube gekommen sei? Wir verneinten dies, weil die Kopfverletzung, welche Zeichen lebendiger Reaction an sich trug, nicht beim Einfallen in den weichen Kothbrei entstanden sein konnte, und weil kein Erstickungs- (Ertrinkungs-) Tod vorlag, am wenigsten auch nur der geringste Befund von Koth in Luftröhre oder Magen. Ferner legte der Richter die Frage vor: ob das Kind ein neugebornes gewesen sei? Denn nach dem Strafgesetzbuch sei es ein solches ja nur, wenn es in oder gleich nach der Geburt gestorben: hätte es folglich längere Zeit gelebt, so sei es kein neugebornes mehr gewesen, und dann könne der Angeschuldigten die mildere Strafe des Kindermordes nicht mehr zu Gute kommen. Wir urtheilten (aus den im vorigen §. angeführten Gründen), „8) dass das Kind als ein Neugebornes zu erachten, und dass dasselbe nach erhaltner Kopfverletzung in der kürzesten Zeit gestorben sein müsse, dass aber, wenn die Kopfverletzung nicht bei der Geburt selbst sondern erst später erfolgt sein sollte, das Kind vor der Verletzung wohl etwa einen Tag gelebt haben könne." (Zwei oder noch mehrere Tage konnte es nicht füglich, wie doch geschehn und der Magen erwies, ganz ohne alle Nahrung gelebt haben, auch würde bei einem länger als zwei Tage fortgesetztem Leben der kleine Rest von Nabelschnur, der ganz frisch war, schon einen Anfang von Mumification gezeigt gehabt haben.)

Nun endlich wurden wir auch in diesem Falle, wie so oft in ähnlichen, nach dem etwanigen Geburtstermin befragt, und wir äusserten uns, mit Rücksicht auf die grosse Frische der Leiche, trotzdem sie im feucht-warmen Menschenkoth gelegen hatte, 9) „dass das Kind vor drei bis vier Tagen geboren worden." Die Mutter wurde nicht entdeckt und der Fall also nicht weiter verfolgt.

§. 78.   Unzeitiges, lebensfähiges und reifes Kind.

Das Preussische Strafgesetz kennt, wie wir (§. 76.) ge-sehn haben, nur „Frucht" und „Kind", aber keine weitern Ein-theilungen der gebornen Leibesfrüchte. Das Wort „*Abortus*" oder ein entsprechendes deutsches, und das Wort „lebensfähig" kommen im ganzen Strafgesetzbuch nicht vor. Der gerichts-ärztliche Practiker hat aber deshalb diese Worte aus seiner Ter-minologie nicht auszustreichen. Denn, abgesehn davon, dass in civilrechtlichen Fällen die genannten Begriffe zur practischen Erörterung kommen, so können auch selbst in strafrechtlichen Fällen Complicationen vorkommen, welche eine richterliche Frage an den Arzt nach dem Alter (der Ausbildung) der Frucht bedingen, z. B. wenn eine Person, angeschuldigt, ein gewisses Kind getödtet zu haben, das sich als ein ausgetragnes, lebens-fähiges, reifes erwies, und das muthmaasslich von ihr geboren worden, dies letztere, also das concrete Verbrechen, läugnet, wenn gleich sie einräumt und nicht läugnen kann, geboren, aber behauptet, ein frühzeitiges Kind geboren zu haben, und es nun darauf ankommt, ob der gerichtsärztliche Befund an Mutter und Kind ihre Angabe unterstützt (s. 287. Fall). Ferner ist nicht in Abrede zu stellen, dass die Frage vom zweifelhaften Leben eines Kindes nach der Geburt doch immer mehr oder weniger mit jener: ob dasselbe fähig gewesen zu leben? zusammen-hängt. Endlich ist bereits oben (allg. Thl. §. 2. S. 7.) ange-führt worden, dass unser in oberster Instanz erkennender Gerichts-hof, in der Interpretation des §. 186. des Strafgesetzbuchs, be-treffend die heimliche Beseitigung des Leichnams des unehelichen Kindes durch die Mutter, den Grundsatz aufgestellt hat, dass die nicht „lebensfähige" Frucht kein Leichnam zu nennen sei. Es wird also nach wie vor die Lebensfähigkeit ein practisch wichtiger Begriff bleiben.

Weniger gilt dies von den Begriffen: *Abortus* und unzeitige Frucht, oder wohl gar von den „frühreifen" Kindern mancher Schulen. Die Lage der Strafgesetzgebung berechtigt gradezu, die ersten beiden Begriffe als identisch zu betrachten, denn auch die Strafbestimmungen, betreffend das Verbrechen der Fruchtabtreibung, sprechen nur von der „Frucht" und „Leibesfrucht" (§. 181., 182. Strafgesetzbuch), ohne im Geringsten eine Altersbestimmung zu geben, oder auf die Verschiedenheit des Alters der Frucht ein Gewicht zu legen. Ein neugebornes Kind ist also entweder ein unzeitiges, gleichviel in welchem Monat es geboren worden, oder ein zeitiges (reifes, „vollständiges", „gliedermässiges", nach der ältern juristischen Terminologie). Ein zeitiges Kind nun, wenn es nicht mit Bildungsfehlern zur Welt gekommen, welche sein Fortleben absolut unmöglich machen, z. B. mit einem Zwerchfellbruch und Vorfall der Baucheingeweide in die Brusthöhle, mit Ectopieen, vollständiger *Spina bifida* u. dgl. m., ist zugleich ein lebensfähiges. *) Es beginnt aber die Lebensfähigkeit des Menschen schon vor der Reife und es fragt sich nur, welches ist der *terminus a quo* der Lebensfähigkeit? Hier sehn wir die Aerzte und Gesetzgebungen seit den ältesten Zeiten auseinandergehn und die verschiedensten Bestimmungen aufstellen. **) Wir haben aber bereits ausgeführt (S. 12.), wie diese Meinungsverschiedenheiten keinen practischen Werth haben überall, wo die Landesgesetzgebung sich categorisch selbst über den Termin des Beginnens der Lebensfähigkeit ausspricht. Hier hat dann der Gerichtsarzt nur

---

*) Ueber den Einfluss von blossen Fötalkrankheiten, die das Kind auf die Welt bringt, auf seine Lebensfähigkeit vgl. allg. Thl. §. 4. S. 11.

**) Eine reiche Zusammenstellung derselben s. bei Hübener, die Kindestödtung in gerichtsärztlicher Beziehung. Erlangen, 1846, S. 38 u. f.

zu ermitteln, ob das Kind diesen Termin bereits erreicht gehabt oder nicht? in Preussen also (nach den §. 4. S. 10. mitgetheilten gesetzlichen Bestimmungen): ob das Kind mindestens 180, *resp.* 210 Tage alt geworden? Er kann dies, bei Beachtung der Entwicklungsstadien der Frucht in den verschiedenen Monaten. *)

§. 79. Fortsetzung. Zeichen des Fruchtalters nach Monaten.

Zu Ende des ersten Monats (3—4 Wochen) ist der Embryo 4—6 Linien lang. Am Kopfe ist die Mundspalte schon und die Augen als zwei Punkte erkennbar. Die künftigen Extremitäten sind als warzenartige Körperchen angedeutet. Das Herz ist wahrnehmbar; die Leber ist ganz ausser allem Verhältniss gross. Nabelgefässe sind noch nicht gebildet.

Zweiter Monat (bis acht Wochen). Zu Ende desselben ist die Frucht 15—18 Linien lang. Der Kopf ist unverhältnissmässig gross, Nase und Lippen schon in der Entwicklung sichtbar, ein äusseres Ohr noch nicht. Die Extremitäten stehn schon etwas ab vom Rumpfe. Der After erscheint punctförmig angedeutet. Nach der fünften Woche hat sich der Nabelstrang zu

---

*) Die Frage von der Lebensfähigkeit des Kindes ist Jahrhunderte lang von den criminalistischen, medicinischen, ja theologischen Schriftstellern (Kirchenvätern) erwogen worden. Wir haben auf diese Discussionen, als nicht vor das Forum des Gerichtsarztes gehörig, nicht einzugehn; wir haben auch nicht die rein juristische Frage zu erörtern: ob es nicht zu hart ist, wenn unser Strafgesetzbuch, das ja gar keine lebensunfähigen Kinder kennt, die Tödtung auch einer solchen Frucht, die vielleicht einen Augenblick bei der Geburt lebte, deren Fortleben aber physisch absolut unmöglich war, wie die jeder andern mit der Strafe des Kindermordes bedroht. Wir haben auch zur Vertheidigung des Gesetzgebers nicht zu bemerken, dass er die berühmtesten neuern Rechtslehrer auf seiner Seite hat. Wohl aber wollen wir, zur Beruhigung zu ängstlicher ärztlicher Gewissen, daran erinnern, dass das Strafgesetzbuch, wie bei allen Verbrechen, so auch beim Kindermorde, „mildernde Umstände" zu Gunsten des Angeschuldigten zulässt, dass dasselbe beim Kindermorde die sehr breite Strafgränze „von fünf bis zwanzig Jahren" aufstellt, und dass Geschworne es sind, die das Urtheil zu fällen haben, Corrective genug für die Besorgniss eines zu harten Spruchs!

bilden angefangen. Der Bauch ist zu Ende dieser Periode geschlossen. Rudimente äusserer Geschlechtstheile sind vorhanden,
aber das Geschlecht selbst mit einer Loupe noch schwer und
nicht sicher zu bestimmen. Sämmtliche innere Organe sind dagegen jetzt zu erkennen.

Dritter Monat (bis 12 Wochen). Der Embryo wird
2—2½ Zoll lang, sein Gewicht beträgt zwei Loth. Augenlider
und Lippen berühren sich, so dass Augen und Mund geschlossen sind. Die Finger sind einzeln abgegränzt und Nägel
schon daran zu erkennen. *Clitoris* und *Penis* sind sehr hervor-
stehend, das Geschlecht, namentlich mit der Loupe, erkennbar.
Thymus und Nebennieren haben sich gebildet. Grosses, kleines Gehirn und verlängertes Mark sind, wie die Herzhöhlen,
deutlich zu unterscheiden. Das Oberarmbein ist 3½ Linien lang,
der *Radius* 2½ Linien, die *Ulna* 3 Linien, *Femur* 2—3 Linien,
Tibia 2—3 Linien, *Fibula* 2½ Linien.

Zu Ende des vierten Monats (der sechzehnten Woche)
wiegt der Embryo fünf bis sechs Loth und hat eine Länge von
5—6 Zoll. Die Haut ist rosenfarbig und hat schon eine gewisse Consistenz. Das Geschlecht ist auch ohne Loupe erkennbar. Ebenso eine gewisse Physiognomie im Gesicht, worin der
sehr grosse Mund auffällt. Der Nabel sitzt nahe der Schaamfuge. Im Dickdarm findet sich *Meconium,* aber von ganz heller,
weissgrauer Farbe. Länge des Oberarms 8 Linien, des *Radius*
8 Linien, der *Ulna* 8 Linien, des Oberschenkels 4—5 Linien,
der *Tibia* 4—5 Linien.

Mit fünf Monaten (zwanzig Wochen) hat die Frucht eine
Länge von 10—11 Zoll. Von dieser Zeit an giebt die Länge
derselben einen Maassstab für die Schätzung ihres Alters,
der approximativ richtig und sehr leicht zu behalten ist,
indem die Länge (bis zur Reife hin) annähernd, grade das
Doppelte der Zahl der Monate (der Mondsmonate) beträgt.
Das Gewicht fängt nun schon an, individuelle Verschiedenheiten
zu zeigen und ist daher (bis zur Reife hin) ein weniger sicherer

Maassstab, als die Länge. Die fünfmonatliche Frucht wiegt
14—20 Loth. Die Nägel sind ganz deutlich. Kopfhaare als
leichter Flaum sichtbar. Der Kopf ist noch immer unverhältnissmässig gross; auch die Leber, das Herz und die Nieren
sind ausser Verhältniss zu den übrigen Organen gross. Von
der nun begonnenen Gallenabsonderung erscheint das Kindspech hellgelbgrünlich gefärbt, ist aber noch weniger zähe und
pechartig als es später wird. Länge des Oberarms 13—15 Linien, des *Radius* 12 Linien, der *Ulna* 13 Linien, des Oberschenkels 12 Linien, und eben so viel die der *Tibia* und der
Fibula.

Zu Ende des sechsten Monats (24 Wochen) findet man
eine Länge von 12—13 Zoll und ein Gewicht von $1\frac{1}{2}$—$1\frac{3}{4}$ Pfund.
Wollhaar und käsigter Firniss haben sich in diesem Monat ausgebildet. Der Nabel sitzt weiter von der Schaamfuge entfernt.
Die Farbe der frischen Leiche ist eine schmutzig-zinnoberrothe.
Das *Meconium* wird dunkler und zäher. Der Hodensack ist
leer, die Pupillarmembran noch vorhanden und deutlich auch
ohne Loupe sichtbar. Länge des Oberarms 16 Linien, des *Radius* 16 Linien, der *Ulna* 17 Linien, des *Femur* 17 Linien, welche
Länge auch die beiden Unterschenkel haben.

Der siebente Monat (bis zur 28sten Woche) characterisirt sich durch eine Länge der Frucht bis zu 14—15 Zoll und
durch ein Gewicht von 3—$3\frac{1}{2}$ Pfund. Die Haare sind reichlicher vorhanden und etwa $\frac{1}{4}$ Zoll lang. Die grosse Fontanelle
hat noch über $1\frac{1}{2}$ Zoll im Längendurchmesser und alle Fonta-
nellen sind noch deutlich fühlbar. Die Haut ist schmutzig-röth-
lich. Das dunkelolivengrüne, zähe *Meconium* erfüllt den ganzen
Dickdarm. Die noch immer sehr grosse Leber ist tief-dunkel-
braunroth. Länge des Oberarms 20—22 Linien, des *Radius*
17 Linien, der *Ulna* 18 Linien, des Oberschenkels, der *Tibia*
und *Fibula* je 19—21 Linien.

Der achte Monat ist der wichtigste unter allen im Frucht-

leben für forensische Zwecke, weil mit dem Ende der dreissig-
sten Woche (210 Tagen) unzweifelhaft, und nach der gesetzlichen Annahme, die Lebensfähigkeit der Frucht beginnt. Sie ist
um diese Zeit 15—16 Zoll lang und 3—5 Pfund schwer. Die
Hauptcriterien sind jetzt hellere Fleischfarbe als früher, Ver-
schwundensein der Pupillarmembran und Herabtreten der Hoden
ins *Scrotum* oder wenigstens bis in den Bauchring hinein. Die
Schaamspalte, weit geöffnet, lässt noch die *Clitoris* deutlich
wahrnehmen. Die Nägel sind fast bis an die Spitzen der Finger hinauf gewachsen. Der Oberarm ist 23—24 Linien lang,
der *Radius* 18—19 Linien lang, die *Ulna* 22—23 Linien, der
Femur 24 Linien, *Tibia* und *Fibula* 21—23 Linien.

Im neunten Monate (bis zur 36sten Woche) wird die
Frucht 17—18 Zoll lang und schon gegen 6 Pfund schwer.
Der Hodensack fängt an sich zu runzeln, und die Schaamspalte
sich zu schliessen. Reichlicher ist der Kopf mit Haaren bedeckt, während das Wollhaar in diesem Monat sich wieder zu
verlieren beginnt.

In dem und mit dem Ende des zehnten Monats (40ste
Woche) wird das Kind ein reifes.

§. 80. Fortsetzung. Zeichen der Reife des Kindes.

Das reife (ausgetragne, vollständige, gliedmässige) Kind ist
leicht im Leben wie in der Leiche als ein solches zu erkennen.
Selbst bedeutendere Verwesungsgrade beeinträchtigen die Diagnose noch nicht, die erst unsicher wird, wenn durch Fäulniss
erhebliche Zerstörungen bedingt worden, z. B. Bersten der
Schädelknochen, Verlust einzelner Theile u. dgl. Und selbst
die bloss ausgegrabenen Knochen einer Leibesfrucht können
noch mit der erforderlichen Sicherheit das Urtheil begründen,
weshalb wir im Vorstehenden wenigstens die Dimensionen der
Extremitätenknochen in den verschiednen Fruchtaltern aufge-

führt haben und unten die der vorzüglichsten Knochen des
Sceletts des reifen Kindes folgen lassen. *)

Die frische Leiche eines reifen neugebornen Kindes zeigt
sogleich 1) einen gewissen allgemeinen *habitus*, welcher den Kenner, der viele derartige Leichen gesehn hat, von vorn herein
nicht leicht in Ungewissheit lassen wird. 2) Die feste straffe
Haut, die, bei einem nur mässig wohl genährten Kinde nicht
mehr runzlich, sondern gut ausgepolstert, hat die gewöhnliche,
bleiche Leichenfarbe, nicht die schmutzig-braun- oder zinnoberrothe der frühern Monate. 3) Das Wollhaar ist verschwunden; indess Ueberreste davon auf den Schultern wird man
bei keinem reifen Kinde vermissen und möge man sich dadurch
nicht verleiten lassen, das Kind für ein nicht reifes zu erklären.
4) Der Kopf ist mehr oder weniger allerdings, aber in der
grossen Mehrzahl aller Fälle doch sehr deutlich mit $\frac{3}{4}$ — 1 Zoll
langen Haaren besetzt. 5) Seine Knochen sind nicht auffallend verschiebbar, die grosse Fontanelle durchschnittlich drei
Viertel bis einen Zoll lang. 6) Was das Gewicht und die
Länge des Körpers und 7) die Durchmesser des Kopfes,
der Schultern und der Hüften betrifft, **) so giebt die hier bei-
gefügte Tabelle, welche die Resultate von 215 neuen Untersuchungen giebt, folgende Durchschnittszahlen: ***)

---

*) Vgl. genauere Zusammenstellung der bekanntern Messungen sämmt-
licher Knochen des Fruchtsceletts in Kranzler's S. 79 citirten Abhandlung.

**) Die Durchmesser der Brust sind in der unten (zu §. 85.) folgenden
Tabelle aufgeführt.

***) Die ersten 85 Fälle habe ich meinen eignen gerichtlichen Obductio-
nen, und zwar nur ganz frischer Leichen, entnommen. Die Messungen und
Wägungen der übrigen Fälle haben zwei meiner trefflichsten frühern Zuhörer auf meinen Wunsch in unsern beiden Königl. Entbindungsinstituten, deren Assistenzärzte sie zur Zeit gewesen, ausgeführt, die Hrn. DDn. Hecker
und Rabe. An der Genauigkeit ihrer Arbeiten ist nicht zu zweifeln.

Gewicht und Maasse von 215 reifen Neugebornen.

No.	Knaben.	Mädchen.	Gewicht. Pfd.	Länge. rh. Z.	Kopf-Durchmesser queere.	Kopf-Durchmesser grade.	Kopf-Durchmesser diagonale.	Schulter-Durchmesser.	Hüften-Durchmesser.
1.	—	1	6⅔	18	3½	4	5	4	3
2.	1	—	6⅛	19	3	4½	5	5	3
3.	—	1	6⅚	20	3½	4	5	4¾	3
4.	1	—	7	20	3¼	4	4½	5	3
5.	—	1	7	19½	3¼	4	5	4½	3
6.	—	1	7¾	19½	3½	4	5	4¾	3
7.	1	—	6	19	3	4	4¾	4¾	3
8.	—	1	7½	20	3¼	4	5	5	3
9.	1	—	7	21	3	4	4½	5	3
10.	—	1	6	18	3¼	4	4¾	4¾	2¾
11.	1	-	8	20	3¼	4¼	5	5	3¼
12.	—	1	6	18½	3½	4	4¾	5	3
13.	1	—	7¾	20½	3½	4½	5½	5½	3
14.	1	—	8	19	3½	4¼	5¼	5	3¼
15.	—	1	7	20	3¼	4	5	5	3¼
16.	—	1	6	18	3	4	4½	4¾	2¾
17.	1	—	9	20	3½	4¼	5	5½	3½
18.	1	—	6	20½	3½	4	5	5½	3¼
19.	—	1	6½	20	3½	3¾	4¾	4½	3¼
20.	1	—	7	19	3¼	4¼	4¾	4¾	3
21.	—	1	8¼	20	3¼	4¼	5	5½	3¼
22.	1	—	8	20	3½	4¼	5¼	5¼	3¼
23.	-	1	8	20	3½	4¼	4½	5	3½
24.	—	1	5	19	3	3½	4½	4	3
25.	-	1	6¼	20	3¼	4	4¾	5	3½
26.	—	1	5	18	2¾	4	4½	4¼	2½
27.	1	—	5	19	3	4¼	4¾	4¾	2¾
28.	—	1	8	20	3¼	4½	5	5½	3½
29.	1	—	5¾	18	3¼	4¼	5	4½	2¾
30.	—	1	6¾	18¾	3¼	4	5	5	3¼
31.	—	1	6	19	3	3¾	4½	4¾	3
32.	—	1	7	19½	3½	4	5	5	3
33.	1	—	6½	19	3¼	4	5	4¾	3
34.	1	—	7	20	3¼	4¼	5	5	3¼
35.	1	—	10	22	3¾	5	6	6	3¾
36.	—	1	6¼	19	3½	4½	5	5	3
37.	1	—	7	20	3½	4½	5	5½	3¼
38.	—	1	7¾	19½	3	4¼	5	4½	3½
39.	1	–	8¾	19	3	4	5	5½	4
40.	—	1	6½	18	3	4	4½	4¼	3
41.	—	1	7	20	3	4¼	5	5	3½
42.	1	—	5	18	3	3½	4	4½	3¼
43.	1	—	10	20¼	3½	4¾	5½	6¾	4¾
44.	—	1	6½	19	3½	3¾	4¾	4¾	3¾
45.	—	1	6¾	19	3	4	5	4¾	3½
46.	1	–	7½	18	3½	3¾	5	5¾	3½
47.	1	—	6¼	19¾	3	4	4¾	4¾	3½
48.	—	1	7	19	3¼	4	5	5	3½
49.	1	—	7	20	3	4	5	5	3¾
50.	1	—	7½	20	3	4	4¾	5¼	3
51.	—	1	5½	20	3	4½	4¾	4	2¾
52.	1	—	6¾	19½	3½	4¼	5¼	5½	4
53.	—	1	9	20½	3½	4¼	5¼	5	4
54.	1	—	8½	20	3¼	4	4¾	5	4¾

No.	Knaben.	Mädchen.	Gewicht. Pfd.	Länge. rh. Z.	Kopf-Durchmesser queere.	Kopf-Durchmesser grade.	Kopf-Durchmesser diagonale.	Schulter-Durchmesser.	Hüften-Durchmesser.
55.	1	—	8	20	3¼	4¼	4½	4¾	4
56.	1	—	6½	19½	3	4¼	5	5	3½
57.	—	1	6¾	19	3	4	4½	4¾	3½
58.	—	1	5	18½	3	3¾	4¾	3¾	3
59.	—	1	6	19	3	3¾	4½	4¼	3
60.	1	—	6	19½	3¼	4¼	4¾	5	4
61.	—	1	7	21	3½	4½	5	5½	3½
62.	1	—	7¾	19½	3	4¼	5	4½	3½
63.	—	1	8¾	19	3	4	5	5½	4
64.	1	—	6½	18	3	4	4½	4¼	3
65.	—	1	7	20	3	4¼	5	5	3½
66.	1	—	10	20½	3½	4¾	5½	6¾	4¾
67.	1	—	7½	20	3½	4¼	5	5¼	3¼
68.	—	1	7¼	18	3½	4¼	5	4½	3½
69.	—	1	6½	19	3¼	3¾	4¾	4¾	3¾
70.	—	1	6¾	19	3	4	5	4¾	3½
71.	1	—	7½	18	3½	3¾	5	5¾	3½
72.	1	—	6¼	19¾	3	4	4¾	4¾	3½
73.	—	1	7	19½	3¼	4	5	5	3½
74.	1	—	7	20	3	4	5	5	3¾
75.	1	—	7½	20	3	4	4¾	5¼	3
76.	—	1	5½	20	3	4½	4¾	4	2¾
77.	1	—	6¾	19½	3½	4¼	5¼	5½	4
78.	—	1	6¼	18½	3	3¾	4½	4¼	3
79.	1	—	8	19½	3¼	4¼	5	4¾	3
80.	—	1	6	18	3½	4	4¾	5	3
81.	—	1	5	18	3	4	4¾	4¼	2¾
82.	1	—	6½	19½	3½	4¼	5	5	3½
83.	1	—	8½	20½	3¼	4	4¾	5	3¾

No.	Knaben.	Mädchen.	Gewicht. Pfd.	Länge. rh. Z.	Kopf-Durchmesser queere.	Kopf-Durchmesser grade.	Kopf-Durchmesser diagonale.	Schulter-Durchmesser.	Hüften-Durchmesser.
84.	—	1	6½	20	3½	4	5¼	5¾	4¼
85.	1	—	7	20	3	4	5	4¾	3½
86.	—	1	8	18½	3½	4½	5		
87.	1	—	7½	18	3½	4⅜	5		
88.	—	1	7	18	3½	4¼	4⅞		
89.	—	1	7	18	3½	4⅛	5		
90.	—	1	8	19	3½	4¼	5		
91.	—	1	6	19	3½	4⅛	4¾		
92.	1	—	7½	19	3½	4½	5¼		
93.	—	1	6	18	3½	4⅛	5		
94.	—	1	6	17	3¼	4	4¾		
95.	—	1	6½	18	3⅜	4	4⅞		
96.	—	1	7½	18	3½	4¼	4⅞		
97.	—	1	6½	17	3½	4⅜	5		
98.	—	1	8	18½	3½	4¼	5		
99.	1	—	6½	18	3¼	4¼	4¾		
100.	1	—	7¾	19	3½	4¼	5⅛		
101.	1	—	6¾	17	3¼	4½	5¼		
102.	1	—	7	18	3½	4¼	5		
103.	1	—	8½	18	3⅛	4¼	5¼		
104.	1	—	6¾	18	3¼	4⅛	4¾		
105.	1	—	6½	17½	3¼	4¼	4⅞		
106.	1	—	7	18	3½	4⅜	5		
107.	—	1	9	20	3½	4½	5		
108.	1	—	7	18	3⅜	4⅛	4¾		
109.	—	1	6	16	3¼	4	4¾		
110.	1	—	9½	20	3⅜	4½	5¼		
111.	1	—	7	19	3½	4¼	4⅞		
112.	—	1	7	17½	3½	4⅛	5		

No.	Knaben.	Mädchen.	Gewicht.	Länge.	Kopf-Durchmesser			No.	Knaben.	Mädchen.	Gewicht.	Länge.	Kopf-Durchmesser		
			Pfd.	rh. Z.	queere.	grade.	diagonale.				Pfd.	rh. Z.	queere.	grade.	diagonale.
113.	1	—	7½	18	3⅝	4½	5¼	142.	1	—	7	18	3½	4¼	4⅞
114.	1	—	8	19½	3⅜	4½	5⅛	143.	1	—	9	19	3½	4¼	5
115.	1	—	7¾	19	3½	4¼	5	144.	1	—	8	17	3½	4¼	4⅞
116.	—	1	7	18	3½	4⅜	5⅛	145.	—	1	5⅔	16	3⅜	4	4¾
117.	1	—	7	18	3½	4¼	5	146.	—	1	6¾	18½	3½	4	4⅞
118.	1	—	6	18	3¼	4	4¾	147.	1	—	8	19	3½	4½	5
119.	—	1	7½	18	3⅜	4½	4⅞	148.	1	—	6½	17½	3½	4⅛	5
120.	1	—	10½	20	3½	4½	5⅜	149.	—	1	7	18	3⅜	4¼	4⅞
121.	—	1	8	19	3⅛	4½	5	150.	1	—	7	19	3½	4¼	5
122.	—	1	7½	19	3½	4½	5¼	151.	1	—	8	17	3¼	4¼	5
123.	—	1	7½	18	3½	4¼	5	152.	1	—	7	17	3⅝	4¼	5¼
124.	—	1	6¾	18	3½	4¼	5	153.	—	1	6	17	3½	4¼	5
125.	1	—	8	18	3½	4¼	5	154.	—	1	5	19	3⅛	4	4¾
126.	1	—	7½	19	3½	4½	5¼	155.	—	1	7	19	3½	4½	5⅛
127.	—	1	7½	18	3½	4¼	5	156.	—	1	6	17	3¼	4	4¾
128.	1	—	6½	17	3¼	4	4⅞	157.	1	—	6	17	3¼	4¼	4¾
129.	—	1	5½	17	3½	4	4⅞	158.	—	1	7	19	3½	4¼	5
130.	1	—	5½	17	3⅛	4	4¾	159.	1	—	8	19	3⅜	4¼	5
131.	—	1	8	19	3½	4½	5⅛	160.	1	—	6½	17½	3½	4	4¾
132.	1	—	8	19	3½	4½	5¼	161.	1	—	6	17	3¼	4¼	4⅞
133.	—	1	6½	18	3½	4¼	5	162.	1	—	8	19	3½	4	5
134.	1	—	7	18	3½	4½	5	163.	1	—	5	16	3¼	4	4¾
135.	—	1	7	17	3½	4¼	5	164.	—	1	6½	18	3¼	4	4¾
136.	1	—	8	19	3¼	4⅜	4⅞	165.	—	1	6	17	3¼	4⅛	4¾
137.	—	1	6½	18	3⅛	4⅛	4¾	166.	—	1	7	17	3¼	4¼	4¾
138.	—	1	8	19	3⅜	4¼	5	167.	—	1	8	19	3½	4¼	5
139.	—	1	8½	18	3½	4¼	4⅞	168.	1	—	7	18	3½	4¼	5
140.	1	—	6½	19	3¼	4⅛	5	169.	—	1	6¾	18	3½	4¼	4¾
141.	—	1	6	17	3	3¾	4½	170.	1	—	8	18	3½	4¼	5

No.	Knaben.	Mädchen.	Gewicht. Pfd.	Länge. rh. Z.	Kopf-Durchmesser queere.	grade.	diagonale.	No.	Knaben.	Mädchen.	Gewicht. Pfd.	Länge. rh. Z.	Kopf-Durchmesser queere.	grade.	diagonale.
171.	1	—	9	20	3½	4¼	5⅛	194.	1	—	6¼	18			
172.	1	—	8	18	3½	4¼	5	195.	1	—	7¼	18½			
173.	1	—	6½	18	3⅜	4¼	5	196.	1	—	7¼	19			
174.	1	—	7½	19	3½	4⅛	5	197.	1	—	9⅜	20			
175.	1	—	7	19	3¼	4	4¾	198.	1	—	7¾	19			
176.	—	1	6	17¾				199.	1	—	7	18			
177.	—	1	6¾	18				200.	—	1	7	18¾			
178.	1	—	6⅜	18½				201.	—	1	6⅛	18			
179.	1	—	4½	18				202.	—	1	6¼	17½			
180.	—	1	7½	18½				203.	—	1	9	19			
181.	1	—	6½	17½				204.	1	—	5¾	18			
182.	—	1	6¾	18½				205.	1	—	8¼	19½			
183.	—	1	8	19¼				206.	—	1	6⅓	18			
184.	1	—	7⅓	18½				207.	—	1	6½	19			
185.	1	—	7½	19				208.	—	1	6½	18½			
186.	1	—	7	18½				209.	—	1	8	19½			
187.	1	—	6¼	17½				210.	1	—	9¼	20			
188.	1	—	6½	18				211.	1	—	6¼	18½			
189.	1	—	8	20				212.	—	1	6	18			
190.	—	1	6	18				213.	—	1	6¼	18			
191.	1	—	7	19				214.	1	—	7½	19½			
192.	1	—	7½	19				215.	—	1	8¾	19			
193.	1	—	8¾	20					113	102					

Die Körperlänge in beiden Geschlechtern betrug bei 215 reifen Kindern durchschnittlich . . . . 18⅔″

bei 113 Knaben im Mittel . . $19\frac{9}{11}$″

bei 102 Mädchen im Mittel . . 18½″

Das Gewicht in beiden Geschlechtern betrug bei 215 reifen Kindern im Mittel . . . . 7$\frac{1}{14}$ Pfund.

bei 113 Knaben durchschnittlich . 7$\frac{1}{3}$ „
bei 102 Mädchen durchschnittlich 6$\frac{4}{5}$ „

Die Maximal-Länge betrug:

bei Einem Knaben . . . . . 22''
bei 27 Knaben . . . . 20'' und darüber.
bei Einem Mädchen . . . . . 21''
bei 15 Mädchen . . . . . . 20'' und darüber.

Die Minimal-Länge betrug:

bei Einem Knaben . . . . . 16''
bei 8 Knaben . . . . 17''
bei 3 Knaben . . . . 17$\frac{1}{2}$''
bei 2 Mädchen . . . . 16''
bei 12 Mädchen . . . . 17—17$\frac{1}{2}$''

Das Maximal-Gewicht betrug:

bei 4 Knaben . . . . 10 Pfund
bei 6 Knaben . . . . . . 9—10 „
bei 23 Knaben . . . . . . 8—9 „
bei 3 Mädchen . . . . . . 9--10 „
bei 15 Mädchen . . . . 8—9 „

Das Minimal-Gewicht betrug:

bei Einem Knaben . . . . . 4$\frac{1}{2}$ „
bei 6 Knaben . . . . . . 5—6 „
bei 9 Mädchen . . . . . . 5—6 „

Die Kopfdurchmesser bei 175 reifen Kindern betrugen im Mittel:

der queere . . . . 3$\frac{1}{3}$''
der grade . . . . 4$\frac{1}{8}$''
der diagonale . . . . . . 4$\frac{7}{8}$''

Der Schulterdurchmesser bei 85 reifen Kindern betrug im Mittel: 4$\frac{5}{16}$'';

bei eben so vielen der Hüftendurchmesser im Mittel: 3$\frac{1}{3}$''.

8) Die Nägel beim reifen Kinde sind hornartig anzufühlen, nicht hautartig, wie in den frühern Monaten, und erreichen die Spitzen der Finger, niemals aber die der Zehen. 9) Die Knorpel an den Ohren und der Nase lassen sich gleichfalls nicht mehr als Hautläppchen, sondern ziemlich knorplich anfühlen. Den untrüglichsten Beweis aber eines schon vorgeschrittnen

Ossificationsprocesses giebt 10) das Vorhandensein eines Knochenkerns in der untern Epiphyse der Oberschenkel, eine der
werthvollsten Entdeckungen für die medicinisch-forensische Praxis,
die wir Béclard *) verdanken, und um welche sich Ollivier **)
und Mildner ***) Verdienste erworben haben. Während noch
kein einziger langer Knochen im letzten (zehnten Monds-) Monat
des Fruchtlebens einen Anfang von Ossification zeigt, bildet sich
in der zweiten Hälfte dieses letzten Monats in der genannten
Epiphyse der erste Knochenkern aus. Um ihn auf das leich-
teste aufzufinden, verfährt man folgendermaassen: man trennt
die Hautbedeckung über dem Kniegelenk durch Horizontalschnitt
bis auf die Knorpel, dann biegt man die Extremität stark im Gelenk, so dass die Knorpel hervortreten, und entfernt die Kniescheibe.
Nun schneidet man horizontal dünne Knorpelschichten, Anfangs
dreister, dann aber und sobald man in der Mitte des letzten
Segmentes einen gefärbten Punct wahrnimmt, sehr vorsichtig
Blättchen um Blättchen ab, bis man auf den grössten Durchmesser des Knochenkerns gekommen ist. Dieser zeigt sich
dann in der milchweissen Knorpelschicht auch dem unbewaffne-
ten Auge als eine mehr oder weniger kreisrunde, hellblutrothe
Stelle, in der man deutlich Gefässschlängelungen wahrnimmt.
Die Abbildung Taf. VIII. Fig. 24. giebt ein ungemein treues
Bild eines solchen Knochenkerns, den man gar nicht verkennen
kann, wenn man ihn ein einziges Mal gesehn. Ollivier fand bei
21 unreifen Kindern noch keine Spur von Verknöcherung; bei 16
im letzten Monat Gebornen einen Kern von $2\frac{3}{10}$ Linien rh.; bei
6 reifen Kindern, die 13—26 Tage lebend geblieben waren,
einen Kern von $2\frac{3}{4}$ Linien rh. und bei einem Kinde, welches
21 Tage gelebt hatte, einen Queerdurchmesser von $3\frac{1}{5}$ Linien
rh. Ziemlich ähnlich waren die Resultate von Mildner's Un-

---

*) *Nouveau Journ. de Méd. Chir. et Pharm. Paris,* 1819. *Tom. IV.*
S. 107 u. f.

**) *Annales d'Hygiène publ. Tom. XXVII.* S. 342.

***) Prager Vierteljahrsschrift, Prag 1850. Bd. XXVIII. S. 39 u. f.

tersuchungen. Derselbe fand bei 20 reifen, gut genährten Neugebornen, die in oder bald nach der Geburt verstorben waren, 18mal einen Kern von 2 Linien und 2mal einen von $2\frac{1}{2}$ Linien Durchmesser; bei 10 reifen, aber abgemagerten, gleich nach der Geburt gestorbnen Neugebornen viermal $1\frac{1}{4}$ Linien, 3mal $1\frac{3}{4}$ Linien und 3mal 2 Linien im Durchmesser. Nach der Geburt fand Mildner den Kern in fortwährender Zunahme begriffen. — Meine eignen Untersuchungen an 50 Kindern haben Folgendes ergeben. Bei 23 im 7ten und 8ten (Sonnen-) Monat gebornen Früchten, die theils aus dem Wasser gezogen, theils todtgeboren, theils gleich nach der Geburt gestorben waren, fand sich noch keine Spur eines Knochenkerns. Eben so fand sich keiner bei einem nicht ganz reifen, im 9ten (Sonnen-) Monat lebend gebornen Kinde, das von der Mutter gleich nach der Geburt durch Halsschnittwunden ermordet wurde. Bei einem andern, lebend gebornen, das in einem, mit Steinen angefüllten Sack verwest aus dem Wasser gezogen wurde, und das gleichfalls mehr als acht (Sonnen-) Monate alt, aber nicht reif geworden war, fand sich ein Kern von nur 2 Linien. Bei 11 reifen wohlgenährten Kindern dagegen, von denen 8 gelebt (hiervon 3 durch Ersticken und Erfrieren, 2 durch Kopfverletzungen ihren Tod gefunden) hatten, zeigte der Knochenkern 2, $2\frac{1}{2}$—3, ja sogar bei einem erstickten Kinde (Knaben) 4 Linien Durchmesser. Bei einem reifen 20 Zoll langen, $6\frac{1}{2}$ Pfd. schwerem, faulem Kinde, das unzweifelhaft gelebt hatte, betrug derselbe 3 Linien. Bei einem drei Monate alten Säugling, der im Bett der Mutter erstickt war, fand ich 5 Linien, dagegen bei einem reif gebornen, neun Monate alt gewordnen, und durch unnatürliche Nahrungsentziehung und schlechte Pflege getödtetem Kinde, das ungemein abgezehrt war, nur einen Kern von 3 Linien Durchmesser. Diese Beobachtungen stimmen im Wesentlichen mit denen von Ollivier und Mildner vollkommen überein. Dagegen habe ich auch abweichende Resultate beobachtet. Ein an Abzehrung im Krankenhaus gestorbnes Kind, das acht Tage gelebt hatte.

19 Zoll lang war, starke Haare und lange Nägel hatte, aber
schon secirt und exenterirt war, und deshalb nicht von uns gewogen wurde, hatte nur einen Knochenkern von $1\frac{3}{4}$ Linien.
Ein sehr kräftiges, reifes, weibliches Kind von 20 Zoll Länge
und $6\frac{3}{4}$ Pfund Gewicht, das in einem Tuche eingenäht auf der
Strasse gefunden worden war und unzweifelhaft gelebt, hatte
nur einen Knochenkern von 2 Linien. Ein sehr kräftiger Knabe
der in schwerer Geburt gestorben war, und dessen Leiche ich
erst sehr verwest gesehn, war $20\frac{1}{2}$ Zoll lang, hatte starke Nägel und reichliche Haare, aber nur einen gelben Knochenkern
in der röthlich-livide von der Verwesung gefärbten Knorpel-
masse von $1\frac{3}{4}$ Linien Durchmesser. Ein schon zehn Wochen
alter Knabe, bei dem der Verknöcherungsprocess in den Schädelknochen doch schon bis zur Verkleinerung der grossen Fontanelle auf $\frac{1}{2}$ Zoll vorgeschritten, der jetzt erst 20 Zoll lang
aber fleischig und gut genährt war, hatte doch nur erst einen
Kern von 3 Linien; ein im neunten Monat gebornes, 18 Zoll
langes, 5 Pfd. schweres Mädchen mit Kopfdurchmesser von 3,
4 und $4\frac{3}{4}$ Zoll einen Knochenkern von nur erst $\frac{3}{4}$ Linien. Genau
nur 2 Linien Durchmesser fanden sich bei einem Knaben von
7 Pfund und 20 Zoll Länge, der entschieden gelebt hatte, aber auch
Ossificationsdefecte in beiden Scheitelbeinen zeigte. Bei einem
todtgebornen Mädchen, das 5 Pfund schwer, aber $19\frac{1}{2}$ Zoll lang
war und Kopfdurchmesser von *resp.* $3\frac{1}{4}$, 4 und $4\frac{1}{2}$ Zoll hatte,
das also gewiss schon im neunten Monat geboren war und bis
an die Fingerspitzen reichende Nägel und reichliche Haare hatte,
fand sich sogar noch keine Spur eines Knochenkerns in den
Schenkelköpfen beider Extremitäten. Freilich war hier überhaupt der Ossificationsprocess zurückgeblieben, denn die grosse
Fontanelle war noch $1\frac{1}{2}$ Zoll lang und 1 Zoll breit und wirkliche Ossificationsdefecte in beiden Scheitelbeinen sichtbar. Bei
einem reifen, gut genährten Knaben, der drei Tage gelebt hatte
und an innerer Krankheit gestorben war, habe ich nur $1\frac{1}{2}$ Linien
Durchmesser im Knochenkern gefunden; bei einem sehr ver-

west aus dem Wasser gezognen Mädchen, das vollkommen reif
war und höchst wahrscheinlich gelebt hatte, nur 1 Linie, bei
einem reifen todtgebornen Knaben, und bei einem ungemein kräftigen reifen Kinde, das durch sehr schwierige Zangenentbindung
todt geboren wurde, wobei das Hinterhauptbein einknickte,
hatte der Knochenkern nur erst die Grösse eines Hanfkorns. *)
— Aus allen diesen Beobachtungen sind folgende Schlüsse zu
ziehn: a) Wenn sich noch keine Spur eines Knochenkerns in
der untern Schenkel-Epiphyse findet, so hatte die Frucht höchstens ein Alter von 36—37 Wochen erreicht.   b) Der Anfang
eines Knochenkerns, der sich wie ein Hanfkorn oder Stuben-
fliegenkopf gross zeigt ($\frac{1}{2}$ Linie), deutet auf ein Fruchtalter von
37—38 Wochen, vorausgesetzt, dass das Kind todtgeboren wor-
den; im entgegengesetzten Falle konnte es vor dieser Zeit (und
ohne Knochenkern) geboren worden sein, und dieser sich erst
während des Lebens ausgebildet haben. In seltnen Fällen einer
ungewöhnlich zurückgebliebnen allgemeinen körperlichen Entwicklung kann jedoch auch ein Kind von 40 Wochen nur einen
erst so geringfügigen Knochenkern zeigen.   c) Ein Durchmesser des Knochenkerns von 1—3 Linien deutet auf ein Alter von
40 Wochen, das die Frucht erreicht haben musste, vorausgesetzt wieder, dass sie todt geboren worden.   d) Man kann auf
Leben des Kindes nach der Geburt schliessen, wenn der Kno-

---

*) Diese Beobachtungen übersichtlich zusammengestellt ergeben Fol-
gendes:

Geboren.	Kinder.	Knochenkern.
im 7ten (Sonnen-) Monat		
im 8ten Monat	23	0
im 9ten Monat	2	0
im 9ten Monat	1	$\frac{1}{4}'''$
im 9ten Monat	1	$2'''$
reif	20	$\frac{1}{2}$—$4'''$
nach der Geburt gelebt		
von $2\frac{1}{2}$—6 Monaten	3	3—$5'''$
	50	

chenkern schon über drei Linien im Durchmesser zeigt. — Dass man bei Erwägung dieses trefflichen Zeichens die übrigen Zeichen der Reife nicht vernachlässigen wird, dass man zu erwägen hat die individuellen Verschiedenheiten, namentlich die allgemeine Ernährung des Kindes, versteht sich von selbst. Immer aber versäume man fortan nicht, die so leicht anzustellende Beobachtung zu machen, wobei, beiläufig gesagt, auch der Leichnam nicht im Geringsten entstellt wird. Das Zeichen hat endlich noch den grossen Werth, dass es durch die Verwesung nicht verwischt wird, und dass man dadurch in den Stand gesetzt ist, aus dem blossen, aufgefundnen Oberschenkel, und noch lange Zeit nach dem Tode, das Alter (die fragliche Reife) der Frucht zu bestimmen.*) 11) Die Pupillarmembran ist beim reifen Kinde (aber freilich schon seit dem Ende der 28—30sten Woche) verschwunden.   12) Das Letztere gilt auch von dem Befunde der Hoden im *Scroto,* das jetzt nicht mehr so dunkelbraunroth und glatt ist, als vor der 30sten Woche, sondern die gewöhnliche schmutzige Fleischfarbe hat und gerunzelt ist. 13) Die grossen Lefzen bedecken die Scheide und die Clitoris, die nicht mehr prominirend ist.   14) Die Nabelschnur des reifen Kindes hat durchschnittlich die Länge des ganzen Körpers, also etwa 18 — 20 Zoll, während sie, demselben Verhältniss entsprechend, beim unreifen Kinde kürzer ist.   Doch

---

*) Ollivier erzählt a. a. O. S. 346 zwei derartige Fälle. Die Reste eines Kindes waren im Abtritt gefunden worden.   Sie waren in Fettwachs verwandelt. In der Femoral-Epiphyse fand O. einen Knochenkern von brauner Farbe, rissig und einer getrockneten Wachholderbeere ähnlich von 8 Millim. Durchmesser (3¾ Linien). O. schloss daraus, dass das Kind einige Wochen gelebt haben musste. Im andern Falle hatte man die Reste eines Kindersceletts in einem Schornstein gefunden. In den genannten Epiphysen fand sich keine Spur eines Knochenkerns und O. hielt sich aus diesem Befunde zu der Annahme berechtigt, dass das fragliche Kind vor der Reife geboren gewesen sein müsse.

Vgl. über den Knochenkern als Zeichen des Gelebthabens des Kindes unten §. 97.

kommen längere Nabelschnüre als von 18—20 Zoll sehr häufig vor, und andrerseits entzieht sich das ganze Zeichen in den meisten gerichtlichen Fällen der Beobachtung ganz, da gewöhnlich nicht und nur in solchen Fällen die ganze, unversehrte Nabelschnur vorgelegt wird, in denen das Kind bei einer präcipitirten Geburt mit der *Placenta* zusammen geboren wurde, und ungetrennt von dieser beseitigt ward. — 15) Mit Uebergehung der (nicht den Leichentisch betreffenden) functionellen diagnostischen Unterscheidungszeichen des lebenden reifen vom unreifen Kinde will ich endlich noch, nach Günz, dessen sorgfältige Untersuchungen volles Vertrauen verdienen, die **Dimensionen der Knochen** des reifen Kindes angeben, zur Benutzung für Fälle von Ausgrabungen: *)

Höhe der *pars front.* des Stirnbeins	2″	3‴
Breite derselben	1″	10‴
Länge der *pars orbit.*	1″	
Breite derselben	1″	
Scheitelbein vom vordern obern bis zum hintern untern Winkel . . .	3″	3‴
Scheitelbein vom vordern untern bis zum hintern obern Winkel . . .	3″	3‴
Höhe der *pars occip.* des Hinterhauptbeins	2″	
Breite derselben	1″	10‴
Höhe der *pars squamosa ossis tempor.* vom obern Rande des Gehörrings an	1″	
Höhe des Jochbeins		6‴
Breite des Jochbeins	1″	
Höhe des Nasenbeins		5‴
Breite des Nasenbeins		3‴
Höhe des Oberkiefers vom *proc. alveol.* bis zur Spitze des *proc. nasalis*	1″	
Länge des Oberkiefers von der *spin. nasal. anter.* bis zur Spitze des *proc. zygomat.*	1″	1‴

---

*) Günz, der Leichnam des Neugebornen, Leipzig 1827. S. 82.

Länge jeder Hälfte des Unterkiefers	1″	10‴
Höhe des Unterkiefers		7‴
Höhe der 7 Halswirbel	1″	3‴
Höhe der 12 Rückenwirbel . . .	3″	9‴
Höhe der 5 Lendenwirbel	2″	3‴
Höhe des Kreuz- und Schwanzbeins	2″	3‴
Länge des Schlüsselbeins	1″	7‴
Länge des Schulterblatts	1″	6‴
Breite des Schulterblatts	1″	2‴
Länge des Oberarmknochens . . .	3″	
Länge der *Ulna*	2″	10‴
Länge des *Radius*	2″	8‴
Länge des Oberschenkels	3″	6‴
Länge der Kniescheibe		9‴
Breite derselben		8‴
Länge des Schienbeins	3″	2‴
Länge des Wadenbeins	3″	1‴

Allen übrigen, von Einigen aufgestellten Zeichen der Reife, z. B. dass der Mund bei reifen Kindern etwas geöffnet, der Hals voll und fest, der Insertionspunct der Nabelschnur in der Mitte zwischen dem Schaambeinrand und dem *Processus xiphoideus* befindlich sei u. A. können wir, bei den zahlreich vorkommenden Ausnahmen, keinen Werth zugestehn.

§. 81. Casuistik.

287. Fall.

Richterliche Frage: ob das Kind ein reifes gewesen?

Der Fall war interessant, weil er unter der Herrschaft des jetzigen Strafgesetzbuchs vorkam, und die Frage von der Reife aufgeworfen werden musste, obgleich das Gesetz keinen Unterschied macht, da die Umstände des Falles diese Bestimmung erheischten. Am 26. Juni 1851 wurde beim Ausräumen einer Mistgrube eine neugeborne Leibesfrucht gefunden und uns am folgenden Tage zur Obduction übergeben. Die unverehelichte W., verdächtig das Kind geboren zu haben, gab an: sie habe sich seit Mitte November 1850 bis zum 20. April 1851 vielfach mit dem N. N. fleischlich eingelassen. Um Neujahr sei zuerst ihre Periode ausgeblieben. Mitte Mai habe sie sich Nachts plötzlich unwohl gefühlt, sei auf den unreinen Eimer gegangen und es sei ihr eine bedeutende Menge stückigen Blutes aus den Geschlechtstheilen abgegangen, worin aber eine compacte Masse nicht befindlich gewesen sei. Dieses Blut habe sie in die Mistgrube gegossen. *Inculpata* räumte folglich ein, geboren, nicht aber, wie man sieht, ein reifes Kind, sondern eine Frucht im fünften Monat geboren zu haben. Die geringe Erschlaffung ihrer Bauchdecken, die nur geringfügigen Narben an denselben, vorzüglich aber die Erhaltung des Scheidenbändchens sprachen für ihre Aussage, und gegen die Annahme einer Entbindung von einem reifen Kinde. Dagegen zeigte die uns vorgelegte Frucht, die schon sehr verwest war, eine Länge von 19 Zoll, ein Gewicht von 5 Pfund; Kopfdurchmesser von *resp.* 3 Zoll, $3\frac{1}{2}$ Zoll und $4\frac{1}{2}$ Zoll, 4 Zoll Schulter-, 4 Zoll queeren und 3 Zoll graden Brust- und 3 Zoll Hüftendurchmesser, Dimensionen also eines ausgetragnen, nicht eines 5monatlichen Kindes; die Knorpel an Nase und Ohren waren schon fühlbar fest, ebenso die Nägel, die bis an die Spitzen der Finger reichten, und die grossen Lefzen bedeckten den Scheideneingang. Der Knochenkern in der Schenkel-Epiphyse hatte $2\frac{3}{4}$ Linien Durchmesser. Andre Zeichen waren wegen der Verwesung nicht mehr zu ermitteln, die vorgefundnen aber reichten hin, um mit Gewissheit zu erklären: dass das Kind keine fünfmonatliche, sondern eine reife, ausgetragne Frucht gewesen sei. Der Befund an der Mutter, der mit ihren genauen Angaben correspondirte, stimmte somit nicht mit dem am Kinde überein, und es lag hier der umgekehrte Fall des Unterschiebens eines Kindes, nämlich das Imputiren eines Kindes vor! (Den übrigen Befund, der nichts Ausgezeichnetes lieferte, übergehn wir, als zu dieser Frage nicht gehörig.) Der Staatsanwalt fand sich nach unserm Gutachten zu einer Anklage nicht veranlasst, da bei der eigenthümlichen Sachlage ein vollständiger objectiver Thatbestand gar nicht vorhanden war.

288. Fall.

Richterliche Frage: ob das Kind ein überreifes gewesen?

Der Fall war kein Criminal-, sondern ein civilrechtlicher Fall, der die Lehre von der Spätgeburt betraf und ein scandalöses Seitenstück zu dem bekannten Fall bei Louis, *sur les naissances tardives* lieferte. Man höre, wie weit die Frechheit gehn kann! Ein zweiundachtzigjähriger ehemaliger Subaltern-Beamter hatte in seinen letzten Lebensjahren an Carcinom der Blase und beider Hoden gelitten, und war endlich, nach Jahre langen Leiden, am 22. August 18—, allgemein wassersüchtig gestorben. Er hatte ziemlich allein dagestanden, denn eine verheirathete Tochter aus seiner frühern Ehe lebte auswärts (in Russland). Aus Dankbarkeit hatte er seine treue Pflegerin, seine Köchin, ein halbes Jahr vor seinem Tode geheirathet. Die junge Wittwe trat nun im Januar, fünf Monat nach dem Tode ihres Gatten, mit der Erklärung auf, dass sie seit sechs Monaten schwanger sei (!!), und gebar am 1. Juni ein Mädchen, dessen Legitimität sehr begreiflich von der inzwischen nach Berlin zurückgekehrten ehelichen Tochter des Verstorbenen angefochten wurde. Das Gewicht der uns vorgelegten Leiche betrug 7½ Pfund, ihre Länge 20 Zoll, der queere Durchmesser des Kopfes 3¼ Zoll, der grade 4 Zoll, der diagonale 5 Zoll, der Schulterdurchmesser 5 Zoll, der queere Durchmesser der Brust 4 Zoll, ihr grader 3 Zoll, und der Hüftendurchmesser 3 Zoll, und wir mussten nach diesen Zahlenverhältnissen, die, wie man sieht, die vollkommen normalen der vierzigwöchigen Leibesfrucht darstellen, zunächst die Frage, die uns vorgelegt ward: ob dies Kind elf Monate alt sei? verneinen. Was nun Leben und Tod des Kindes betraf, so ergab sich, dass nur zwei Stückchen des untern Lappens der rechten Lunge hellröthlich aussahen und schwammen, während alle übrigen Criterien für Todtgeburt sprachen. Wir nahmen an, dass bei dem Kinde noch in der Geburt ein Versuch zum Athmen statt gehabt habe, dass dasselbe aber schon in der Geburt abgestorben, und todtgeboren worden sei. Diese Annahme wurde später durch den Geburtshelfer bestätigt, indem derselbe erklärte, dass das Kind in der Wendung apoplectisch gestorben, und todt geboren worden sei. — (Der Fall giebt wie der Louis'sche, einen lehrreichen Beweis dafür, wie wichtig es in Fällen zweifelhafter Spätgeburt sei, auf die Zeugungsfähigkeit des angeblichen Vaters zur Zeit der angeblichen Schwängerung zurückzugehn. Dieser Mann, wie er oben geschildert worden, sollte vier Wochen vor seinem Tode zeugungsfähig gewesen sein!!)

Zweites Kapitel.

Das Leben des Kindes in und nach der Geburt.

Gesetzliche Bestimmung.

A. L. R. §. 12. Tit. 1. Thl. I.   Bürgerliche Rechte, welche einem noch ungebornen Kinde zukommen würden, wenn es zur Zeit der Empfängniss schon wirklich geboren wäre, bleiben demselben auf den Fall, dass es lebendig zur Welt kommt, vorbehalten.

§. 13. Dass ein Kind lebend zur Welt gekommen sei, ist in dieser Beziehung schon für ausgemittelt anzunehmen, wenn unverdächtige, bei der Geburt gegenwärtig gewesene Zeugen die Stimme desselben deutlich vernommen haben.

§. 82. Leben ohne Athmung.

Die gerichtlich-medicinische Sprache verbindet mit nicht wenigen Ausdrücken einen Sinn, der abweichend von dem der allgemein-wissenschaftlich-medicinischen Sprache ist und sein muss, da die gerichtliche Medicin ganz specifischen (den richterlichen) Zwecken dient. So spricht sie von „Wahnsinn", „Blödsinn", von „Arbeitsfähigkeit" u. s. w. im Sinne des Gesetzes und Gesetzgebers. So hat auch das Wort: Leben, wenn von dem des Neugebornen die Rede, nicht den allgemein physiologischen Sinn, in welchem alles Organische, auch die Pflanze und natürlich auch der *Foetus in utero*, lebt, sondern es muss *in foro* der Begriff: Leben mit dem Begriff: Athmen als vollkommen identisch betrachtet werden. Leben heisst Athmen, Nichtgeathmethaben heisst Nichtgelebthaben. Nur das Athmungsleben, das selbstständige, von der Mutter emancipirte Leben des Neugebornen kann bewiesen werden, jedes andre Leben ist hypothetisch, und nur auf Beweise darf der Gerichtsarzt sein Urtheil gründen. Es kann natürlich nicht bezweifelt werden, dass ein Leben ohne Athmung auch beim neugebornen Menschen vorkommt und möglich ist. Die alltägliche Erfahrung

beweist es unumstösslich an scheintodt, also ohne Athmung,
Gebornen, die dennoch zum Athmungsleben erweckt werden. *)
Es soll auch nicht bezweifelt werden, dass ein solches, ein
Scheinleben führendes Kind getödtet werden kann, passiv, wie
activ, durch Unterlassen, wie durch Handeln. Wenn die Rettungsversuche ganz unterblieben waren, so konnte dadurch
und nur dadurch der Funke des Scheinlebens verglommen sein.
Aber wer wollte sich vermessen in einer Anklagesache zu behaupten, dass dieser Funke zur vollen Lebensflamme angefacht
worden wäre, wenn jene Versuche nicht unterblieben wären?
Eher schon würde sich vielleicht der Beweis einer Tödtung
des nur scheintodt gewesenen Kindes herstellen lassen, wenn
activ gegen dessen Körper verfahren worden war. Es wäre
möglich und denkbar, dass aus den Umständen des Einzelfalles
sich Befunde entnehmen liessen, welche einen mehr oder weniger vollständigen Beweis dafür liefern könnten, dass ein nicht
todt, sondern nur erst noch scheintodt gebornes Kind augenblicklich nach seiner Geburt getödtet worden. Ganz irrig aber
in dieser Beziehung und eine Warnung verdienend ist die Ansicht Devergie's, die aus dem Munde eines Practikers auffallen muss, dass der Befund von geronnenem Blute, z. B. am
Kopf oder an andern Stellen einen solchen Beweis in derartigen
Fällen abgeben wurde. Wir haben schon oben (allg. Thl. §. 10.
S. 26) diese irrthümliche Lehre bekämpft und werden (§. 102.)
darauf zurückkommen. Aber es können andre Befunde an der
Leiche vorliegen, die einen gewaltsamen Angriff gegen den
scheintodten Körper wahrscheinlich machen, vielleicht beweisen,
z. B. ein Schnitt in den Hals, Bruch des Kehlkopfs oder der

---

*) Zwei, in dieser Beziehung einzig dastehende Fälle hat Dr. Maschka
in der Prager Vierteljahrsschrift (1854. III. S. 1 u. f.) bekannt gemacht;
den Einen nach den Acten, den Andern aus eigner Beobachtung. Der erste
betraf ein heimlich gebornes und verscharrtes Kind, das nach sieben Stunden noch zum Leben erweckt wurde, der zweite ein anscheinend todtgebor-
nes, das nach 23 Stunden noch schwache Herztöne hören liess.

Kopfknochen, eine Strangulationsmarke u. dgl., ja es wäre nichts weniger als unmöglich, dass man hier eine Reaction an den Stellen der Verletzung fände, wie sie sogar bei Verletzungen nach dem wirklichen Tode vorkommt (spec. Thl. §. 33. S. 127). Immerhin werden dies ungemein seltne Fälle und als solche und in ihrer Eigenthümlichkeit aufzufassen, die Sachlage dem Richter klar vorzulegen, und diesem zu überlassen sein, in wie weit hier der Beweis einer Schuld geführt ist. Noch weit seltner sind alle die Fälle, die man ersonnen und vorgebracht, oder mit einem Fleisse, der einer wichtigern Sache würdig, aus den Archiven hervorgesucht hat, und die gleichfalls die Möglichkeit eines Lebens ohne Athmung, und wäre es das Leben einer Secunde, beweisen sollen, z. B. Geburt in den Eihäuten, im Bade u. dgl. m., Fälle, die als *Curiosa* zu erachten, nach der Sachlage beim Geburtsvorgang zu beurtheilen, und die gewiss nicht geeignet sind, eine Anwendung von ihnen auf die gemeine Regel, auf die Vorgänge des alltäglichen Lebens, d. h. auf die ungeheure Mehrzahl der gewöhnlichen Geburten zu gestatten. — Also: es giebt, wie zugegeben werden muss, ein kurzes *postpartum*-Leben ohne Athmung; aber es fehlen alle Erkennungszeichen für das Vorhandengewesensein eines solchen Lebens, nachdem es verschwunden, und deshalb ist ein solches Leben keine Thatsache für die gerichtlich-medicinische Praxis, die nur ein Athmungsleben kennt, weil sie nur ein solches erkennen und beweisen kann. Die Richtigkeit dieses Satzes ist seit den ältesten Zeiten anerkannt. Schon bei *Galen de loc. aff. Lib. VI. Cap. V.* findet sich die Stelle: *in confesso est, respirationem a vita et vitam a respiratione separari non posse, adeo ut vivens omnino spiret et spirans omnino vivat.* Kurz und klar! Wie in den romanischen Sprachen *(expirer)*, so war auch bei ihrer Mutter *exspirare* ganz gleichbedeutend mit *moriri*, während wir allerdings mehr bildlich „den letzten Athem aushauchen" für „sterben" gebrauchen. Und, was für unser Thema nicht ohne specielle Bedeutung ist, selbst in die Sprache der

Juristen ist die Anerkennung der Identität von Athmen und Leben übergegangen, weil eben *exspirare* sterben, vernichten, erlöschen, zu sein aufhören heisst, denn die Pandecten gebrauchen den Ausdruck: *obligatio exspirat.* Welchen Werth schon die ältesten Rechtslehrer auf die Lungenfunction als Criterium des Kindeslebens legten, ersehn wir auch aus den uralten Satzungen der vorjustinianischen, so wie später der altgermanischen Rechtsbestimmungen, wonach das bekannte „Beschreien der vier Wände" *(vox audita intra quatuor parietes domus)* als Bedingung zum Beweis des Lebens gefordert wurde. Dass auch unser Preussisches Gesetzbuch wenn auch nicht das „Schreien", doch die „deutliche Stimme" als Beweis fordert, zeigt die oben (S. 701) angeführte landrechtliche Bestimmung. Dagegen hat man grade in Bezug auf unsre Gesetzgebung eingewandt, dass diese selbst ein Leben ohne Athmung annehme: denn die oben angezognen §§. 181. und 182. des Strafgesetzbuchs sprechen von Tödtung der „Frucht im Mutterleibe" oder der „Leibesfrucht", und nur das Lebende könne ja getödtet werden. *Ergo!* Allein abgesehn davon, dass, wie schon oben berührt, es wohl noch nie bestritten worden, dass die Frucht im Mutterleibe „lebe", so wird man doch wohl zugeben müssen, dass der Gesetzgeber einen ganz andern Standpunct hat, als der Arzt, der gerichtliche Arzt. Jener hatte zu allen Zeiten vollkommen Recht, wenn er den Fruchtmord mit Strafe bedrohte. In seiner Stellung musste er das Leben auch des erst werdenden Menschen, wie das des gewordnen, beschützen, und die Leibesfrucht ist ja doch in der überwiegenden Mehrzahl der Fälle ein werdender Mensch. Wenn nun möglicherweise die künftige Menschenexistenz dieses jetzt noch *Homunculus* durch ein verbrecherisches Verfahren von vorn herein unmöglich gemacht werden kann, durfte dann der Gesetzgeber im Interesse der öffentlichen Sittlichkeit und Sicherheit diese Möglichkeit ignoriren und straflos lassen? Gewiss nicht. Aber diese Pflicht und Stellung des Gesetzgebers berührt in keiner Weise den

(gerichtlichen) Arzt. Dieser wird im vorkommenden Falle dem
Richter erklären, dass eine Tödtung der Frucht im Mutterleibe
Statt oder nicht Statt gefunden habe. Damit ist dann seine
Aufgabe erfüllt, und wenn ihm, wie uns in einem Falle
die Frage vorgelegt werden sollte, ob die abgetriebne Frucht
im Mutterleibe g e l e b t habe? so wird er unbeschwerten Gewis-
sens diese Frage bejahen können, unbeschadet jeder Erläuterung, die er zur Definition d i e s e s (Frucht-) Lebens weiter zu
geben sich verpflichtet fühlen könnte. Der Richter wird
über die Absicht und Ansicht des Gesetzgebers, trotz dieser einschränkenden Definition, keinen Augenblick in Zweifel sein!

Und mit s o l c h e n Argumenten wie die bisher angeführten
hat man geglaubt, die Beweiskraft der Athemprobe bemängeln
zu können? Könnte eine einzige Beweisherstellung in der forensischen Medicin bei Widerlegungen solcher Art aufrecht erhalten bleiben? Sind die chemischen Untersuchungs-Methoden bei
Arsenvergiftungen unsicher und unbrauchbar, weil in manchen
— und sogar in viel häufigern, als den obigen Fällen, dieselben
keine arsenigte Säure nachweisen können, die doch unzweifelhaft vorhanden gewesen war? Sind es die Criterien zur Feststellung einer zweifelhaften Schwangerschaft, weil sie bekanntlich
nicht in allen Fällen und nicht jede Schwangerschaft beweisen
können?

Mehr als der hier gewürdigte, hat der anderweite, so oft
vorgebrachte Einwand gegen die Beweiskraft der Athemprobe
anscheinend für sich, der nämlich: dass die Athemprobe, wenn
sie auch das Athmungsleben des Kindes beweisen, doch jedenfalls nur dies an sich, keinenfalls aber beweisen könne, dass
dasselbe nicht schon v o r der Geburt eingetreten gewesen, aber
auch alsbald wieder erloschen, und dann das Kind doch todtgeboren war.

§. 83. Athmen vor der Geburt. Vagitus uterinus.

Wenn auch die Mehrzahl der wenigen Fälle von Athmen des Fötus in den unzerrissnen Eihäuten als ungenaue Beobachtungen oder Selbsttäuschungen anzusehn*), so kann man sich doch jetzt nicht mehr gegen die Annahme sträuben, dass ein Athmen des Kindes vor vollendeter Geburt, und zwar selbst noch im *Uterus*, möglich ist, wenn wir auch die Hälfte der, immerhin nur spärlich bekannt gemachten Fälle als ungenau beobachtet noch streichen müssen. Die ganze Frage vom *Vagitus uterinus* ist in neuster Zeit vom Gebiet der nackten, so leicht täuschenden Thatsache, dass man ein Kind im Leibe der Mutter habe schreien hören, auf das Feld der wissenschaftlichen Beobachtung versetzt worden. Wir meinen die Entdekkung der capillären Extravasate unter der Pleura, auf der *Aorta* und auf dem Herzen, die wir, um sie anschaulich dem Nichtkenner zu bezeichnen, Petechial-Sugillationen genannt haben, weil sie in der That den Petechien täuschend ähnlich sind. Es ist davon bereits bei dem Erstickungstode der Neugebornen (spec. Thl. §. 40. S. 464) die Rede gewesen, wo auch gezeigt worden, von wie Vielen, und wie vielfältig dieser Befund bereits beobachtet worden ist. Es wurde dort auch bemerkt, wie die Entstehung desselben keiner andern Ursache beigemessen werden kann, als einer Art von instinctiver und gezwungner Athmung *in utero*, wenn der natürliche Vorgang des nothwendigen Gasaustausches, wie ihn Mutterkuchen und Nabelschnur vermitteln, gestört oder aufgehoben wird. Es darf gewiss als auffallend bezeichnet werden, dass die gerichtliche Medicin bis in die neuste Zeit hinein noch keine Notiz von einer physiologischen Lehre genommen, die schon Bohn vor 150 Jahren in Anregung gebracht und welche Physiologen und Geburtshelfer vielfach beschäftigt hat. — Wenn es sonach nicht mehr bezweifelt werden kann, dass der Fötus instinctive Respi-

---

*) Einen höchst sonderbaren Fall mit ganz eigenthümlicher Erklärung von Hüter s. in der „Deutschen Clinik" vom 19. April 1856.

rationsversuche machen kann und unter gegebnen Umständen
nothwendig macht, so würde auch schon *a priori* — auch wenn
man ihn nicht zuweilen hätte „im Mutterleibe schreien" hören
— zugegeben werden müssen, dass derselbe auch wohl voll-
kommnere und gelungene Athembewegungen machen könne.
Ein sehr gut von Hecker beobachteter und erzählter Fall ist
zu wichtig, um ihn nicht hier mitzutheilen: *)

„Eine 28jährige Mehrgebärende verlor am 20. Mai 1853 bei kaum
angedeutetem Beginn der Geburt plötzlich im Bett eine grosse Quantität Fruchtwasser, und es fand sich bei der Untersuchung, dass eine grosse
Schlinge der Nabelschnur an der hintern Beckenwand herabgespült worden und bis vor die äussern Genitalien vorgefallen war, welche deutlich
und mit normalem Rhythmus pulsirte. Der Muttermund war von der Grösse
eines Achtgroschenstücks eröffnet und man fühlte über dem Beckenein-
gang sehr hoch und beweglich stehend den Kopf. Die Fötalherztöne
waren in der linken Mutterseite sehr deutlich zu vernehmen. Da die
Reposition der Nabelschnur mit Instrumenten misslang, so wurde sie nur
in die Scheide zurück geschoben, und davor ein Schwamm eingebracht. Eine Stunde darauf war der Muttermund vollkommen erweitert,
aber Statt des Kopfes, der offenbar nach links abgewichen war, lag jetzt
der rechte Ellenbogen vor, während die Pulsation in der Nabelschnur dieselbe geblieben war. Die Wendung auf die Füsse, die in der Chloro-
formnarcose vorgenommen wurde, war nicht grade schwierig, aber bei
dem Vordringen der Hand an der hintern Beckenwand war es nicht möglich, das Nabelschnurconvolut bei Seite zu schieben, ohne einen, wenn
auch nur gelinden Druck auf dasselbe auszuüben, und man merkte an
den wiederholten tiefen Inspirationen, welche das Kind vor-
nahm und welche die operirende Hand ungemein deutlich
fühlte, dass ein solcher (Druck) Statt fand und sofort starke Athemnoth
hervorrief. Bei der Extraction bot der Kopf, obgleich er schliesslich
dem gewöhnlichen, aber stark in Wirkung gesetzten Handgriffe folgte,
der Herausbeförderung ein nicht unbedeutendes Hinderniss dar. Das
Kind, ein 7 Pfd. schweres und 19 Zoll langes Mädchen, war asphyctisch
und konnte nicht, trotzdem, dass consequent und wie die Section erwies
mit sehr gutem Erfolge Luft eingeblasen wurde, zum Leben gebracht
werden. Die Hyperämieen in den Brust- und Bauchorganen, so wie die

---

*) am oben S. 465. a. O. S. 19.

Extravasate unter der Lungenpleura und auf dem Herzen fehlten auch hier nicht. Ob Luft bei den erwähnten Respirationsversuchen in der Uterinhöhle in die Lungen eingedrungen war, konnte natürlich wegen der künstlichen Anfüllung derselben nicht ermittelt werden."

Hieran schliessen sich analoge Beobachtungen von Hohl*) in Fällen, wo bei vorangegangenem Rumpf und noch im Becken befindlichen Kopf der Uterus sich zusammengezogen und verkleinert hat, die Placenta bereits getrennt ist und der Kopf nicht schnell folgt. In zwei solchen Fällen hat Hohl gesehn, „dass die Brust des Kindes sich drei- bis viermal hinter einander stark hob" und das Kind todt zur Welt kam. In den Lungen beider Kinder war keine Spur von Luft. Auch bei dem Vorfall der *Placenta* sind diesem Geburtshelfer in Einem Falle Athmungsbewegungen vorgekommen. Bei der sogleich angestellten Wendung und Extraction des Kindes bemerkte Hohl „schon während der Wendung lebhafte Athmungsbewegungen", die er für „wirkliche Athemzüge" hielt. Das Kind war todt und blass. Auch in allen diesen drei Fällen fanden sich die Petechial-Sugillationen, nämlich „zahlreiche, punctförmige Extravasate auf der Oberfläche der Lungen und des Herzens."

Es kann also gar nicht bezweifelt werden, dass vom intrauterinen Fötus nach Trennung der Eihäute Versuche zum Athmen gemacht werden, ja dass wirkliche Athembewegungen zu Stande kommen können. Aber welche Beziehung hat diese Erfahrung zur Athemprobe? Die Lungen solcher Kinder sanken in allen Fällen unter Wasser unter, wenn nicht, wie in einigen wenigen, die bei den Rettungsversuchen erfolgreich eingeblasene Luft sie schwimmfähig gemacht hatte. Alle Kinder waren todt, ja in mehrern, von Elsässer mitgetheilten Fällen, todtfaul geboren worden, ein Befund, der, wenn man ihn nur ein einziges Mal gesehn, gar nicht täuschen kann und den wir unten (§. 104.)

---

*) am oben S. 465 a. O. S. 837.

schildern werden. Aber noch von einem ganz andern Gesichtspunct aus zeigt sich die Thatsache des intrauterinen Athmens,
practisch betrachtet, ohne allen Einfluss auf die Lösung der
Frage vom zweifelhaften Leben der extrauterinen Leibesfrucht,
des Kindes nach der Geburt. Schon in allen denjenigen Fällen, in welchen von Geburtshelfern Kinder, die intrauterine
Athembewegungen gemacht hatten, zur Welt befördert wurden,
lagen ohne Ausnahme künstliche und mehr oder weniger
schwere Geburten vor, wie ja aus den oben angeführten Bedingungen zu diesen instinctiven Respirationsbewegungen schon
einleuchtet. Wie viel mehr müssen eine noch längere Verzöge-
rung der Geburt und andre begünstigende Umstände vorausgesetzt werden, und wirklich eintreten und zusammentreffen, um
nicht bloss kurze, instinctive und fruchtlose Athembewegungen,
sondern ein wirkliches Athmen, ein Einströmen der atmosphärischen Luft in die Athemwege zu Stande kommen zu lassen!
Das Fruchtwasser muss abgeflossen sein, das nicht vorrückende
Kind eine Gesichtslage haben, der Muttermund weit geöffnet
und der Scheidencanal durch die Manualhülfe klaffend erweitert
sein, um einen wirklichen und wahrhaften Athemprocess zu bedingen. In den wenigen gut beobachteten Fällen von *Vagitus
uterinus* trafen in der That alle diese Bedingungen ein. Aber
treffen sie auch in denjenigen Fällen ein, die den Gerichtsarzt
beschäftigen und bei den todtgefundnen Neugebornen, die Anlass zur Anstellung der Athemprobe geben? Die Frage ist unbedingt zu verneinen. Wenn man es nicht wüsste, dass heimliche Geburten — und nur solche können Veranlassung zur
Anstellung des Experimentes geben — nichts weniger als ver-
zögerte, dass sie vielmehr in der grossen Mehrzahl aller Fälle
sehr rasch verlaufende, ja präcipitirte sind, weil sie sonst eben
keine heimliche bleiben würden *), so würde man es eben

---

*) Es kommen uns fortwährend unverhältnissmässig viele Fälle bei den
gerichtlichen Sectionen Neugeborner vor, in denen die Kinder noch mit der

deshalb von vorn herein annehmen müssen. Bei einer rasch
verlaufenden Geburt aber fehlen alle Bedingungen, so wie jedes
Bedürfniss zu einem Athmen *in utero*. In Erwägung also: dass,
der Natur der Sache nach, nur solche Neugeborne Gegenstand
der gerichtlichen Athemprobe werden, welche heimlich geboren
worden, dass heimliche Geburten rasch verlaufende sind, dass
aber *Vagitus uterinus* bei rasch verlaufenden Geburten nicht, und
nur bei verzögerten künstlichen Geburten vorkommen kann,
muss jedes, von der Athemprobe nachgewiesene Geathmethaben eines heimlich gebornen Kindes als ein
Athmen nach (nicht in oder vor) der Geburt, das Kind
folglich als ein lebend geboren gewesenes erachtet werden.
Fälle, in denen dem schon gebornen, zwischen den Schenkeln
der Mutter liegenden Kopf atmosphärische Luft anströmt und
zum Athmen reizt, gehören nicht mehr zum *Vagitus uterinus*. *)

Placenta zusammenhängend gefunden worden und vorgelegt werden, ein Beweis der Häufigkeit präcipitirter Geburten bei heimlichen Entbindungen.

*) Die hier vorgetragne Ansicht, die einzig und allein der Natur der
Sache entspricht, ist nicht neu, sondern ganz eben so von unsrer obersten
Medicinalbehörde, der K. wissenschaftlichen Deputation, bereits vor 40 Jah-
ren in einem Gutachten ausgesprochen worden, das sich durch treffende
Kürze, die doch alles Wesentliche berücksichtigt, auszeichnet, und das ich
hier folgen lasse. Es ist vom 27. Februar 1816 datirt:

„Ein hohes Ministerium des Innern hat der wissenschaftlichen Deputation für das Medicinalwesen befohlen, über nachstehende beide Fragen, dem
Verlangen des K. Kammergerichts gemäss, gutachtlich zu berichten: 1) ob
es untrügliche Merkmale dafür gebe, wenn das Athemholen schon *in utero
materno* Statt gefunden hat; 2) welche Merkmale künftig entscheidend sein
werden für ein Leben des Kindes, nachdem es bereits aus den Geburtstheilen der Mutter fortgeschafft worden. Was den ersten Punct betrifft, so giebt
es kein andres untrügliches Merkmal dafür, als wenn glaubwürdige Menschen das Geschrei des Kindes, ehe dasselbe aus den Geburtstheilen der
Mutter fortgeschafft worden, deutlich gehört zu haben versichern, und der
Vorgang bei der Geburt damit übereinstimmt.   Wenn nämlich eine Person
lange Zeit mit dem Geburtsgeschäfte zubringt, so dass bei mangelnden oder
schwachen sparsamen Wehen nach dem Ablaufen des Schaafwassers die
Hand des Hebarztes oder der Hebamme in die Gebärmutter geführt wird, so
kann, bei günstiger Lage des Kindes, die in die Zwischenräume der einge-

§. 84. Die Athemprobe. a) Leberprobe.

Wenn hiernach die Gesammteinwände gegen die Zuverläs-
sigkeit der Athemprobe an sich, wie gezeigt worden, vom
Standpunkt der forensischen Praxis zurückzuweisen, so muss
auch behauptet werden, dass die Einwände gegen jedes einzelne
Criterium derselben eben so wenig stichhaltig sind. Wir berücksichtigen hierbei und im Folgenden freilich nur die in
Preussen übliche und durch das Regulativ vom 21. October
1844 (S. 96) vorgeschriebne Athemprobe. Die vielfach anderweitig vorgeschlagnen Proben und Experimente von Daniel,
Bernt, Wildberg, Tourtual u. A. sind theils viel zu ver-
wickelt, um practisch brauchbar zu sein, theils und eben deshalb haben sie gar keine Erfahrung im Grossen für sich, wie
wir selbst denn auch aus eigner Beobachtung keine Beurtheilung derselben zu liefern im Stande wären. Eben so wenig
glauben wir auf eine Critik der vorgeschlagnen Leberproben

---

brachten Hand eindringende Luft Athemholen und Schreien veranlassen;
noch leichter aber kann dies geschehn, wenn der Kopf bereits aus dem Mut-
termunde getreten ist, und der übrige Körper erst von dem Hebarzt oder
der Hebamme entwickelt werden muss.

Es sind also Bedingungen zu jenem *Vagitus uterinus* erforderlich, die
nur selten, und, wie besonders zu merken, nur bei einer zögernden
Geburt vorkommen, bei welcher Manualhülfe geleistet wird.
Daher ist diese Erscheinung auch nie bei den verheimlichten Geburten anzunehmen, welche rasch und ohne fremde Beihülfe geschehn.

Hier kommt das Kind erst zum Athmen, nachdem es geboren worden,
und der Richter wird durch jenes Phänomen bei seiner Beurtheilung, ob ein
Kind nach der Geburt gelebt, zu keinem Zweifel geführt werden können.

Durch dies Letztere ist aber auch die zweite Frage zur Genüge beant-
wortet. In jedem Falle schneller, heimlicher, d. h. in der Einsamkeit abge-
machter Geburt, ist das Leben des Kindes als Leben nach der Geburt anzusehn. Sollte dem Richter aber ein Fall vorkommen, wo es ihm bei einer
unter Beihülfe geschehenen Geburt darauf ankäme, zu wissen, ob ein *Vagitus uterinus* Statt gefunden, und das vorher athmende und schreiende Kind
todt aus den Geburtstheilen geschafft worden, so könnte hier nur die Aussage der Zeugen entscheiden."

eingehn zu dürfen, deren das „Regulativ" mit gutem Vorbedacht
gar keine Erwähnung thut.   Es ist unbegreiflich, wie man auf
die, an sich wohl richtige Thatsache, dass mit dem eingetrete-
nen Respirationsleben das Gewicht der Leber sich verringern,
folglich auch das relative Gewicht der Leber zum übrigen Körper
sich verändern müsse, den Vorschlag einer Lebergewichtsprobe
gründen konnte.   Erwägt man nur einerseits, dass eine Verän-
derung im Gewicht der Leber doch unmöglich mit den ersten
Athemzügen eintreten, oder wenigstens mit diesen doch nicht
gleich, sondern höchstens erst allmälig nach fortgesetzter Respiration und zwar erst dann wahrnehmbar und nachweisbar
sein würde, wenn schon, eben wegen des längere Zeit fortgesetzten Lebens, die allgemeine Athemprobe darüber keinen
Zweifel lassen dürfte, so zeigt sich schon in dieser Beziehung
jede Leberprobe überflüssig.   Was aber in Betreff der Athemprobe überflüssig, das ist sogar schädlich und verwerflich, denn
es giebt, wie die Erfahrung lehrt, nur zu unbegründeten Zweifeln und Angriffen, namentlich von Seiten der Vertheidiger,
Anlass.   Andrerseits ist eine Lebergewichtsprobe als unzuver-
lässig aus der Praxis zu verbannen, weil sie auf einem Grunde,
dem Gewichte der Leber, beruht, der durchaus schwankend ist
und sonach an sich schon gar keine Folgerungen gestattet.
Wenn so sorgfältige Beobachter wie B e r n t und E l s ä s s e r,
ersterer bei 100 Wägungen ein Schwanken des Gewichts bei
Todtgebornen von 7—15 Loth, bei vollkommnem Athmen von
5—19 Loth, letzterer bei 65 Wägungen reifer Todtgeborner ein
Schwanken von 22 Drachm. 5 Gr. bis zu 73 Dr. 10 Gr. (!!)
und im relativen Gewicht der Leber zum Körper von 1 : 44,47
bis zu 1 : 34,77 fanden, so ist mit solchen Zahlenergebnissen
allein der Stab über jede Lebergewichtsprobe gebrochen. Denn
die Todt- und die Lebend-Gebornen berühren sich in der breiten Gewichtsdifferenz; und auch Durchschnittszahlen und Verhältnisse verbessern die Lücke nicht, da das Individuum, nicht
das Collectivum, in jedem einzelnen gerichtlichen Falle Gegen-

stand der Forschung und der Beweisführung ist. Leider! wird uns eben dieser Einwand auch noch anderweitig bei Criterien der Athemprobe entgegentreten, die jedenfalls mehr für sich haben, als die, hiernach weiter nicht zu beachtende Leberprobe. Und zwar ist dies der Fall gleich beim Folgenden.

§. 85. Fortsetzung. b) Wölbung der Brust.

Dass der Thorax des Kindes, das geathmet hatte, zumal wenn es seine Lungen dadurch vollständig mit Luft und Blut ausgedehnt und angefüllt hatte, sich heben und erweitern, also gegen früher mehr wölben musste, ist eben so gewiss, als dass es eben deshalb gerechtfertigt ist, beim biostatischen Experiment auf den Grad der Wölbung der knöchernen Brust Rücksicht zu nehmen. Dass das blosse Augenmaass aber hierbei nicht ausreicht, dass eine blosse Schätzung mit dem Auge keine Beobachtung genannt werden kann, ist zweifellos, denn flach und gewölbt, in Anwendung auf den Thorax des Neugebornen, sind ungemein schwankende Begriffe und selbst der Geübteste, wenn er Hunderte von solchen Leichen vor sich gesehn *), genügt sich selbst in dieser Beziehung nicht. Wenig sicherer ist die ältere Methode (Daniel), den Grad der Wölbung mittelst eines Fadens zu messen, weil nicht nur die geringere oder stärkere Anspannung beim Umlegen, sondern auch die geringere oder grössere Dehnbarkeit des Fadens Differenzen herbeiführen kann, die grösser sind, als die zu ermittelnden, welche nur Bruchtheile eines Zolles betragen können. Die einzig zuverlässige Messungsmethode an sich, und deshalb die jetzt wohl allgemein gebräuchliche, ist die mit einem Tasterzirkel, mit welchem der queere und der grade Brustdurchmesser zu erforschen

---

*) Ich habe bis zum Schlusse des Jahres 1853 im Ganzen 1605 Leichen unehelich todtgeborner oder bald nach der Geburt verstorbner Kinder amtlich besichtigt (Behufs Ausstellung des Beerdigungsscheines) und wie auf alle *Data*, die die Inspection liefern kann, so auch auf die Thoraxbildung genau geachtet.

sind. Beide müssen nach vollständig eingetretnem Athmungsleben nach der Geburt grösser sein, als sie es bei eben diesem
Kinde kurz vor der Geburt gewesen. Die Thesis ist unbestreit-
bar wahr; aber ihre practische Anwendbarkeit ist darum nicht
grösser. Wer hatte die Durchmesser des gegebnen, vorliegenden Kindes vor der Ausstossung aus dem *Uterus* gemessen?
Man ist also hier wieder auf allgemeine Vergleiche, auf Durchschnittszahlen hingewiesen, mit denen die Befunde am concreten
Leichnam in Vergleich zu bringen sein werden. Diese Methode
kann vollständig ausreichend sein, wenn die Verhältnisse der
Individualität sich in so unerheblichen Schwankungen bewegen,
dass die Durchschnittszahlen aus einer grössern Menge, z. B.
von 100 Beobachtungen im Ganzen nur wenig von den Ergebnissen der einzelnen Beobachtungen abweichen. Dies ist z. B.
der Fall bei der Bildung des Kopfes des reifen Neugebornen,
dessen Durchmesser so constant fast ganz dieselben, dass die
gewonnenen Durchschnittszahlen nicht bloss das Ergebniss einer
Berechnung aus *maximis* und *minimis* sind, so dass man sie als
Maassstab für die zu prüfende Reife eines neu vorliegenden
Leichnams der Art immer wieder zuversichtlich gebrauchen
kann. Es fragt sich: ob die Durchmesser des Thorax des
Neugebornen, des lebend- wie des todtgebornen, ein eben so
oder auch nur annähernd eben so feststehendes respectives Verhältniss zeigen, um aus, durch eine grössere Anzahl von Beobachtungen gewonnenen Durchschnittszahlen einen analogen Gebrauch machen zu können? Die Frage ist unbedingt zu verneinen. Die folgende Tabelle umfasst die Messungen der Brust
an 206 reifen Neugebornen, 130 lebenden und 76 todten. Die
ersten 70 Fälle betrafen wirkliche gerichtliche und frische Leichen;
alle, zahlreich vorgekommnen Fälle, Leichen in höhern Verwesungsgraden betreffend, habe ich, als zu unsicher, ausgeschieden, da das
Aufschwellen des Körpers die Maasse ganz verändert; die übrigen 136 Fälle sind, wie die in der S. 687 mitgetheilten Tabelle, in den beiden K. Entbindungs-Anstalten auf meinen

Wunsch gemessen worden. Dass die Art und Weise, das Messinstrument anzulegen, wenn es von verschiednen Beobachtern geschieht, dass die länger oder kürzer zu Stande gekommene Athmung, dass namentlich wieder die verschiednen Ausbildungsgrade verschiedner Kinder, dass der verschiedne Zustand der Leiche und andre Umstände auf die Ergebnisse der Messungen Einfluss haben müssten, wäre im voraus zu erwarten. Thatsächlich haben sich denn auch in unsern Untersuchungen, wie in andern früherer Beobachter, wesentliche und erhebliche Differenzen ergeben, welche die Unsicherheit der Thoraxdurchmesser an sich als Criterium der Athemprobe klar ergeben.

Brust-Durchmesser von 206 reifen Neugebornen an 130 lebenden und 76 todten gemessen.

No.	Knaben.	Mädchen.	Brust-Durchmesser queere.	Brust-Durchmesser grade.		No.	Knaben.	Mädchen.	Brust-Durchmesser queere.	Brust-Durchmesser grade.	
1.	—	1	3¾	3	gelebt; ertrunken.	16.	—	1	3¾	3½	„ ; Apoplexie.
2.	1	—	3¾	3	„ ; verblutet.	17.	1	—	4	3	„ ; „
3.	—	1	3¾	3	„ ; Apoplexie.	18.	—	1	4	3¼	„ ; „
4.	1	—	3¼	2¼	„ ; ?	19.	—	1	3	2¾	„ ; ertrunken.
5.	—	1	4	2¾	„ ; ertrunken.	20.	1	—	4½	2½	todtgeboren.
6.	1	—	3½	3	todtgeboren.	21.	—	1	4½	3¼	gelebt; Apoplexie.
7.	—	1	4	3	„	22.	1	—	3¼	2¾	„ ; ?
8.	1	—	3½	3¼	gelebt; ertrunken.	23.	—	1	4	3	„ ; Apoplexie.
9.	—	1	3¾	2½	„ ; Apoplexie.	24.	—	1	4	3	„ ; „
10.	1	—	4½	2¾	„ ; „	25.	—	1	4	3	„ ; „
11.	—	1	4	3	„ ; erstickt.	26.	1	—	4	2¾	„ ; „
12.	1	—	4	2¾	„ ; Apoplexie.	27.	1	—	4	3	„ ; „
13.	1	—	4	3¼	„ ; „	28.	1		4½	4	gelebt; Kind von 10 Pfund.
14.	—	1	4	3¼	todtgeboren.						
15.	—	1	3¾	2¾	gelebt; ?	29.	—	1	4	3½	todtgeboren.

No.	Knaben.	Mädchen.	Brust-Durchmesser queere.	Brust-Durchmesser grade.	
30.	1	—	4	3½	gelebt; Apoplexie.
31.	1	—	4	3	„ ; ?
32.	—	1	4¼	3½	„ ; Apoplexie.
33.	1	—	3¼	3	„ ; ?
34.	—	1	4	3	„ ; ?
35.	1	—	3½	3	todtgeboren.
36.	1	—	4¾	3½	„ ; Kind von 10 Pfund.
37.	1	—	4	3½	gelebt; Apoplexie.
38,	—	1	4	3	„ ; „
39.	—	1	3¾	3¼	„ ; ?
40.	—	1	3¾	3	„ ; Apoplexie.
41.	1	—	3½	3	todtgeboren.
42.	1	—	3½	3	gelebt; Apoplexie.
43.	—	1	4	3¼	„ ; „
44.	1	—	4	2¾	„ ; erstickt.
45.	1	—	4¼	3½	„ ;
46.	—	1	3½	3	„ ;
47.	1	—	4	3½	„ ; ?
48.	—	1	4	3	„ ; ?
49.	1	—	4¼	3½	„ ; ?
50.	—	1	3¼	3	„ ; ?
51.	1	—	4	3	„ ;
52.	1	—	3½	3	„ ;
53.	1	—	4¾	3½	todtgeboren; Kind von 10 Pfund.
54.	—	1	4¼	4¾	gelebt.
55.	—	1	3¾	3	„
56.	1	—	3½	3	todtgeboren.
57.	1	—	3½	3	gelebt.

No.	Knaben.	Mädchen.	Brust-Durchmesser queere.	Brust-Durchmesser grade.	
58.	—	1	4	3¼	gelebt.
59.	1	—	4	2¾	„
60.	1	—	4¼	3½	„
61.	—	1	3½	3	„
62.	1	—	4	3½	„
63.	—	1	4	3½	„
64.	1	—	3¾	3½	„
65.	1	—	3½	3¼	„
66.	1	—	3½	3	„
67.	—	1	3½	3¼	„
68.	—	1	3	2¾	„
69.	—	1	3½	2¾	„
70.	1	—	3½	3	todtgeboren.
71.	—	1	3¾	3¼	lebendes Kind wie
72.	1	—	3¾	3½	alle folgenden bis
73.	—	1	3½	3⅜	*incl.* No. 156.;
74.	—	1	3¼	3¾	diese und die
75.	—	1	3½	3⅝	4 Todtgebornen,
76.	1	—	3	3¾	also die Zahlen
77.	—	1	3½	3¼	71 — 160. *incl.*
78.	—	1	3½	3	sind Messungen
79.	—	1	3½	3½	in der Charité-
80.	—	1	3½	3½	Entbindungsan-
81.	—	1	3½	3½	stalt.
82.	—	1	3½	3½	lebendes Kind.
83.	1	—	3½	3½	„
84.	1	—	3½	3½	„
85.	1	—	3¼	3⅛	„
86.	1	—	3½	3¼	„
87.	1	—	3½	3¼	„

No.	Knaben.	Mädchen.	Brust-Durchmesser queere.	Brust-Durchmesser grade.	
88.	1	—	3	$3\frac{1}{2}$	lebendes Kind.
89.	1	—	$3\frac{1}{4}$	$2\frac{7}{8}$	„
90.	1	—	$3\frac{1}{2}$	3	„
91.	—	1	$3\frac{1}{2}$	$3\frac{3}{8}$	„
92.	1	—	3	3	„
93.	—	1	3	$2\frac{3}{4}$	„
94.	—	1	$3\frac{3}{4}$	$3\frac{1}{2}$	„
95.	—	1	$3\frac{1}{4}$	3	„
96.	1	—	$3\frac{1}{2}$	$3\frac{1}{4}$	„
97.	1	—	$3\frac{1}{2}$	$3\frac{3}{8}$	„
98.	1	—	$3\frac{1}{2}$	$3\frac{1}{4}$	„
99.	—	1	$3\frac{1}{4}$	3	„
100.	1	—	3	$2\frac{7}{8}$	„
101.	1	—	$2\frac{3}{4}$	3	„
102.	—	1	$3\frac{1}{2}$	$3\frac{1}{4}$	„
103.	1	—	$3\frac{3}{4}$	$3\frac{1}{2}$	„
104.	—	1	$3\frac{1}{4}$	3	„
105.	—	1	$3\frac{3}{8}$	3	„
106.	—	1	$3\frac{1}{4}$	$3\frac{1}{4}$	„
107.	—	1	$3\frac{1}{4}$	3	„
108.	1	—	$3\frac{3}{8}$	3	„
109.	1	—	$3\frac{1}{4}$	3	„
110.	—	1	$3\frac{1}{4}$	$3\frac{1}{4}$	„
111.	1	—	$3\frac{1}{4}$	$3\frac{1}{8}$	„
112.	—	1	$3\frac{1}{8}$	3	„
113.	—	1	$3\frac{1}{4}$	$3\frac{1}{4}$	„
114.	1	—	$3\frac{1}{4}$	3	„
115.	—	1	$2\frac{3}{4}$	3	„
116.	1	—	3	3	„
117.	—	1	3	3	„

No.	Knaben.	Mädchen.	Brust-Durchmesser queere.	Brust-Durchmesser grade.	
118.	1	—	$3\frac{1}{2}$	$3\frac{1}{4}$	lebendes Kind.
119.	—	1	3	$2\frac{7}{8}$	„
120.	—	1	3	3	„
121.	—	1	$3\frac{1}{2}$	3	„
122.	1	—	$3\frac{1}{2}$	3	„
123.	—	1	$3\frac{1}{4}$	$2\frac{7}{8}$	„
124.	1	—	3	3	„
125.	1	—	$3\frac{1}{4}$	3	„
126.	1	—	$3\frac{1}{2}$	$3\frac{1}{8}$	„
127.	—	1	$3\frac{1}{8}$	$2\frac{1}{2}$	„
128.	—	1	$2\frac{3}{4}$	$2\frac{1}{2}$	„
129.	1	—	3	$2\frac{7}{8}$	„
130.	1	—	$3\frac{1}{4}$	3	„
131.	—	1	3	3	„
132.	1	—	$3\frac{1}{4}$	$2\frac{7}{8}$	„
133.	1	—	3	$2\frac{3}{4}$	„
134.	1	—	3	3	„
135.	—	1	$3\frac{1}{4}$	$3\frac{1}{8}$	„
136.	—	1	3	3	„
137.	—	1	3	3	„
138.	—	1	$2\frac{3}{4}$	$2\frac{3}{4}$	„
139.	1	—	$2\frac{3}{4}$	$2\frac{1}{2}$	„
140.	1	—	3	$2\frac{3}{4}$	„
141.	1	—	$3\frac{1}{8}$	3	„
142.	1	—	$2\frac{3}{4}$	$2\frac{5}{8}$	„
143.	1	—	3	$2\frac{3}{4}$	„
144.	1	—	3	$2\frac{3}{4}$	„
145.	1	—	$2\frac{7}{8}$	$2\frac{1}{2}$	„
146.	—	1	$2\frac{3}{4}$	$2\frac{3}{4}$	„
147.	—	1	$2\frac{7}{8}$	$2\frac{3}{4}$	„

No.	Knaben.	Mädchen.	Brust-Durchmesser queere.	Brust-Durchmesser grade.	
148.	—	1	3	$2\frac{1}{2}$	lebendes Kind.
149.	1	—	$2\frac{7}{8}$	$2\frac{5}{8}$	„
150.	—	1	$2\frac{3}{4}$	$2\frac{1}{4}$	„
151.	1	—	3	$2\frac{7}{8}$	„
152.	1	—	3	$2\frac{3}{4}$	„
153.	1	—	$2\frac{7}{8}$	$2\frac{3}{4}$	„
154.	1	—	$2\frac{7}{8}$	$2\frac{3}{4}$	„
155.	1	—	3	$2\frac{7}{8}$	„
156.	1	—	3	3	„
157.	—	1	$3\frac{1}{2}$	3	todtgeboren.
158.	1	—	$3\frac{1}{4}$	3	„
159.	1	—	$3\frac{1}{4}$	$2\frac{3}{4}$	„
160.	—	1	$3\frac{3}{4}$	$2\frac{1}{2}$	„
161.	—	1	$3\frac{3}{8}$	$3\frac{1}{8}$	lebendes Kind, wie
162.	—	1	$3\frac{7}{8}$	$3\frac{1}{2}$	alle folgenden bis
163.	1	—	$3\frac{1}{8}$	$3\frac{3}{8}$	*incl.* No. 204.;
164.	1	—	$3\frac{3}{8}$	$3\frac{1}{4}$	diese und die 2
165.	—	1	$3\frac{3}{4}$	$3\frac{1}{2}$	Todtgebornen,
166.	1	—	$3\frac{3}{8}$	$3\frac{1}{4}$	also die Zahlen
167.	—	1	$3\frac{1}{8}$	$3\frac{3}{8}$	von 161 — 206.
168.	—	1	$3\frac{1}{2}$	$3\frac{1}{2}$	*incl.* sind Mes-
169.	1	—	$3\frac{7}{8}$	$3\frac{3}{8}$	sungen in der K.
170.	1	—	4	$3\frac{3}{4}$	Univers. - Entbin-
171.	1	—	$3\frac{1}{2}$	$3\frac{3}{4}$	dungsanstalt.
172.	1	—	$3\frac{3}{8}$	$3\frac{3}{8}$	lebendes Kind.
173.	1	—	$3\frac{1}{2}$	$3\frac{3}{8}$	„
174.	—	1	$3\frac{3}{8}$	$3\frac{1}{4}$	„
175.	1	—	$3\frac{5}{8}$	$3\frac{3}{8}$	„
176.	1	—	$3\frac{7}{8}$	$3\frac{3}{8}$	„
177.	1	—	$3\frac{1}{2}$	$3\frac{1}{8}$	„

No.	Knaben.	Mädchen.	Brust-Durchmesser queere.	Brust-Durchmesser grade.	
178.	1	—	$3\frac{3}{4}$	$3\frac{1}{2}$	lebendes Kind.
179.	1	—	$3\frac{5}{8}$	$3\frac{3}{8}$	„
180.	1	—	$3\frac{5}{8}$	$3\frac{3}{8}$	„
181.	—	1	$3\frac{1}{4}$	$3\frac{1}{8}$	„
182.	1	—	$3\frac{1}{2}$	$3\frac{3}{8}$	„
183.	1	—	$3\frac{1}{2}$	$3\frac{3}{8}$	„
184.	—	1	$3\frac{1}{2}$	$3\frac{3}{8}$	„
185.	—	1	$3\frac{3}{8}$	$3\frac{1}{4}$	„
186.	—	1	$3\frac{1}{2}$	$3\frac{3}{8}$	„
187.	—	1	$4\frac{1}{4}$	$3\frac{3}{4}$	„
188.	1	—	$3\frac{1}{8}$	3	„
189.	1	—	$3\frac{7}{8}$	$3\frac{5}{8}$	„
190.	1	—	4	$3\frac{5}{8}$	„
191.	1	—	$3\frac{1}{8}$	3	„
192.	—	1	$3\frac{5}{8}$	$3\frac{1}{2}$	„
193.	1	—	$3\frac{1}{8}$	$2\frac{7}{8}$	„
194.	—	1	$3\frac{1}{2}$	$3\frac{1}{4}$	„
195.	1	—	$3\frac{3}{8}$	$3\frac{1}{4}$	„
196.	—	1	$3\frac{3}{8}$	$3\frac{1}{4}$	„
197.	—	1	$3\frac{1}{4}$	$3\frac{1}{4}$	„
198.	1	—	$3\frac{3}{8}$	$3\frac{1}{4}$	„
199.	—	1	$3\frac{3}{8}$	$3\frac{1}{8}$	„
200.	—	1	$3\frac{3}{8}$	$3\frac{1}{2}$	„
201.	—	1	$3\frac{1}{4}$	$3\frac{1}{4}$	„
202.	—	1	$3\frac{5}{8}$	$3\frac{3}{8}$	„
203.	1	—	$3\frac{5}{8}$	$3\frac{1}{2}$	„
204.	1	—	$3\frac{1}{2}$	$3\frac{1}{2}$	„
205.	1	—	$4\frac{1}{8}$	3	todtgeboren.
206.	1	—	$4\frac{1}{4}$	3	„

Nach dieser Tabelle betrug also im Durchschnitt aller Fälle:

vor der Athmung.

der Queerdurchmesser

   der Brust . . . . . $3\frac{13}{16}''$

der Längendurchmesser

   der Brust . . . . $3''$

der Queerdurchm. im *max.* $4\frac{3}{4}''$

der Queerdurchm. im *min.* $3\frac{1}{4}''$

der Längendurchm. im *max.* $3\frac{1}{2}''$

der Längendurchm. im *min.* $2\frac{1}{2}''$

nach der Athmung.

der Queerdurchmesser

   der Brust . . . . $3\frac{1}{2}''$

der Längendurchmesser

   der Brust . . . . $3\frac{1}{7}''$

der Queerdurchm. im *max.* $4\frac{3}{4}''$

der Queerdurchm. im *min.* $2\frac{3}{4}''$

der Längendurchm. im *max.* $4\frac{1}{4}''$

der Längendurchm. im *min.* $2\frac{1}{4}''$

Wenn sich hiernach durchschnittlich höchst auffallender Weise bei Todtgebornen sogar ein etwas grösserer Queerdurchmesser ergiebt, als bei lebend Gebornen, wenn bei den Letzten, in Vergleich zu Erstern, sich ein nur unerheblich grösserer Längendurchmesser zeigt, wenn wir Maximal- und Minimal-Schwankungen von $\frac{1}{2} - \frac{3}{4}''$ finden, wenn endlich wir sehn, dass in einzelnen, aber recht häufigen Fällen die Durchmesser vor und nach der Athmung ganz gleich sind, so ist einleuchtend, dass die Brustmessung, d. h. die Wölbung der Brust an sich als diagnostisches Zeichen keinen Werth hat. Ganz zu demselben Ergebniss ist Elsässer durch seine Messungen des Umfanges des Thorax gelangt *), woraus ich als schlagend nur ausheben will, dass bei 50 Messungen an reifen lebenden Kindern sich ein Maximal- und Minimal-Unterschied = 13,5'' (würtemb. Decimalzollen) : 9,9'', also eine sehr erhebliche Schwankung, bei 8 reifen todtgebornen Kindern = 11,3'' *max.* : 10,1'' *min.* ergab. „Unwiderleglich“, sagt auch E., „ergiebt sich: dass die Variationen in dem Umfang (und natürlich auch in den Durchmessern) des Thorax so bedeutend sind, dass sich kein sicheres Normalmaass für einen Thorax, der athmete, und für einen, der nicht athmete, feststellen lässt. In den mei-

---

*) am oben S. 678 a. O. S. 5.

sten Fällen wird sich also aus der Messung des Thorax nicht
bestimmen lassen, ob die Lungen lufthaltig sind oder nicht.
Der Grund dieser Abweichungen liegt ohne Zweifel in der angebornen Verschiedenheit der Weite des knöchernen Thorax,
theils in der verschiednen Dicke der Weichtheile und namentlich des Fettpolsters und der Brustmuskeln, theils in dem verschiednen Grade und der verschiednen Intensität der Erweite-
rung des Thorax durch das Athmen, dem entsprechend auch
die Lungen mehr oder weniger von Luft ausgedehnt werden"
u. s. w.

§. 86. Fortsetzung. c) Stand des Zwerchfells.

Wie bei dem eben gewürdigten Criterium abstrahire ich
für jetzt auch bei diesem noch ganz von dem Einwand, der gegen die Athemprobe so häufig von der Möglichkeit der künstlichen Ausdehnung der Lungen durch Lufteinblasen hergenommen wird, auf welchen wir im §. 92. zurückkommen. Davon
abgesehn wird nothwendig der foetale Stand des Zwerchfells
ein höherer sein, als der nach eingetretner Athmung, und man
soll berechtigt sein auf diese zurück zu schliessen, wenn eben
das Zwerchfell schon tiefer hinabgetreten und gedrängt ist.
Man ermittelt diesen Stand am leichtesten, wenn man, nachdem
man durch einen Langenschnitt vom Halse bis zur Schaambein-
verbindung die Hautbedeckungen getrennt und sie vom Thorax
zu beiden Seiten lospräparirt, und nun vorschriftsmässig zuerst
die Bauchhöhle geöffnet hat, den Finger der einen Hand von
unten in die höchste Wölbung des Zwerchfells hineinlegt, und
mit einem Finger der andern Hand die Intercostalräume von
oben herunter abzählt, bis beide Finger correspondiren. Die
Regel ist nun, dass die höchste Wölbung des *Diaphragma* bei
Todtgebornen zwischen der vierten und fünften, bei Lebendgebornen zwischen der sechsten und siebenten Rippe steht. Im
Allgemeinen kommen Abweichungen von dieser Regel nicht
eben häufig vor, und deshalb giebt der Stand des Zwerch-

fells ein gutes diagnostisches Zeichen. Allein ein nur
ganz kurze Zeit Statt gehabtes Athmen, welches die Lungen
nur wenig bluthaltig gemacht und deshalb sehr wenig ausgedehnt hatte, kann seine Beweiskraft einschränken, welche Einschränkung auch in andern Fällen und zwar dann eintritt, wenn
bedeutendere Gasansammlungen in den Därmen das Zwerchfell,
was sie leicht thun, in die Brusthöhle hinaufgedrängt hatten,
wo dann sein Stand auch bei unzweifelhaft geathmet habenden
Kindern wieder ein so hoher werden kann, wie er vor der
Athmung gewesen war. Umgekehrt kommt es endlich auch
vor, dass bei Todtgebornen ein tieferer Stand des *Diaphragma*
beobachtet wird, wenn Fäulnissgase das *Cavum thoracis* ausdehn-
ten und das Zwerchfell hinabdrängten.

§. 87. Fortsetzung. d) Ausdehnung der Lungen.

Es ist allgemein bekannt, dass fötale Lungen, wenn man
die vordere Brustwand entfernt hat, so liegend gefunden werden, dass sie die Brusthöhle nicht ausfüllen und dass namentlich die linke das Herz auch nicht theilweise deckt, während
die Lungen nach der Athmung den Thorax um so mehr anfül-
len, je vollständiger die Respiration eingeleitet gewesen war, in
welchem Falle der untere Lappen der linken Lunge fast die
Hälfte des Herzbeutels deckt. Die fötalen Lungen liegen nach
hinten zurückgezogen, füllen etwa nur ein Drittel ihrer Rippen-
concavität an, und man sieht nur beim Einblick in die geöffnete
Höhle, und selbst oft erst nachdem man dieselbe durch Ausein-
andersperren der durchgeschnittnen Rippen etwas erweitert hat,
die scharfen Ränder der Lungen hervorragen. In den schrof-
fen Gegensätzen des fötalen Zustandes und der vollständig etablirt gewesenen Athmung ist nun allerdings diese verschiedne
Ausdehnung der Lungen ein sehr gutes diagnostisches Zeichen,
namentlich für den durch Erfahrung geübten Blick; allein der
Mittelzustand zwischen beiden Extremen, die kurz und dürftig
Statt gehabte Respiration, kann dennoch täuschen. In diesem

Falle findet man nicht selten noch sehr weit nach unten und
hinten liegende Lungen, während die Ergebnisse der Gesammt-
Athemprobe es unzweifelhaft machen, dass das Kind geathmet
hatte.

§. 88. Fortsetzung. e) Farbe der Lungen.

Erwägt man, dass das Farbensehn etwas Individuelles und
wie schwierig es ist, die empfangnen Farbeneindrücke, zumal
wenn es sich um Farbenschattirungen handelt, in Worten wiederzugeben und zu schildern, so erklären sich die Verschiedenheiten in den Schilderungen der Farbe der fötalen und der
Lungen nach der Athmung bei den Schriftstellern, wie wir sie
seit den ältesten Zeiten finden. Galen's Angaben können nicht
zutreffen, denn sie sind den Thierlungen entnommen. Aber
auch in den spätern Zeiten bis auf die neuste finden wir die
mannigfachsten Ausdrücke, um die Farbe beider Arten von
Lungen zu bezeichnen. Ich habe deshalb versucht, durch Abbildungen nach der Natur der Schilderung mehr Sicherheit zu
geben. Aber auch die sehr getreuen Abbildungen Taf. VI.
Fig. 15—18. reichen bei weitem nicht aus; denn man müsste
zwanzig, dreissig und mehr Abbildungen beider Arten von Lungen geben, um nur einigermaassen die ausserordentlich mannig-
fachen Farbennüancirungen wiederzugeben, die in der Natur
vorkommen. Vollkommen richtig ist der Ausspruch Orfila's
und Billard's, die von den fötalen Lungen sagen: ihre Farbe
ist „ausserordentlich verschieden", und es ist eine, ihm sonst
nicht eigene Oberflächlichkeit, wenn Devergie dagegen meint,
die Farbe scheine ihm immer „ungefähr dieselbe". Was von
den fötalen, gilt aber ebenso auch von den nicht mehr fötalen
Lungen. Im Allgemeinen ist es nun allerdings naturgetreu,
wenn man die Farbe der Lungen des todtgebornen Kindes als
rothbraun, leberartig bezeichnet, wobei sie gern an den Rändern, weil hier das Licht auf die dünnern Wandungen anders
einwirkt, eine hellere Röthe zeigen. Aber gar nicht selten zei-

gen sie auch auf den Lappen einzelne hellröthere Streifen oder
diffuse, nicht umschriebne Stellen, und werden schon dadurch
den Lungen Lebendgeborner etwas ähnlich. Dazu kommt, dass
die rothbraune Leberfarbe bald dunkler und einer concentrirten
Wasserchocolade ähnlich, bald viel röther und wie etwa ein Ge-
misch von Weinhefe und Chocolade erscheint. Im Allgemeinen ferner ist es gleichfalls naturgetreu, wenn man die Farbe
der Lungen Neugeborner, welche geathmet hatten, und die nicht
die geringste Aehnlichkeit mit der bekannten schiefergrau-flecki-
gen Farbe der Lungen Erwachsner hat, als dunkelblauroth
schildert, in welchem Grundton zahlreiche hellroth-marmorirte
Inseln, umschriebne Flecke, sichtbar, während eben so häufig
die hellzinnoberne Röthe überwiegt und den Grundton bildet,
in welchem dunkelblaurothe Inseln hervorstechen.   Allein hier
namentlich, bei den nicht mehr fötalen Lungen, kommen die
zahlreichsten Farbenschattirungen vor. War nur ein irgend bedeutenderer Grad von Lungenhyperämie Ursache oder Begleiter
des Todes, so findet man dunkelbraunrothe, in der Farbe der
Leberfarbe sich annähernde Lungen, indess mit hellröthern Flek-
ken, die aber selbst für das geübte Auge eines erfahrnen Be-
obachters täuschend ähnlich den fötalen Lungen erscheinen.
Nur die geschilderte inselartige Marmorirung giebt
eine sichere Diagnose, denn diese findet sich niemals bei
fötalen Lungen.   Ganz anders verhalten sich die Farben der
todtgebornen und künstlich aufgeblasenen, der faulen, und
endlich der anämischen Lungen nach dem Verblutungstode.
Unzähligemale habe ich zur Belehrung meiner Zuhörer fötale
Lungen künstlich, und zwar dann natürlich vollkommen gelungen, aufgeblasen, wenn in die Luftröhre ein *Tubulus* eingebracht
und durch diesen eingeblasen wurde. Augenblicklich gewinnen
dann, wie in jedem Falle wirklich gelungnen Lufteinblasens
ohne Ausnahme, die hoch aufschwellenden, sich lockernden Lungen eine rein zinnoberrothe, hellkrebsrothe Farbe, die ganz
gleichmässig sich über das ganze Lungengewebe verbreitet,

gleichmässig, d. h. ohne alle inselartige Marmorirung. Die Abbildung Taf. VI. Fig. 15. zeigt eine solche aufgeblasene, fötale
Lunge, wie man sie in der Natur bei jedem Experiment an der
ersten besten Leiche eines Todtgebornen ganz eben so wieder
finden wird. Die weit in Verwesung vorgeschrittne Lunge,
nicht die erst anfangend faulende, deren Farbe dann noch nicht
wesentlich verändert, nur livid-schmutziger erscheint, ist in ihrer
Färbung constant dieselbe, und zwar schwärzlich, selbst schwarz,
nicht wie Dinte oder Kohle, aber wie höchst dunkles, lange an
der Luft gestandnes Blut. Sie kann hiernach mit keiner ander-
artig beschaffnen Lunge verwechselt werden. Die verblutete
Lunge des Neugebornen endlich sieht bleich aus, grauröthlich,
zeigt aber in diesem Grundton einzelne, blauschwärzliche Marmorirungen, und der bleiche Grundton characterisirt sie wieder
diagnostisch unverkennbar. Ich habe mich bemüht, ohne irre-
führende zu kleinliche Angaben die Farbe der verschiednen, in
der Praxis in Betracht kommenden neugebornen Lungen nach
sehr zahlreichen eignen Beobachtungen zu schildern. Als Resultat geht erfahrungsgemäss hervor: dass jede inselartige
Marmorirung der Lungen die Annahme eines Fötal-
zustandes ausschliesst und mit Sicherheit auf Leben nach
der Geburt zu schliessen berechtigt; dass aber bei Abwesenheit
einer inselartigen Marmorirung und aus der blossen Grund-
farbe der Lungen allein dieser Schluss nicht gerechtfertigt
ist, und die andern positiven wie negativen Beweise der Athemprobe ergänzend zu Hülfe genommen werden müssen.

Was hier so eben vom Ganzen der Lungen gesagt, gilt
auch selbst von ihren einzelnen Theilen, d. h. in solchen Fällen,
wo nur unvollkommen lufthaltige Lungen nach einer nicht vollständig etablirt gewesenen Athmung angetroffen werden. Man
kann mit grosser Sicherheit in solchen Fällen vorher die Stücke
der Lunge nach ihrer Färbung bezeichnen, die schwimmfähig
sein werden und wird die Vermuthung bestätigt finden.

§. 89. Fortsetzung. f) Consistenz des Lungengewebes. Atelectase. Hyperämie. Hepatisation.

Der Unterschied in der Consistenz zwischen dem fötalen und dem Lungengewebe nach eingetretner Athmung ist so bedeutend, dass eine Verwechslung zwischen beiden in den Extremen und in reinen Fällen kaum möglich ist. Jenes ist compact, dem Fingerdruck Widerstand leistend, der, bei der Feuchtigkeit des Organs, gern abgleitet, und das Gewebe ist im Allgemeinen als leberähnlich auch in der Consistenz, nicht bloss bezüglich seiner Farbe, zu bezeichnen. Dieses, das Gewebe geathmet habender Lungen dagegen, ist knisternd, locker, dem Fingerdruck nachgebend. Allein auch hier kommen Zwischenstufen einerseits und pathologische Zustände andrerseits vor, die die scharfe Differenz in einzelnen Fällen verschwinden lassen. Hierher gehören zunächst die nicht seltnen Fälle, in denen die Athmung nicht vollständig etablirt gewesen war, und deshalb Provinzen der Lunge, in welche die Luft nicht eingedrungen, fötal geblieben waren, der Zustand, den man, nach dem Vorgange von Le gendre und Jörg *jun. Atelectasis pulmonum* genannt hat. *) Es ist nicht zu rechtfertigen, aus dieser Atelectase eine eigenthümliche „Krankheit" der Neugebornen zu machen, die sie tödtet, weil sie die Athmung hemmt. Sie ist vielmehr, abgesehn von der unten zu erwähnenden Verwechslung mit Hepatisation, nichts anders, als der ursprüngliche, fötale Zustand, von dem sie sich auch anatomisch nicht im Geringsten unterscheidet, und die Sache verhält sich umgekehrt vielmehr so: dass das Kind wegen irgend welcher verschiedenartigster Veranlassungen stirbt, bevor noch das ganze gesammte Lungengewebe aus dem fötalen in den postfötalen Zustand hatte übergehn können, eben weil die Respiration nicht vollständig zu Stande kommen konnte.

---

*) L e g e n d r e, Krankheiten des kindlichen Alters. A. d. Franz. Berlin 1847. E d. J ö r g, Fötuslunge im gebornen Kinde. Grimma 1835.

Die sogenannte Atelectase also, die nur ein andres Wort für
Fötal-Lungen-Zustand ist, wird also nicht Ursache, sondern ist
vielmehr Wirkung des Todes, des Absterbens. Hieraus geht
zugleich hervor, dass es ganz nichtssagend ist, wenn man den
Zustand der sogenannten Atelectase als Einwand gegen den
Werth der Athemprobe benutzt hat. Sind die ganzen Lungen
„atelectasisch", und deshalb braunroth, compact, im Wasser un-
tersinkend u. s. w., so hat eben das Kind ni c h t gelebt! Sind
die Lungen nur noch stellenweise atelectasisch (fötal) geblieben,
so hatte eine unvollkommene Athmung Statt gefunden, die durch
eine sorgsam ausgeführte Athemprobe als solche erkannt werden wird. Die sogenannte Atelectase kommt nämlich in ver-
schiednem Maasse und verschiedner Ausdehnung in den Lungen
vor. Es kann dies nicht besser beschrieben werden, als Elsässer es in folgenden Worten thut: *) „wenn das fötale Gewebe in lobulärer Ausdehnung vorhanden ist, d. h. einen ganzen Lappen, oder einen beliebigen grössern, continuirlichen,
durch die ganze Dicke oder wenigstens einen grossen Theil der
Dicke des Lappens durchgreifenden Raum einnimmt; dann ist
auch die Abgrenzung vom lufthaltigen Gewebe meistens scharf und
leicht zu sehn. Aber gewöhnlich ist die Ausbreitung des fötalen Gewebes lobulär, d. h. es sind kleinere, einem oder einem
Paar Läppchen entsprechende, auf die mannigfachste Art im
übrigen Gewebe zerstreute fötale Flecke, bald oberflächlich,
strichweise, entlang der hintern Fläche" (aber auch der vordern
Fläche) „der Lungen, etwa $\frac{1}{2}$—1 Linie tief ins Gewebe hinein-
greifend, bald unregelmässig durch das tiefere Gewebe zerstreut"
(was das häufigere Vorkommen ist). „Sind diese fötalen Inseln
sehr klein, aber zahlreich vorhanden, ist dabei das lufthaltige
Gewebe nur irgend etwas reich an Secret und von etwas dunk-
lerer Farbe, so ist es oft sehr schwierig, ohne die Schwimmprobe der kleinsten herausgeschnittnen Stückchen, zu entschei-

---

.   *) a. a. O. S. 22.

den über das Vorhandensein und die Ausdehnung des fötalen
Gewebes. Das Gefühl kann hier durchaus nicht maassgebend
sein, da man bei der Mischung sehr kleiner fötaler und lufthal-
tiger Inselchen ein gemischtes Gefühl bekommt, d. h. die betreffende Parthie ist etwas dichter als lufthaltiges, etwas weniger dicht als fötales Gewebe; es knistert nicht deutlich beim
Druck, es zischt nur unvollkommen beim Einschneiden." —

Die pathologischen Zustände, die das Lungengewebe verändern und möglicherweise täuschen können, sind suffocatorische
Hyperämie und pneumonische Residuen. Wie bei jener Blut-
überfüllung die Farbe eine dunkle, der fötalen sich annähernde
(s. §. 88. S. 723), so ist auch das Gewebe compacter, die Lungen (zuweilen nur Eine, die hyperämische) knistern nicht, sind
indess doch immer dem Drucke nachgiebiger, als fötale Lungen
und meist noch schwimmfähig. Die rothe und graue Hepatisation (Splenisation) characterisiren sich dagegen durch schmutzig-
violett-rothe Farbe, durch Brüchigkeit des Gewebes, das sich
leicht zerreissen lässt, endlich durch die Anwesenheit von fibrin-
haltigem oder albuminösem Exsudat in den Lungenzellen. Bei
Einschnitten in das hepatisirte Gewebe fliesst nicht aus und
kann man nicht mit Leichtigkeit hervordrücken blutigen Schaum,
wohl aber presst man blutiges Serum und zähen eiweissartigen
Schleim in ganz kleinen Pünctchen oder Tröpfchen hervor. Bei
nur einiger Uebung wird man diese hier geschilderten, verschiednen Lungenbefunde nicht leicht verwechseln können. Und
doch ist in vielen Fällen, wenn nicht ein bloss fötaler Lungen-
zustand vorlag, wirkliches pneumonisches *Residuum* für Atelectase erklärt worden! Im Uebrigen sagt Legendre selbst, er
habe zuweilen (?) Gelegenheit gehabt, Fötallunge und Hepatisation „vereinigt" anzutreffen, und Jörg meint, dass dem Tode
mit atelectasischer Lunge geborner Kinder eine Lungenentzün-
dung vorauszugehn „pflegt". Und nun fordre ich Practiker
auf, Legendre's weitläuftige Diagnose zwischen seiner Atelectase und Hepatisation (a. a. O. S. 85 u. f.) zu lesen, und

man wird mir beistimmen, wenn ich behaupte, dass ein Unterschied zwischen beiden dort beschriebnen Zuständen gar nicht existirt, und dass die sogenannte Atelectase nur ein blosses Wort ohne reale Bedeutung ist, indem man damit theils fötales, theils hepatisirtes oder splenisirtes Lungengewebe bezeichnet hat.

§. 90. Fortsetzung. g) Gewicht der Lungen und des Herzens. Ploucquet's Blutlungenprobe.

Wohl bei keiner wichtigen Frage der gerichtlichen Medicin hat sich so deutlich und warnend wie bei dieser, wie ich zeigen werde, ergeben, zu welchen Irrthümern, unnützen Discussionen und, was das Wichtigste, zu welchen bedenklichen Folgen für die Praxis es führt, wenn auf die in unsrer Wissenschaft meist beliebte Weise Ein Schriftsteller dem Andern nachschreibt, ohne das Citat dem Prüfstein eigner Beobachtung und Erfahrung zu unterwerfen, ja selbst, da letztere nur Wenigen gegönnt ist, ohne auch nur die ganz gewöhnliche literarische Critik zu üben. W. G. Ploucquet's mit Recht geschätzter Name, und seine *a priori* sogleich und an sich mit eben solchem Recht als begründet erkannte Behauptung, dass die Lungen des Neugebornen nach der Athmung durch die eingeströmte grössere Blutmenge eine absolute Gewichtsvermehrung gewinnen müssten, endlich seine „Beobachtungen an Kindesleichen" — welche Worte überall zu lesen! — haben es bekanntlich veranlasst, dass man seinen Vorschlag, das absolute Gewicht der Lungen (mit dem und ohne das Herz) mit dem absoluten Gewicht des ganzen Körpers zu prüfen und zu vergleichen um danach zu bestimmen: ob das Kind gelebt oder nicht? allseitig mit Eifer aufnahm. Sie haben es veranlasst, dass man „Ploucquet's Blutlungenprobe" als neues Criterium den schon bekannten und üblichen der Gesammt-Athemprobe hinzufügte, und dass das von Ploucquet nach seinen „Beobachtungen" angegebne *resp.* Verhältniss von 1:70 für Todtgeborne und von 2:70 für Lebendgeborne wenigstens als annähernd richtiges und maassgebendes Durchschnittsverhältsniss bis in die neuere Zeit und bis endlich Selbstbeobachter es als unrichtiges bekämpften, allgemein angenommen wurde. Ja selbst Ploucquet's Hoffnung, „dass seine Lungenprobe einst auf öffentlichen Befehl werde angestellt werden", ist in Erfüllung gegangen, und so ist es nicht zu verwundern, dass die berühmten Verhältnisszahlen 1:70 und 2:70 immer wieder in jedes neue und neuste Handbuch übergegangen und in aller Welt Munde sind. Wir wollen zunächst zeigen, welche Bewandniss es mit den Ploucquet'schen Thatsachen, mit seinen „Beobachtungen" hat, und zu diesem Zweck auf die Quelle zurückgehend, endlich einmal die eignen Worte des Entdeckers dieser Probe anführen. *)

Ploucquet sagt in seiner „Abhandlung über die gewaltsame Todesarten. Als ein Beitrag zur medicinischen Rechtsgelahrtheit. Zweite aus dem Lateinischen übersetzte Auflage. Tübingen 1788" S. 314 wörtlich Folgendes: „Auf diese Art" (durch Wägungen) „wird man das gewisse Verhältniss zwischen der Schwere des Körpers zu den Lungen, welche Luft geschöpft haben, und zweitens zu solchen, welche keine geschöpft haben, erfahren. So viel mir bisher wenigstens aus drei Beobachtungen" (sage: aus drei Beobachtungen!), „die ich anführen werde, bekannt ist, so waren die Verhältnisse diese: der Körper eines neugebornen Knäbchens, welches wenige Stunden vor der Geburt deutliche Zeichen des Lebens von sich gegeben, weil er aber unter der Geburt gestorben, gewiss keine Luft geschöpft hat, wog zugleich mit den Lungen 53,040 Gran. Die dichten, zusammmengefallenen oder vielmehr noch nicht ausgedehnten Lungen aber hielten 792 Gran im Gleichgewicht, und also war das Verhältniss des Körpers zu den Lungen, wenn man diese nicht von dem Gewicht des Körpers abzieht, fast wie 67:1. Eine andre reife, vollkommene Frucht, welche aber

---

*) Ich citire nach der deutschen Uebersetzung, da mir das lateinische Original nicht zur Hand ist.

doch niemals geathmet, verhielt sich nach dem Gewicht des Körpers zu den Lungen, wie 70 : 1. (S. Jaeger, *Diss. de foetibus recens natis etc. histor.* §. 12.) Eine andre, zwar nicht vollkommene Frucht, welche aber doch geathmet, verhielt sich nach dem Gewicht des Körpers zu den Lungen, wie 70 : 2. Man sieht hieraus (!), dass das Gewicht der Lungen von dem durch das Athmen in sie eindringenden und auch nach dem Tode noch in ihnen bleibenden Blut verdoppelt werde, und dass man in zweifelhaften Fällen hieraus urtheilen könne, ob das Kind geathmet habe oder nicht. Nemlich wenn man aus den Versuchen weiss, dass sich die Lungen zu dem ganzen Körper verhalten, wie 1 : 70, so hat das Kind nicht geathmet; verhält es sich aber ohngefähr wie 2 : 70, oder auch wie 1 : 35, so kann man gewiss sein *(sic!!)*, dass es geathmet habe."

Und auf solche Basis hat sich eine neue „Lungenprobe" in der Wissenschaft, Medicinalverfassung und Praxis eingebürgert! Drei Fälle, von denen Einer gewiss nicht von Ploucquet selbst untersucht worden, während es sehr zweifelhaft bleibt, ob dies selbst nur mit den beiden andern der Fall gewesen! Dazu kommt, dass P. den ersten Fall sogleich ganz ausscheidet, und der hier gefundnen Verhältnisszahl = 1 : 67 nicht weiter erwähnt. So bleiben von „Ploucquet's Beobachtungen" nur sage zwei, d. h. Eine todtgeborne und Eine lebend geborne Frucht die unter sich verglichen werden und obenein sehn wir zwei nicht gleiche Grössen mit einander verglichen werden, denn das todtgeborne Kind war eine „vollkommne" (d. h. bekanntlich: reife), das lebendgeborne eine „nicht vollkommne" Frucht!!

Dass ein Einzelfall keine Regel geben kann, ist eben so gewiss, als dass es an's Wunderbare gränzen müsste, wenn es sich zufällig getroffen hätte, dass die demselben entnommenen Verhältnisse mit dem Durchschnittsverhältniss zusammen getroffen seien. Die Erfahrung und die zahlreichst gewonnenen Ergebnisse neuerer, genauer Beobachter sind weit entfernt, ein solches Wunder zu bestätigen. In der folgenden Tabelle habe ich die Gewichtsresultate (in Quentchen) des Herzens, der Lungen und die Verhältnisszahlen zum Gewicht des ganzen Körpers von 20 todtgebornen und 40 lebendiggebornen Neugebornen berechnet und zusammengestellt, wie ich sie meinen amtlichen Obductionsprotocollen entnommen. Ich bedaure, dass ich nicht die Notizen von einer viel grössern Anzahl gesammelt habe: allein was hier bewiesen werden soll, wird aus unsern eigenen, wie aus den Untersuchungen andrer Beobachter auch ohnedies auf das Unzweideutigste bewiesen werden.

Verhältniss des Gewichts der Lungen zu dem des ganzen Körpers bei 60 Neugebornen.

Todtgeborne.

No.	Geschlecht.	Gewicht in Quentchen.	Gewicht des Herzens.	Gewicht der Lungen.	Verhältniss.	Bemerkungen.
1	Mädchen.	992	9	27	1 : 37	
2	Knabe.	768	6	12	1 : 64	faul.
3	Mädchen.	960	8	16	1 : 60	
4	Mädchen.	896	7	16	1 : 56	
5	Knabe.	640	6	14	1 : 46	
6	Mädchen.	800	7	11	1 : 73	
7	Mädchen.	480	4	8	1 : 60	faul.
8	Knabe.	640	4	12	1 : 53	
9	Knabe.	1280	8	23	1 : 56	
10	Mädchen.	480	4	8	1 : 60	Kind im 8ten Monat.
11	Mädchen.	512	8	18	1 : 29	desgl.
12	Knabe.	480	5	10	1 : 48	desgl.
13	Knabe.	384	4	8	1 : 48	desgl.
14	Knabe.	1280	8	23	1 : 56	
15	Mädchen.	480	4	7	1 : 68	faul.
16	Mädchen.	576	7	8	1 : 64	
17	Mädchen.	768	5	8	1 : 96	faul.
18	Knabe.	1024	7	13	1 : 78	
19	Mädchen.	768	9	14	1 : 55	
20	Mädchen.	800	5	11	1 : 73	

L e b e n d g e b o r n e.

No.	Ge-schlecht.	Gewicht in Quent-chen.	Gewicht des Herzens.	Gewicht der Lungen.	Ver-hältniss.	Bemerkungen.
1	Mädchen.	844	8	16	1 : 53	ertrunken.
2	Knabe.	784	6	10	1 : 78	Tod durch Verblutung.
3	Mädchen.	868	8	18	1 : 48	„ „ Apoplexie.
4	Mädchen.	896	4	14	1 : 64	desgl.
5	Mädchen.	768	8	12	1 : 64	desgl.
6	Knabe.	1024	8	18	1 : 57	desgl.
7	Mädchen.	768	8	24	1 : 32	Tod durch Erstickung.
8	Knabe.	992	8	16	1 : 62	„ „ Apoplexie.
9	Knabe.	1024	10	22	1 : 46	desgl.
10	Mädchen.	784	6	16	1 : 49	desgl.
11	Knabe.	896	8	16	1 : 56	desgl.
12	Mädchen.	1024	6	16	1 : 64	desgl.
13	Mädchen.	1024	8	18	1 : 57	desgl.
14	Knabe.	736	6	13	1 : 56	desgl.
15	Mädchen.	864	8	16	1 : 54	desgl.
16	Mädchen.	768	6	14	1 : 55	desgl.
17	Mädchen.	896	6	16	1 : 56	desgl.
18	Knabe.	832	8	14	1 : 59	desgl.
19	Knabe.	896	7	15	1 : 59	desgl.
20	Knabe.	1280	9	20	1 : 64	desgl.
21	Knabe.	896	7	14	1 : 64	desgl.
22	Knabe.	992	8	16	1 : 62	desgl.
23	Mädchen.	1120	7	18	1 : 62	desgl.
24	Knabe.	832	9	16	1 : 52	desgl.
25	Knabe.	960	8	15	1 : 64	desgl.
26	Mädchen.	912	8	19	1 : 48	desgl.
27	Mädchen.	832	6	22	1 : 38	desgl.
28	Mädchen.	864	6	13	1 : 66	desgl.
29	Knabe.	800	4	15	1 : 53	desgl.
30	Mädchen.	896	6	10	1 : 89	
31	Knabe.	896	6	12	1 : 74	Tod durch Erstickung.
32	Knabe.	864	5	15	1 : 57	
33	Mädchen.	992	8	16	1 : 62	
34	Knabe.	1120	7	18	1 : 62	
35	Mädchen.	832	6	16	1 : 52	
36	Mädchen.	832	8	20	1 : 41	
37	Mädchen.	864	4	13	1 : 66	
38	Knabe.	800	5	15	1 : 53	
39	Mädchen.	896	7	10	1 : 89	
40	Knabe.	960	4	16	1 : 60	

Aus unsrer Tabelle ergiebt sich nun Folgendes, wobei wir überall die todtfaulgebornen und die im achten Monat Gebornen ausscheiden lassen:

das Gewichtsverhältniss der Lungen zum Körper war

bei den Todtgebornen . . . . = 1 : 59,

bei den Lebendgebornen . . . . = 1 : 58.

Ganz ausserordentlich waren die relativen Gewichtsschwankungen. Sie betrugen:

bei Todtgebornen im *max.* 1 : 37, im *min.* 1 : 78,

„ Lebendgebornen im *max.* 1 : 32, im *min.* 1 : 89.

Was das absolute Gewicht betrifft, so wogen:

die Lungen bei Todtgebornen durchschnittl. $15\frac{2}{3}$ Quent.

„ „ „ Lebendgebornen . . . . $15\frac{3}{4}$ „

Die Differenzen schwankten

bei Todtgebornen von 11 Quent. im *min.* bis zu 27 Quent. im *max.*

bei Lebendgebornen von 10 Quent. im *min.* bis zu 22 Quent. im *max.*

Das Herz wog durchschnittlich

bei Todtgebornen . . . . 7 Quent.

„ Lebendgebornen . . . . $6\frac{35}{40}$ „

Die Differenzen schwankten

bei Todtgebornen von 4 Quent. im *min.* bis 9 Quent. im *max.*

bei Lebendgebornen von 4 Quent. im *min.* bis 10 Quent. im *max.*

Diese, solche Thatsachen sprechen für sich selbst und bedürfen keines Commentars! Ganz gleiches haben andre Beobachter ermittelt. Schmitt*) fand in Betreff des Ploucquet'schen Verhältnisses bei 22 Todtgebornen einen Durchschnitt (nicht von 1 : 70, sondern) von 1 : 52,27 und Schwankun-

---

*) Neue Versuche und Erfahrungen über d. Ploucq. u. hydrostatische Lungenprobe. Wien 1806.

gen von $1:15,_{21}$ im *max.* bis zu $1:83,_{00}$ im *min.* — Devergie,[*] der sehr zweckmässig die grosse Anzahl der von
Chaussier und Lecieux mitgetheilten Fälle auf ihren wahren
Werth reducirt, fand bei 33 Todtgebornen durchschnittlich $1:60$,
und ein *max.* $= 1:24$, ein *min.* $= 1:94$; für Kinder, die
einige Minuten bis 24 Stunden gelebt hatten (19 Fälle), durchschnittlich $1:45$, aber auch Schwankungen $= 1:30$ *max.* und
$1:132$ *min.* — Bei 72 Todtgebornen wogen die von Elsässer[**]
gewognen Lungen durchschnittlich 13 Quent. 4 Gran, mit
Schwankungen von 7 Quent. bis zu 20 Quent. 35 Gran, und
ihr Verhältniss zum Körpergewicht war durchschnittlich $1:67,_{13}$
bei einem *max.* von $1:44,_{63}$ und einem *min.* von $1:96,_{13}$; bei
9 am ersten Tage gestorbnen Kindern war mittleres Lungen-
gewicht $= 11$ Quent. 11 Gran, *max.* $18,_{13}$ und *min.* $= 5,_{40}$,
und das relative Gewicht $= 1:55,_{98}$ bei einem *max.* $= 1:35,_{31}$'
und *min.* $= 1:109,_{81}$. — In acht Fällen von Lebendgebornen
fand Professor v. Samson-Himmelstiern in Dorpat[***] eine
Schwankung des Ploucquet'schen Verhältnisses von $1:27\frac{17}{27}$
bis $1:67\frac{46}{51}$. — Alle diese Resultate leicht übersichtlich giebt
folgende Tabelle:

---

[*] a. a. O. S. 557.
[**] a. u. O. S. 93.
[***] Beiträge (rigaischer Aerzte) zur Heilkunde. III. 3. Riga, 1855.
S. 228.

Gewichtsverhältnisse von fötalen und postfötalen Lungen zum Körpergewicht.

	Todtgeborne.			Lebendgeborne.		
	Durchschnitt.	*Maximum.*	*Minimum*	Durchschnitt.	*Maximum.*	*Minimum*
Schmitt .	1 : 52,27	1 : 15,21	1 : 83	—	—	—
Devergie	1 : 60	1 : 24	1 : 94	1 : 45	1 : 30	1 : 132
Elsässer .	1 : 67,13	1 : 44,63	1 : 96,13	1 : 55,98	1 : 35,31	1 : 109,82
Samson .	—	—	—	—	$1 : 27\frac{17}{27}$	$1 : 67\frac{46}{61}$
Casper . .	1 : 59	1 : 37	1 : 78	1 : 58	1 : 32	1 : 89
Im Mittel .	1 : 59,50	1 : 30,00	1 : 88,00	1 : 53,00	1 : 31,25	1 : 99,75

Zufällig hat also das Eine Ploucquet'sche todtgeborne Kind das Durchschnittsverhältniss so wenig getroffen, als das Eine lebendgeborne! Wir können nun auch jetzt aus einer grossen Reihe von Beobachtungen den Zahlenwerth der *a priori* ganz richtig angenommenen Gewichtszunahme der Lungen nach der Athmung richtiger abschätzen, und es ergiebt sich aus obiger Uebersicht, dass dieselbe nicht, wie Ploucquet „gewiss" annahm, das Doppelte gegen den fötalen Zustand, sondern nur das im Ganzen wenig scheinbare *Plus* von 1 : 53 zu 1 : 59½ beträgt. — Die ermittelten, so sehr beträchtlichen Maximal- und Minimal-Schwankungen machen indess auch die Benutzung dieses *Plus* für die Praxis unmöglich, und die Zahlen 1 : 53 und 1 : 59 würden in ihrer Anwendung auf den Einzelfall grade eben so falsch sein, als die Ploucquet'schen Zahlen 1 : 70 und 2 : 70, da der jedesmalige Kindesleichnam in Betreff seines relativen Lungengewichts innerhalb der Maximal- und Minimalgrenze liegen kann. Nichts übrigens ist erklärlicher, als die hier ermittelten Schwankungen. Es haben darauf den entschiedensten Einfluss: die so vielfach ganz verschiedene Individualität der Neugebornen, die hier ein nur 6, dort ein 7, 8 Pfund und noch schwereres Kind zur Beobachtung bringt, der Grad der Fäulniss zur Zeit der letz-

tern, die, je mehr sie vorschreitet, desto mehr eine Gewichts-
verminderung der Leiche bewirkt, während die Lungen an dem
Verdunstungsprocess nur einen höchst beschränkten Antheil
nehmen, und endlich die verschiedne Todesart der Kinder, die
an sich allein den bedeutendsten Einfluss auf unser Verhältniss
hat. Ich will in dieser Beziehung nur an die beiden Extreme,
die suffocatorische oder penumonische Hyperämie der Lungen
und den anämischen Zustand nach dem Verblutungstode erinnern.
In einem solchen, in die Tabelle aufgenommnen Falle betrug
das absolute Gewicht der Lungen nur 10 Quent., in einem
andern, nicht aufgenommnen, aber oben (§. 22. S. 355) mitgetheilten Verblutungsfalle nach Durchschneidung von Halsge-
fässen nur sieben Quentchen.

Es geht aus allem was angeführt hervor, dass die sogen.
Ploucquet'sche Blutlungenprobe auf gar keiner wissenschaft-
lich-thatsächlichen Grundlage, vielmehr nur auf der Betrachtung
resp. Eines isolirten Falles und einer darauf gegründeten Vermuthung beruht, dass sie daher nicht mehr Werth hat, als jede
andere aprioristische Behauptung eines einzelnen Schriftstellers,
dass sie in ihrer Anwendung auf die Praxis nur zu Trug-
schlüssen und Irrthümern Veranlassung geben kann, dass sie
deshalb aus der Reihe der einzelnen Athemproben
ganz und gar und für immer auszustreichen ist.

§. 91. Fortsetzung. h) Das Schwimmen der Lungen.
Hydrostatische Lungenprobe.

In der Zeitfolge, in welcher die einzelnen Experimente und
Untersuchungen am Kindesleichnam bei der gerichtlichen Obduction anzustellen sind, folgt nunmehr, nachdem die Lungen
(überflüssigerweise!) gewogen worden, das altberühmte Experiment der Schwimmprobe, gegen welches sich die meisten Stimmen gegnerischer Skeptiker erhoben haben. Dass eine lufthaltige Lunge specifisch leichter als Wasser, eine fötale specifisch
schwerer sei, dass daher jene schwimmen, diese untersinken

müsse, ist nicht bezweifelt worden, wohl aber behauptet, dass das Schwimmen nicht die Anfüllung der Lungen mit atmosphärischer Luft, ihr Sinken nicht den fötalen Zustand beweise. Was nun zunächst das Schwimmen an sich betrifft, so kommen darin mannigfache Modificationen vor. Es schwimmen beide, noch mit dem Herzen und der *Thymus* verbundne Lungen vollständig, so dass, wenn man sie auf das Wasser legt, sie sogleich auf der Oberfläche liegen bleiben und nach Versuchen sie hinunter zu drücken immer sofort wieder empor steigen. In diesen Fällen schwimmen die Lungen später und vom Herzen getrennt natürlich eben so vollständig. Oder die Lungen mit dem Herzen und der Thymusdrüse zeigen eine Neigung zum Sinken, erhalten sich aber dennoch in der obern Wasserschicht noch schwebend, und schwimmen erst ganz frei, nachdem sie vom Herzen und der Drüse, die sie herunter zogen, getrennt worden. Oder die Lungen mit dem Herzen und der *Thymus* sinken sofort und schnell, oder träge und allmälig auf den Boden des Gefässes hinab — in allen diesen Fällen je nach der vollständigen oder weniger vollständigen Lufthaltigkeit des Lungengewebes. Je mehr dieselbe nun nur eine theilweise ist, desto mannigfachere Grade der Schwimmfähigkeit zeigen die Lungen. Es schwimmt nur Eine Lunge, in den meisten Fällen die rechte, weil deren *Bronchus* kürzer und weiter ist, als der der linken Lunge, während diese untersinkt, obgleich mir auch ein einseitiges Schwimmen der linken Lunge vorgekommen ist (311. und 342. Fall). Oder es schwimmen nur einzelne Lappen, während die übrigen untersinken. Oder endlich und bei nur ganz partieller Lufthaltigkeit, es schwimmen nur, während alles Uebrige untersinkt, einzelne wenige der vielen kleinen Parcellen, in welche die Lungen zuletzt zerschnitten worden und zerschnitten werden mussten, grade um das Maass ihrer Lufthaltigkeit vollständig und genau zu prüfen. *) Was die Art der

---

*) Ueber die Frage: ob sich die in den Lungen befindliche Luft durch Druck aus denselben entfernen lasse? vgl. §. 92. S. 743.

Anstellung des Experiments betrifft, so bemerke ich nur, unter
Hinweisung auf die gesetzliche Vorschrift des „Regulativs"
(S. 101), dass das Gefäss, welches man dazu benutzt, mindestens einen Fuss tief und 8 bis 10 Zoll im Durchmesser halten,
und mit reinem kaltem Wasser gefüllt sein muss. Devergie
räth, ein Gegenexperiment mit warmem Wasser anzustellen; die
Gründe aber, die er für diese Behauptung anführt, sind nicht
überzeugend genug, um einen besondern Werth darauf zu legen.

Die so vielfach vorgebrachten Einwendungen gegen den
Werth und die Beweiskraft des hydrostatischen Experimentes
beziehn sich darauf, dass Lungen auch eines Todtgebornen lufthaltig, folglich specifisch leichter und schwimmfähig werden
können α) dann, wenn in die fötalen Leichenlungen Luft künstlich eingeblasen wurde; β) wenn sich in solchen Lungen ein
interstitielles oder vesiculäres Emphysem freiwillig entwickelt,
und γ) wenn sich durch den Fäulnissprocess Gase im Lungenparenchym erzeugt hatten, welche die dadurch lufthaltig gewordnen Lungen wieder ganz oder theilweis über Wasser erhalten.
Im entgegengesetzten Sinne ist eingeworfen worden, dass Lungen, die offenbar geathmet hatten, dennoch im Wasser vollständig untersinken können. Was uns unausgesetzt seit langen
Jahren wiederholte Versuche und Beobachtungen, und die Erfahrung in einer, die seltensten Combinationen darbietenden
criminalistisch-medicinischen Praxis hierüber gelehrt haben, wollen wir auch hier, wie überall, unbefangen und den Standpunct
der Praxis fest im Auge behaltend, darlegen.

§. 92. Fortsetzung. α) Künstliches Lufteinblasen.

Dasselbe kann auf mehrfache Weise ausgeführt werden,
und der Grad des Gelingens hängt von der Art des gewählten
Experimentes ab. Es kann vor geöffneter Brust- und Bauchhöhle und nach dieser Eröffnung geschehn; im natürlichen *situs
viscerum* und in die exenterirten Lungen; mit instrumentaler
Beihülfe oder ohne dieselbe. Nichts ist leichter — wovon man

sich jeden Augenblick überzeugen kann — als exenterirte fötale Lungen mit Luft auf das Vollständigste in allen ihren Zellen auszufüllen (wobei man sich nur in Acht nehmen muss, durch zu kräftiges Blasen nicht ganze Massen von Zellen zu zerreissen, und ein gewaltiges, augenblicklich sehr sichtbares Emphysem zu erzeugen!), wenn man nämlich einen *Tubulus* in die Luftröhre einlegt und nun bläst. Augenblicklich dehnen sich die Lungen schwammartig aus und die vorher leberbraunrothen nehmen sogleich (§. 88.) eine höchst auffallende, hellzinnoberrothe, krebsrothe Farbe, jedoch ohne Spur einer Marmorirung, an. Ich habe bei den zahllosen derartigen Experimenten, die ich angestellt habe und fortwährend anstelle, niemals eine andre Färbung wahrgenommen, wenn, auch im *Situs*, aber nach geöffneter Brusthöhle, mit dem *Tubulus* direct in die Luftröhre, oder selbst Mund auf Mund eingeblasen wurde, und kann mir nicht erklären, woher so vielfach über die Farbennüancen in künstlich aufgeblasenen Lungen hat gestritten werden können. Die Abbildung Taf. VI. Fig. 15. zeigt so naturgetreu als möglich ein Präparat, in welchem Falle, nachdem der zur rechten Lunge führende *Bronchus* vorher fest unterbunden, auf die angegebne Art mit dem, in die *Trachea* eingeführten Rohr Luft in die linke Lunge eingeblasen worden, so dass man hier die Farben der fötalen und der aufgeblasenen Lunge neben einander sieht. — Weit weniger leicht schon gelingt das Experiment, wenn man bei noch ungeöffneter Brusthöhle entweder durch den Mund oder durch die Choanen den *Tubulus* einführt und ihn unter den Kehldeckel zu bringen versucht und nun bläst. Schon hier begegnet es meistentheils, selbst dem hierin schon Geübten, geschweige dem Ungeübten, dass man, auch selbst wenn man dem Leichnam die günstigste Lage giebt, dennoch nicht die Luft- sondern die Speiseröhre trifft, und augenblicklich den Bauch aufschwellen sieht, ein sicherer Beweis, dass man nicht die Lungen, sondern Magen und Därme aufgeblasen, die man auch später bei der Eröffnung mit Luft angefüllt findet, wie es niemals in diesem Grade, auch nicht nach eingetretner Fäulniss, bei Todtgebornen beobachtet wird. — Noch weit schwieriger ist es, ohne instrumentale Beihülfe und jedwede künstliche Procedur, bloss von Mund zu Mund bei geschlossner Nase, oder von Mund in Nase, bei geschlossnem Munde des Kindes Luft in die Lungen zu bringen, und am allerseltensten vollends, sie in ausgedehntem Maasse lufthaltig zu machen. Es macht auch hierbei keinen erheblichen Unterschied auf das Ergebniss, ob man einen Druck auf die Magengegend ausübte oder nicht. Wir können auch nicht unsre Ungeschicklichkeit anklagen, wenn wir in der grossen Mehrzahl der Fälle wieder den Magen und die Gedärme, nicht die Lungen, mit Luft anfüllten. Elsässer, der so viel, so vielseitig und so sorgfältig experimentirt hat, gesteht *), „dass unter 45 Versuchen an Todtgebornen, die ohne geöffnete Brust- und Bauchhöhle angestellt wurden, nur Einer von vollständigem Erfolg begleitet war, 34 von nur theilweisem, und 10 von gar keinem Erfolg. Dabei, fährt er fort, ist zu bedenken, dass diese Versuche mit aller Ruhe und Vorsicht angestellt wurden." Und dennoch ist nur die letztere Methode, wenn ich so sagen soll, das ganz natürliche Lufteinblasen von Mund auf Mund oder Nase, wie man wohl nicht bestreiten wird, einzig und allein in Beziehung stehend zur criminalärztlichen Praxis, nicht der *Tubulus*, die geöffnete Brusthöhle, die exenterirte Lunge! Wenn also eine selbst nur theilweise Anfüllung der Lungen mit Luft jedenfalls schon anatomische Kenntniss, Uebung und Gewandtheit, Vorsicht und Ruhe im Experimentiren voraussetzen lässt, so muss man fragen: bei welcher Person sich diese vereinten Bedingungen gefunden haben sollen in denjenigen Fällen, die einzig und allein in der Praxis nur Veranlassung geben zur Anstellung der Athemprobe überhaupt? d. h. bei geheim und in der Einsamkeit gebornen und als Leichen entdeckten Kin-

---

*) a. a. O. S. 80.

dern, über deren Leben und Tod man eben ganz in Ungewissheit ist. Doch nicht bei der Mutter, die wahrlich — auch wenn sie eine Sachkennerin wäre, kein Interesse daran gehabt haben kann, das todte oder todtgeglaubte Kind ins Leben zurückzurufen, denn sonst würde sie es nicht ersticken oder vergraben oder ins Wasser werfen! Vielleicht aber war es der Arzt oder die Hebamme, die vielleicht in einzelnen Fällen hinterher erschienen waren, und Rettungsversuche an dem vermeintlich nur scheintodten Kinde angestellt hatten? Aber diese Fälle sind so ungemein selten, dass ich nur die drei unten mitzutheilenden (313—315. Fall) in der eigenen Praxis, und nie einen einzigen in 31 Jahren in den Acten bei Gelegenheit der Abfassung von Superarbitrien erlebt habe, und dann in diesen so ungemein seltnen Fällen ergeben ja die thatsächlichen Ermittelungen, wann, von wem und unter welchen Umständen Luft eingeblasen worden! Würde aber nicht selbst dann eine Unterscheidung des Falles, eine Beantwortung der Frage: ob der vorgefundne Luftgehalt in den Lungen von Einblasen oder von Athmung herrühre, möglich sein? Ich räume ein, dass die Entscheidung schwer sein kann, namentlich wenn wirklich, aber nur einige Athemzüge geschehn waren, und dann noch Luft und mit geringem Erfolg eingeblasen worden. Für solche Fälle trete ich Elsässer in seinen Widerlegungen *) der vielfach aufgestellten Diagnosen, namentlich auch der neuern von Weber, Tourtual und Bloxum, vollständig bei. Weder der Grad der Ausdehnung des Thorax, oder der Lungen, noch deren Farbe, noch weit weniger deren immer trügliches Gewicht, noch der Grad des Knisterns, noch der der Schwimmfähigkeit können dazu beitragen, den Zweifel zu lösen — der indess, ich wiederhole es, zum Glück in der überwiegenden Mehrzahl aller Fälle gar nicht aufgeworfen wird und aufgeworfen zu werden braucht. — Für unmöglich aber kann ich die Feststellung der Diagnose indess dennoch nicht

---

*) a. a. O. S. 78 u. f.

erklären. Denn einerseits ist die schon geschilderte ächt zinnoberrothe Farbe der aufgeblasenen Lungen eine sehr sichtlich verschiedne von der postfötalen, und zweitens und namentlich wird
man, ich wiederhole es (§. 88.), auch bei gelungenstem Lufteinblasen die umschriebenen, dunkler marmorirten Flecke vermissen. Ganz reine Fälle lassen hiernach recht wohl eine sichre
Bestimmung zu; ich meine hier einen Fall von entschieden und
vollkommen Statt gehabter Athmung, dort einen andern von
Todtgeburt mit gelungenem Lufteinblasen. Hierzu kommt ferner, dass man die aufgeblasene fötale von der respirirt habenden Lunge durch den grössern Blutgehalt der letztern unterscheiden kann, d. h. man wird hier, nach der Athmung, bei
Einschnitten in die Lungensubstanz einen blutigen Schaum deutlich wahrnehmen (vergl. §. 96.), während ein solcher ganz fehlt,
wenn die fötale, also die noch wenig bluthaltige Lunge nur
künstlich aufgeblasen war. Denn durch das gelungene Einblasen bringt man wohl Luft, natürlich aber nicht einen Tropfen
mehr Blut in die Lungen, als sie vor dem Aufblasen enthielten,
und Einschnitte in aufgeblasene Lungen ergeben daher wohl
ganz dasselbe zischende Geräusch, wie Einschnitte in Lungen
nach der Athmung, weil in beiden Fällen Luft aus den zer-
schnittenen Lungenzellen hervordrängt, aber kein schäumendes
Blut. — Nicht immer ferner, weil es hier auf den Grad und
die Stärke des Einblasens ankommt, aber oft lässt sich auch
das Aufblasen vom Einathmen noch an einem andern Kennzeichen unterscheiden. Ist kräftig eingeblasen worden und drang
die so eingeblasene Luft in raschem, starkem Strom in die
Lunge, so bildet sich darin ein Zustand aus, den ich Hyperaerie nennen möchte; es zerreissen viele Lungenzellchen und
es bilden sich grössere Höhlen im Parenchym, die übermässig
von Luft ausgedehnt werden. Man sieht dies unverkennbar
deutlich an den grossen und grössern Luftblasen an der Oberfläche der Lungen, die dadurch eine ganz ungleiche Fläche bekommen und höckricht werden. Diese Hyperaerie, die ein künst-

liches Emphysem ist, zeigt sich aber nur, wie bemerkt, wenn
sehr stark eingeblasen wurde, und das Experiment vollständig gelang,
namentlich also, wenn mit einem *Tubulus* und mit exenterirten
Lungen experimentirt wurde. Zu erwähnen ist endlich noch,
dass es ganz unrichtig ist, wenn man behauptet hat, dass
sich die eingeblasene Luft aus den Lungen leicht ausdrücken
lässt, nicht aber die eingeathmete, oder jene wenigstens leichter
als diese. Beides ist grundfalsch, wie mich unzählige, in jedem
Studiensemester immer wiederholte Experimente gelehrt haben.
Die Luft in den Lungenzellen, mag sie auf jede der beiden Arten hineingelangt sein, lässt sich auch durch den stärksten Druck,
z. B. durch Treten mit dem ganzen Körper auf ein Stückchen
Lunge u. s. w. nie wieder ausdrücken, und das gedrückte Stück
schwimmt nach dem Druck genau so vollständig, wie vor demselben. Nur allein nach Zerstörung der Lungenzellen, am besten
durch Zerquetschen und Zerreissen eines Lungenfragmentes mit
der Hand, lässt sich die Luft, aber wieder gleichviel, ob eingeblasen oder eingeathmet, entfernen, und das Fragment, das vorher schwamm, sinkt nun zu Boden. — Wo also folgende Befunde
sich ergeben: zischendes Geräusch ohne blutigen Schaum bei
Einschnitten, Zerreissung von Lungenzellen mit Hyperaerie,
hellzinnoberrothe Färbung der Lungen ohne Marmorirung und wohl gar noch Luft im (mit aufgeblasenen) Magen und Darmcanal, da kann man mit Sicherheit auf Statt
gehabtes Lufteinblasen zurückschliessen.

§. 93. Fortsetzung. β) Emphysema pulmonum neonatorum.

Wir haben oben die, nicht Entdeckuug, sondern Erfindung
Ploucquet's, seine Blutlungenprobe betreffend, als vollkommen in der Luft stehend, erwiesen. Eine ähnliche Fabel tritt
uns auf dem Gebiete der Athemprobe in der Annahme eines
spontanen, krankhaften, angebornen Lungenemphysems der
Neugebornen entgegen, das gleichfalls als Waffe gegen die
Athemprobe und zwar gegen die Schwimmprobe benutzt wor-

den ist, da ja „Lungen auch schwimmen können, die nie geathmet hatten, wenn sich ein krankhaftes Emphysem in ihnen gebildet hatte". Die erfahrensten Beobachter haben dies merkwürdige Emphysem angezweifelt und bestritten, und dennoch ist es noch nicht aus den Schriften der compilirenden Gerichtsärzte verschwunden. Schon vor Jahren hatten wir die Frage aufgeworfen: wer wohl jemals das pathologische Lungenemphysem beim neugebornen Kinde gesehn habe?*) Doch wohl nicht Chaussier, oder W. Schmitt, oder Henke, oder Meyn, oder Michaelis? Chaussier berichtet von Kindern, die durch Wendung auf die Füsse todt geboren und deren Leichen frisch und vor den ersten Wirkungen der Fäulniss untersucht wurden, denen natürlich auch nicht etwa Luft eingeblasen worden war, und in deren Lungen er „zuweilen" in einzelnen Lungenstückchen Luft gefunden, die diese Fragmente schwimmfähig gemacht hatten. In Folge der Quetschung, die die Lungen bei der Fussextraction erlitten, sei in solchen Fällen ein Blutaustritt in das Lungengewebe erfolgt, und durch Zersetzung dieses Blutes habe sich nun Luft (Emphysem) in den Lungen entwickelt! Abgesehn davon, wie weit auf diese Chaussier-sche Beobachtung die vortreffliche Bemerkung Krahmer's passt, die er in Betreff des spontanen Emphysems Neugeborner macht, dass „dasselbe ein Wahn sei, hervorgegangen aus der unvollständigen Kenntniss der natürlichen Verhältnisse der Fötalentwicklung, und dass die Hypothese nur aufgestellt worden, um schlecht beobachtete Erscheinungen plausibel zu machen"**) — abgesehn davon, fragen wir, in welcher Beziehung diese Chaussier'schen Fälle, in denen die schwersten und künstliche Geburten vorlagen, zu der gerichtlichen Athemprobe stehn, die immer die grade entgegengesetzten Geburten voraussetzt? — Was aber ferner Henke und seine drei „Fälle" be-

---

*) Gerichtl. Leichenöffn. I. 3. Aufl. S. 98.
**) a. a. O. S. 135.

trifft *), so ist ihm schon mehrfach eine literarische Versündi-
gung der ärgsten Art nachgewiesen worden. Die einzige thatsächliche Beobachtung, die er anführt, ist die von W. Schmitt.
Aber man lese dieselbe und man wird finden, dass sie ein Mädchen betrifft, das erweislich noch 24 Stunden nach der Geburt
geathmet hatte! **) Es heisst wörtlich im Eingange des 32sten
Versuchs: „ein reifes, starkes, gut genährtes Mädchen, das le-
bensschwach geboren, durch vieles Bemühen wieder zum Leben
erweckt, 24 Stunden nach der Geburt, ohne einen starken
(*sic!*) Laut von sich gegeben zu haben, gemachsam verschied.“
Die Lungen, „ganz frisch und ohne alle Spur einer Faulung“,
schwammen mit und ohne Herz, „doch nicht vollkommen“, und
„am mittlern *Lobus* der rechten Lunge bemerkte man zwei Rei-
hen an einander hängender Luftblasen, die im Parenchym ihren
Sitz hatten.“ Das also ist der Schmitt'sche Fall! Das Kind
war am 2. Mai (also schon in der Frühjahrswitterung) geboren.
Wie lange nach dem Tode die Section geschah, führt W. Schmitt
nicht an! Aber der von ihm geschilderte Lungenbefund verhielt
sich genau so, wie sich Fäulnissblasen zu verhalten pflegen,
und wenn auch sonst noch „keine Spur einer Faulung“ an dieser Leiche zu finden war, so bemerke ich, dass es allerdings
ganz richtig ist, wenn man in der grossen Mehrzahl der Fälle
die Annahme einer Fäulniss in den Lungen ausschliessen muss,
wenn dieselbe nicht bereits die ganze Leiche und alle andern
Organe früher als die Lungen ergriffen hatte (vgl. §. 94.), dass
jedoch Fälle von ausnahmsweisem, und unter noch nicht bekannten Bedingungen sehr vorzeitigem Eintritt von Fäulniss in den
Lungen zwar sehr selten sind, aber doch vorkommen, wie die
oben (allg. Thl. §. 22. S. 59) von uns mitgetheilten vier Fälle
aus eigner Beobachtung unzweifelhaft beweisen (11., 12., 13. u.
14. Fall). — Zweitens citirt Henke nicht eine Beobachtung, son-

---

*) Abhandl. a. d. Geb. der ger. Med. Bd. 2. Leipz. 1823. S. 154.
**) Neue Versuche und Erfahrungen u. s. w. Wien 1806. S. 41.

dern nur eine Meinung Alberti's, und drittens endlich citirt
er die Edinburger Commentarien mit einem angeblichen Fall,
der gar nicht existirt!! Wichtiger nun sind die Fälle von Meyn
und Michaelis, welche hauptsächlich diejenigen sind, die
Mauch seiner Schrift „über das Emphysem in den Lungen
neugeborner Kinder" (Hamburg 1841) zu Grunde gelegt hat.
Im Meyn'schen Falle verhielten sich die Lungen allerdings
wie fötale Lungen, aber sie schwammen, und „auf der äussern
Oberfläche zeigten sich kleine, nicht erhabne, weisslich gefärbte
Stellen, die sich beim Drücken und Streichen auf der Oberfläche mehr zu verlieren schienen, und ihre Entstehung in einer
Auflockerung des Zellgewebes, welches die *Pleura pulmonum*
mit der Lungensubstanz verband, und dadurch bedingten um-
schriebnen Lösung der *Pleura* zu haben schienen; besonders
häufig zeigten sich diese, in der Grösse variirende und wie
kleine weisse Bläschen erscheinenden Puncte an den Rändern
der verschiednen Lungenlappen." Wer diese Beschreibung
liest, und jemals die anfangende Fäulnissentwicklung in den
Lungen gesehn hat, wird nicht zweifelhaft darüber sein, dass
hier wieder durchaus nichts anders, als diese Statt gefunden
hatte. Diese Deutung einer „beginnenden Zersetzung" gab ihr
auch der Physicus Götze, und mit grösstem Rechte. Die
Leiche war erst zehn Tage nach dem Tode des Kindes (am
25. März) obducirt worden. Einen Theil dieser Zeit hatte sie
in einem warmen Federbette, einen andern, und zwar den grössten, im Wasser, und mehrere Tage der Luft im verschlossnen
Raume ausgesetzt gelegen! Die Witterung war „die erste, sehr
warme Frühlingswitterung mit starkem Sonnenschein"! Also die
allergünstigsten Bedingungen zur Entwicklung der Fäulniss,
wobei man sich nur darüber wundern kann, dass bei dem Kinde
nur erst das grosse und kleine Gehirn so „breiartig erweicht
waren, dass sie nicht mehr anatomisch untersucht werden konnten", und dass die Fäulniss nicht bereits viel grössere Fortschritte gemacht hatte, was der Physicus seinerseits der Kälte

und chemischen Beschaffenheit des Marschwassers zuschrieb. — Endlich der Fall von Michaelis. *) Er betraf ein vorzeitig heimlich gebornes Mädchen, das, nach Angabe der unverehelichten Mutter (welche Quelle!!) todt, und zwar unter Beihülfe der Hand der Mutter (!) geboren worden war. „Die linke Lunge ragte kaum bis zur Seite des Herzens, die rechte aber bis zur vordern Fläche desselben hervor. Sie waren beide im Allgemeinen hochroth von Farbe, und allenthalben, besonders aber nach hinten, blau gefleckt." (Das Gewicht übergehn wir als nichts beweisend.) „Sie schwammen mit Herz und *Thymus* auf dem Wasser, ergaben beim Zerschneiden deutliches Knistern und auf der Schnittfläche erschien ein feiner Schaum" (blutiger?). „Alle Stücke schwammen im Wasser. Alle Organe der Brust" (folglich auch die Lungen) „enthielten Blut in grösserer Menge." Und ein solcher Fall wird als Beweis eines „krankhaft spontan entwickelten Lungenemphysems" aufgeführt? Es wird wohl kein einziger Practiker daran zweifeln, dass dieses Kind geathmet, wenn auch die Mutter nach der heimlichen Entbindung das Gegentheil behauptet hatte!! Wenn man unter Umständen, wie die in diesem Falle vorliegenden, ein spontan in todtgebornen Lungen entwickeltes Lungenemphysem critiklos annehmen wollte, dann könnte man in der Hälfte aller gerichtlichen Obductionen Neugeborner ein solches behaupten! — Es scheint fast überflüssig, auch noch den Fall zu beleuchten, den Mauch **) einem Anonymus nacherzählt, und der als gleichfalls thatsächlicher Beweis für unser Emphysem angeführt wird. Nach einer Geburtsarbeit von vier Tagen, die mit dem Tode der Kreissenden endigte, wurde das Kind zerstückelt, der Kopf enthirnt und „Knochenstücke aus dem Kopf ausgerissen". Bei der Leiche fand man „den Kopf durch die angewandte Hülfe verdreht, die Nabelschnur fest um den

---

*) Mauch a. a. O. S. 82 u. f.
**) a. a. O. S. 34.

Hals geschlungen, den einen Vorderarm ausgerissen, die Knochen des Schädels bis auf die Grundfläche zerbrochen, auch einen Theil davon ausgerissen, und der ganze Schädel zeigte sich voll von scharfen Knochen und Knochenrändern." Man braucht nichts weiter zu hören, um zu der Ueberzeugung zu gelangen, dass auch dieser Fall von einem durch Kunsthülfe (!) so gewaltsam zertrümmerten Kinde gar nicht mehr in das Thema der heimlichen Geburten und der Athemprobe gehört! Aber wie nichtssagend ist die ganze Beobachtung! „Die Lungen hatten eine bläuliche" (auch marmorirte?) „Farbe, und zeigten an ihren Rändern deutlich Luft" (aber wie?) „und das Ansehn von Lungen, die schon geathmet haben, auch schwamm dieser Theil derselben, von der übrigen Masse getrennt, auf dem Wasser, und gab unter demselben zusammengepresst viele kleine Luftbläschen und Blut von sich, er sank übrigens, auch nicht zusammengepresst, einige Zeit nachdem er in das Wasser geworfen wurde, unter." Diese Angabe allein macht die ganze Erzählung vollkommen unglaubwürdig. Nie und nimmermehr sinkt eine Lunge oder das kleinste Lungenfragment, das Anfangs schwamm, später ganz von selbst unter, der Luftgehalt darin mag aus irgend welcher Ursache herrühren. Der Ungenannte berichtet nun noch, dass die Lungen übrigens untersanken, dass aber das Herz schwamm, weil der Herzbeutel ganz emphysematisch und das Herz, sogar seine kleinen Gefässe auf der Oberfläche mit Luft angefüllt waren." Dies Alles lässt wieder auf Verwesung schliessen, die das Herz früher und stärker, als die Lungen ergriffen hätte, aber man erfährt nichts über den Zustand der Verwesung an dem Leichnam überhaupt, nichts darüber, wann die Section nach dem Tode und ob sie bei $+ 20^0$ oder bei $- 15^0$ R. gemacht wurde, ob bei der fürchterlichen Misshandlung des Kindes nicht eine Rippe gebrochen, die die Lunge verletzt u. s. w., kurz diese, vor 43 Jahren von einem Ungenannten und Unbekannten mitgetheilte "Beobachtung" muss als vollkommen werthlos bei Seite gelegt werden. Es

muss sonach, nach Allem, was hier ausgeführt worden, der Satz
aufgestellt werden: dass bis jetzt noch kein einziger gut
beobachteter und zweifelloser Fall von spontan
in fötalen Lungen entwickeltem Emphysem bekannt,
und dass es folglich in der forensischen Praxis nicht
gestattet ist, die Schwimmfähigkeit der Lungen Neugeborner dieser Ursache zuzuschreiben. *)

---

*) In einem neuern „Lehrbuch der gerichtlichen Medicin von Dr. J. H.
Schürmayer, Erlangen, 1850" zählt der Verfasser S. 305 nicht weniger
als 25 Citate, betreffend das Emphysem in den Lungen Neugeborner auf.
Diese Citate sind mit allen Irrthümern und Unrichtigkeiten aus Mauch's
oben citirter Schrift abgeschrieben. Hätte der Verfasser die Quellen verglichen, so würde er Folgendes gefunden haben: an den 6 citirten Stellen bei
Schlegel, Metzger, Büttner, Bernt, Mende und Beck (im von mir
verglichnen englischen Original wenigstens) findet sich nicht Ein Wort über
das besprochne Thema! Das Citat aus dem *Dict. d. Sciences méd.* ist richtig, allein
dort findet sich nur wieder Chaussier's Beobachtung citirt; eben so ist
bei dem citirten Krügelstein wieder nur der schon bei Hufeland citirte
Fall excerpirt, und bei Henke der bei Schmitt citirte Fall! Die beiden
Citate von Meissner und Devergie sind Eines und dasselbe, indem Ersterer nur der Uebersetzer des Letztern ist. Wenn ein Arzt, und wäre er
auch Gerichtsarzt in einer kleinen Stadt, in welcher er, der Natur der Verhältnisse nach, keine Gelegenheit hat, irgend zahlreichere eigene Erfahrungen und Beobachtungen in gerichtlich-medicinischen Dingen zu machen,
sich gemüssigt sieht, ein „Lehrbuch" der gerichtlichen Medicin zu schreiben, so hat er im verdoppelten Maasse die Verpflichtung, den herbeigezog-
nen literarischen Apparat, auf den allein er sich stützen kann, mit Critik,
Treue und Sorgfalt zu benutzen, damit seiner Arbeit, in Ermanglung höhern
Werthes, wenigstens der des compilatorischen Fleisses gesichert bleibe. Im
entgegengesetzten Falle kann er für seine Arbeiten kein Vertrauen fordern.
Der leidige falsche Citatenprunk ist es, der es veranlasst hat, dass sich im
Laufe der Zeiten so viel Irriges, so viele Tradition in der gerichtlichen
Medicin festgesetzt hat. Deshalb habe ich es für Pflicht gehalten, bei Gele-
genheit eines solchen Mährchens, wie das spontane *Emphys. pulmon. neonat.,*
„das ja, wie die Citate in den Lehrbüchern beweisen, zweifellos existirt",
mit dieser Anmerkung nicht zurück zu halten.

§. 94. Fortsetzung. γ) Fäulniss der Lungen.

Der letzte, gegen die Schwimmprobe erhobene Einwand
ist der, dass auch fötale Lungen vollständig schwimmfähig werden können, wenn sie durch Entwicklung von Fäulnissgasen
lufthaltig geworden waren. Es wird Niemandem einfallen, die
Thatsache an sich bestreiten zu wollen. Allein ein sorgsamer
Gerichtsarzt wird sich auch hier nicht täuschen lassen, und die
Diagnose zwischen dem beiderseitigen Luftgehalt der Lungen,
dem durch Athmung und dem durch Zersetzung erzeugten, ist
nicht sehr schwierig. Denn zunächst bleibt es, auch nach meinen sehr zahlreichen Beobachtungen, wahr, dass die Lungen zu
denjenigen Weichtheilen gehören, die am spätesten von der Verwesung ergriffen werden. Dies ist die grosse Regel, und die
Fälle, in denen ein besondres frühes Eintreten des Verwesungsprocesses in den Lungen, vor der allgemeinen Verwesung,
beobachtet wird, gehören zu den sehr seltenen Ausnahmen (§. 93.).
Schon allein aus diesem Grunde kann man daher mit Bestimmtheit urtheilen, dass wenn Lungen aus einem noch frischen, aber
auch aus einem, nur erst wenig in Fäulniss übergegangenen
Leichnam schwimmen, dies Schwimmen gewiss nicht von Fäulnissgasen herrühre und die adjuvirenden übrigen Sectionsbefunde, betreffend die Athemprobe, werden den Beweis vervoll-
ständigen. Dazu kommt, dass das äussere Ansehn der Lungen
bei einiger Vorsicht die Diagnose ergiebt. Ich habe bereits
oben (§. 22. allg. Thl. S. 58) ausführlich das Ansehn von Lungen geschildert, die von der Verwesung ergriffen zu werden
begonnen hatten, und verweise auf diese Schilderung. Einen
Unterschied darin, ob die Lungen todtgeboren waren oder geathmet hatten, habe ich nicht wahrgenommen. Immer sind es
die Hirsekorn-, oder Perlen-, oder Bohnengrossen Luftblasen
unter der *Pleura* die entweder ziemlich alle in gleicher, oder
in ganz verschiedener Grösse, entweder noch vereinzelt, oder
gruppenweise und wie Perlenschnüre nebeneinander sitzend, auf

der Oberfläche der Lungen, besonders gern auf ihrer Basis, oder in den Interstitien der Lappen sehr deutlich sichtbar sind, und die auch sichtbar bleiben, auch wenn später die innern Zellen des Parenchyms fäulnisslufthaltig werden, was man mit dem Auge nicht mehr erkennen kann. An jener äussern Beschaffenheit aber erkennt man sogleich die Anwesenheit der Fäulnissgase, als Fingerzeig für die Beurtheilung des Werthes der Schwimmprobe im vorliegenden Falle, auch wenn die Farbe der Lungen noch gar nicht verändert und *resp.* ganz fötal oder postfötal wäre. Starkes und ganz gelungenes Lufteinblasen kann freilich ganz ähnliche, von den geschilderten Fäulnissblasen nicht zu unterscheidende Bläschen erzeugen; allein in gerichtlichen Fällen kann vom künstlichen Lufteinblasen in der Regel nicht die Rede sein (§. 92.). Im weitern Fortschritt der Verwesung vollends, wenn die Lungen den Glanz ihres serösen Ueberzuges verlieren, dunkelgrau, endlich schwarzgrau, breiig und stinkend werden, ist eine Verwechselung der Ursache ihrer Schwimmfähigkeit gar nicht mehr möglich. Ich bin weit entfernt in Abrede zu stellen, dass das Schwimmen der Lungen an sich noch etwas beweisen könne, wenn dieselben, wie der ganze Leichnam, bereits in diese hohen Verwesungsgrade übergegangen sind, besonders da ich kein Criterium kenne, wonach man ganz verfaulte fötale von ebenso verwesten, aber respirirt habenden Lungen unterscheiden könnte, wenn beide schwimmfähig sind. Allein selbst bei solchen Leichen kann die Schwimmprobe noch von practischen Werthe sein, dann nämlich, wenn sie ein negatives Ergebniss liefert, z. B. wenn die Lungen eines schon graugrünen Kinderleichnams untersinken, wie ich dies sehr häufig beobachtet habe (vergl. auch die Fälle 289—294). Die Verächter der Athemprobe haben solche Fälle entweder nicht gekannt, oder wenigstens nicht zu erwähnen für gut befunden. Mir ist diese negative Beweiskraft des Experimentes in zahlreichen Fällen sehr zu Statten gekommen, in welchen ich dann, nach den Ergebnissen der Gesammtathemprobe, trotz der grössten allgemeinen Verwesung, noch mit mehr oder weniger Gewissheit urtheilen konnte, dass das Kind nicht gelebt hatte. Ich werde sogar zwei Fälle (292 und 293) mittheilen, betreffend sehr verweste Leichen Neugeborner, in welchen das faulende Herz und die Leber schwammen, die noch wohl erhaltenen Lungen aber untersanken.

§. 95. Fortsetzung. Sinken der Lungen nach der Athmung.

Wir haben noch den entgegengesetzten, gegen die Schwimmprobe vorgebrachten Einwand zu prüfen, dass auch Lungen, die geathmet hatten, untersinken können, folglich auch nach dieser Erfahrung die Lungenschwimmprobe ein „zweifelhaftes und ganz unzuverlässiges" Experiment sei. Die hier in Betracht kommenden Zustände sind: sogenannte Atelectase, suffocatorische Lungenhyperämie und Hepatisation (Splenisation) des Lungengewebes. Von diesen Zuständen ist bereits im §. 89. (S. 725) ausführlich die Rede gewesen. Dass sie, jeder für sich, die Lungen zum Sinken bringen können, ist unzweifelhaft. Vor Jahren habe ich vor den Augen vieler Zuhörer, und bloss zu deren Belehrung und um das Experiment der Athemprobe zu zeigen, die Leiche eines Kindes geöffnet, das notorisch acht Tage gelebt hatte und in der Charité verstorben war. Die Lungen hatten durchweg die braunrothe Farbe und compacte Consistenz fötaler Lungen und sanken bis in ihre kleinsten Parcellen vollständig unter. Bei Einschnitten ergab sich die vermuthete rothe Hepatisation und die diagnosticirte Pneumonie wurde durch das später eingesehene Krankenjournal bestätigt. Ganz ähnlich war ein Fall, ein zwei Tage altes Kind betreffend, das mit *Pemphigus* geboren und an einseitiger Pneumonie gestorben war. Die linke bläulich-rosenrothe Lunge schwamm eben so vollständig, als die rechte, roth hepatisirte sank. Ein Fall von Untersinken einer, durch Erstickung hyperämisirten Lunge beim Schwimmen der andern ist bereits oben mitgetheilt (213. Fall), und ähnliche Fälle werden in der unten folgenden

Casuistik vorgeführt werden (305 — 312. Fall). Aber was sollen alle solche Fälle beweisen? Doch wohl nicht die Unzuverlässigkeit der gesammten Athemprobe? Sagt doch selbst der eifrigste Vorfechter unter den neuern Verächtern dieses Experimentes, Henke, dass Zustände, wie die hier zur Sprache kommenden, höchst selten sind (das sind sie nicht einmal, wie man nur allein aus meinen eigenen Beobachtungen hier ersieht), und dass sie nicht verkannt werden können. Und in der That, wo solche Beschaffenheiten der Lunge, wie die hier bezüglichen, von einem Gerichtsarzte verkannt würden, und er deshalb allein, weil selbst beide Lungen untersanken, sich zu dem Urtheil verleiten liesse, dass keine Athmung Statt gehabt haben könne, da würde wohl die Insufficienz des „Sachverständigen", nicht aber die der Wissenschaft zu beklagen sein! Die Behauptung von der Unzuverlässigkeit, selbst nur der Schwimmprobe an und für sich im Allgemeinen und in der überwiegenden Mehrzahl aller Fälle, wegen der in diesem Paragraph besprochenen Zustände der Lungen, ist demnach zurückzuweisen.

§. 96. Fortsetzung. i) Einschnitte in die Lungensubstanz.

Es ist ein nicht selten vorgebrachter Irrthum, wenn man von der Blutleere der fötalen Lungen spricht, da ihre ernährenden Gefässe sie nothwendig mit Blut versorgen müssen. Aber eben so gewiss ist es, dass mit der Athmung, d. h. mit der Eröffnung der Bahnen des kleinen Kreislaufs, plötzlich eine grosse, neue Menge Blut in die Lungen einzuströmen beginnt, die in gar keinem Verhältniss zu der früher in ihnen vorhanden gewesenen Blutmenge steht. Leider! fehlt es uns bis jetzt an jedem Maassstab, um dies Verhältniss wissenschaftlich genauer zu bestimmen, denn dass es z. B. sich nicht verhält wie 2 : 1, dass die Lungen durch die Aufnahme des Blutes nach der Athmung nicht noch einmal so schwer werden, als sie im fötalen Zustande waren, haben wir oben bei Beleuchtung der Ploucquet'schen Blutlungenprobe (§. 90.) bereits bewiesen. Die

Thatsache an sich bleibt nichtsdestoweniger bestehn. Nothwendig muss sich dieser grössere Blutgehalt sinnlich wahrnehmbar zeigen, wenn man in das Lungenparenchym Einschnitte macht, und dadurch die Gefässe trennt, und nothwendig wird, zumal bei gelindem Druck, das ausfliessende Blut, sich verbindend mit der eingeathmeten Luft, die aus den zerschnittnen Zellen dringt, wobei das bekannte geringe, z i s c h e n d e G e r ä u s c h gehört wird, als b l u t i g e r, meist dunkel-blutiger S c h a u m hervorquellen. Welcher diagnostischer Werth für die Athmungsfrage auf dies Zeichen zu legen, wird leicht zu zeigen sein. Auch bei Einschnitten in fötale Lungen dringt hervor, und muss hervordringen, Blut, das oft mit etwas Schleim oder mit Fruchtwasser vermischt ist. Allein es bedarf eines verhältnissmässig starken Drucks auf die eingeschnittnen, ja nicht selten eines wirklichen Zusammenpressens der zerschnittnen Theile, um das Blut hervorquellen zu sehn, während bei Einschnitten in respirirt habende Lungen nicht gar selten, wenn die Organe grade stark bluthaltig, oder wohl gar wirklich hyperämisch sind, der blutige Schaum sich von selbst hervordrängt, oder auf den gelindesten Druck sich schon zeigt. Ferner fehlt grade die schaumige Beschaffenheit des Blutes, eben so wie das zischende Geräusch bei den fötalen Lungen, eben weil die Ursache beider Erscheinungen, der Luftgehalt in ihnen fehlt. Endlich wird man aus demselben Grunde beim Drucke der eingeschnittnen postfötalen Lungentheile unter Wasser sehr deutlich die ausgedrückte Luft in Form von k l e i n e n B l ä s c h e n emporsteigen sehn, nichts dergleichen aber bei fötalen Lungen wahrnehmen und wahrnehmen können. Die Unterschiede zwischen beiden Arten von Lungen in diesen Beziehungen sind so erheblich und so in die Sinne fallend, dass, wie ich immer wiederholt erfahre, selbst junge Aerzte, die nur erst ein- oder einigemal fötale und postfötale Lungen auf diese Weise prüfen sahen, dann darüber nicht mehr in Zweifel sind. Irrthümer in Betreff dieses Experimentes und seiner Beurtheilung sind bei einiger Sorgfalt nicht möglich. Zwar lassen —

wenn doch einmal von dem für die Praxis werthlosen Einwand die Rede sein soll — auch künstlich aufgeblasene Lungen, eben so wie durch Verwesung lufthaltig gewordne, gleichfalls beim Druck der eingeschnittnen Stellen ein Zischen hören, und zeigen, unter Wasser gedrückt, aufsteigende Luftbläschen; allein durch beide Bedingungen kann natürlich der Blutgehalt der Lungen nicht im Geringsten vermehrt werden, und deshalb wird man auch hier immer den wirklichen blutigen Schaum vermissen. Endlich ist zu bemerken, dass dieser, trotz vorangegangner Athmung fehlen, oder unscheinbar werden kann, wenn die Lungen schon von der Verwesung ergriffen, und durch dieselbe, wie der ganze Körper, anämisch geworden sind; oder wenn das Blut aus den geathmet habenden Lungen durch Verblutung, die das Kind tödtete, entfernt worden war. In beiden Fällen aber sind die übrigen diagnostischen Zeichen so in die Augen fallend, dass auch der weniger Geübte, bei Erwägung derselben, nicht getäuscht werden wird. Aus diesen Gründen muss die Erscheinung vom Hervorquellen blutigen Schaums, bei sanftem Druck auf eingeschnittne Lungentheile, als ein Zeichen von höchstem Werthe erklärt werden.

§. 97. Der Knochenkern in der Oberschenkel-Epiphyse.

Das Preussische Regulativ (S. 100) beschränkt die in Betreff des zweifelhaften Lebens des Kindes nach der Geburt vorschriftsmässig anzustellenden Untersuchungen an der Leiche auf die bis hierher betrachteten, und verlangt mit grösstem Rechte nicht weiter von den Gerichtsärzten, dass sie auch noch den Zustand der Fötalgefässe und Canäle berücksichtigen, und den Inhalt der Harnblase oder des Mastdarms, welche Organe ohnedies, wie in jedem Lebensalter, zu untersuchen sind, im Gutachten als Criterium der Athemfrage erwägen sollen. Nichtsdestoweniger geschieht dies aus althergebrachter Gewohnheit fortwährend von allen Physikern in der ganzen Monarchie, wie so manches Andre in der forensischen Praxis sich lediglich in

Folge der Tradition fortgepflanzt und erhalten hat.   Dagegen
erwähnt das Regulativ nicht zweier Untersuchungs-Objecte, die
erst Ergebnisse neuster Forschung sind.   Wir meinen zunächst
den Knochenkern in der Epiphyse des Oberschenkels.   Von
diesem nicht mehr zu übersehenden Zeichen ist aber bereits
ausführlich (§. 80. spec. Thl. S. 692) die Rede gewesen, wo es
als Zeichen der Reife gewürdigt worden ist.   Als Ergebniss
des beim lebenden Kinde stetig und kräftig fortschreitenden
Ossificationsprocesses hat dieser Knochenkern aber auch seinen
relativen Werth zur Beurtheilung des zweifelhaften Kindeslebens
nach der Geburt.   Wir wiederholen den oben schon aufgestellten Satz: dass ein Knochenkern von mehr als drei Linien rh. im Durchmesser auf Leben des Kindes nach
der Geburt schliessen lässt.   Nur gilt dieser Satz nicht
umgekehrt, denn ich habe bereits oben (S. 693, 694) Beobachtungen
mitgetheilt, Neugeborne betreffend, die notorisch nach der Geburt gelebt hatten, und bei denen der Knochenkern noch nicht
den genannten Durchmesser erreicht hatte, wie dort auch bereits die Umstände angedeutet sind, welche höchst wahrscheinlich in den einzelnen Fällen die Fortschritte des Ossificationsprocesses hemmen.

§. 98. Harnsaure Sedimente in den Bellini'schen Röhrchen.

Cless hat zuerst in Deutschland auf die gleich zu schil-
dernde Erscheinung des Vorkommens von harnsauren Salzen in
den Nieren neugeborner und kleiner Kinder aufmerksam gemacht, welche Salze sich in den Nierencanälchen niederschlagen,
und welche Sedimente man später etwas unpassend den Harn-
säure-Infarct genannt hat. *)   Wenn man Nieren, die diese Sedimente enthalten, wie gewöhnlich bei der Section, von ihrer
Wölbung nach dem Becken hinein vertical durchschneidet und
die beiden Hälften auseinander legt, so sieht man mit dem un-

---

*) Med. Corresp. Blatt des würtemb. ärztl. Vereins 1841. II. S. 114.

bewaffneten Auge das Sediment ganz deutlich in der Form
hochgelbrother Puncte oder Streifchen, nämlich die mit demselben angefüllten Canälchen der Pyramiden (s. die Abbildung
Taf. VII. Fig. 21. u. 22.) Eine Verwechslung mit Fettkörper-
chen wird, namentlich beim Gebrauch der Lupe, geschweige
des Microscops, nicht möglich sein, obgleich Fettpünctchen dem
etwas kurzsichtigen Auge für den ersten Anblick diesen Sedi-
menten allerdings etwas ähnlich sehn. Vielfache spätere Beobachtungen von Engel, Schlossberger, Martin, Virchow,
Hoogeweg, Hodann, so wie unsre eigenen, haben die Existenz dieses Befundes an sich ausser allem Zweifel gesetzt.
Seitdem aber Schlossberger *) die Behauptung aufgestellt,
„dass die Niereninjection mit harnsauren Salzen sich nie in
Kinderleichen finde, wenn die Kinder nicht geathmet hatten,
man daher aus ihrem Befunde mit hinreichender Sicherheit auf
vorangegangnes Leben des Kindes schliessen könne (aber
nicht umgekehrt)", hat die Frage eine gerichtlich-medicinische
Bedeutung gewonnen, um so mehr, als man immer noch vielseitig nur zu geneigt ist, den bisher bekannten Zeichen der
Athemprobe zu misstrauen. Die Meinung Schlossberger's
theilen Virchow **) und Elsässer ***), während Martin †)
und Weber ††) jenen Schluss für nicht gerechtfertigt halten,
und Hoogeweg †††) und Hodann ††††) der Erscheinung
nur den Werth eines, die Athemprobe unterstützenden Beweises

---

*) Archiv für physiol. Heilkunde. 1850. IX. S. 547.

**) Verhandlungen der Gesellschaft für Geburtshülfe in Berlin. 1847. II.
S. 170.

***) a. a. O. S. 77.

†) Jenaische Annalen für Phys. u. Med. 1850. S. 126.

††) Beiträge z. pathol. Anat. der Neugebornen. 1854.

†††) m. Vierteljahrsschrift VII. 1. S. 33 u. f.

††††) Jahresbericht der Schlesischen Gesellschaft für vaterl. Cultur für
das Jahr 1854. Breslau. (1856.) 4. S. 139 u. f. (Auch als Separatabdruck,
Breslau 1856, erschienen.) Eine ganz erschöpfende Monographie über den
Gegenstand mit einer Abbildung.

vindiciren. Es muss für den forensischen Gesichtspunct schon
als sehr bedenklich erscheinen, dass die bisherigen Forschungen
an todtgebornen oder an Kindern, die bald nach der Geburt
verstorben waren (denn nur solche können gerichtlich-medici-
nisch von Interesse sein), noch nicht einmal die Frage ganz
festgestellt haben: ob die harnsauren Sedimente eine normale,
physiologische oder eine abnorme, pathologische Erscheinung
seien? Für physiologisch und bedingt durch die grossen Um-
wandlungen des vegetativen Kindeslebens nach seiner Ausschlies-
sung aus dem *Uterus*, halten sie Engel*), Virchow, Martin und Hodann (a. d. a. O.); für pathologisch v. Meckel**)
und v. Faber***), während Schlossberger †) die Frage un-
entschieden lässt. Aus diesen Zweifeln geht schon hervor, wie
oft dieser Befund in Leichen Neugeborner fehlen müsse, und
die Thatsachen, auch unsre eigenen häufigen, wenn auch noch nicht
grade massenhaften Beobachtungen an gerichtlichen Leichen wirklich neugeborner Kinder, haben dies vollkommen bestätigt (vgl. die
Listen bei Schlossberger a. a. O.) Schon jetzt lässt sich
daher mit Gewissheit annehmen, dass aus dem Fehlen des
harnsauren Sedimentes an sich auf Leben oder Todtgeburt des Kindes nicht geschlossen werden könne.
Allein es sind auch bereits drei Fälle bekannt von vor und in der
Geburt verstorbnen Kindern (Hoogeweg, Martin und Virchow a. d. a. O.), bei denen das Sediment gefunden worden.
Es ergiebt sich hieraus von selbst, dass auch das Vorhandensein des Befundes an sich im concreten Falle wohl mit
einiger Wahrscheinlichkeit gegen Todtgeburt zeugen würde,
aber keinesfalls mit Gewissheit das Extrauterinleben
würde feststellen lassen dürfen. Allerdings war das Verhältniss
dieses Befundes als intrauterinen bis jetzt noch ein sehr gering-

---

*) Oesterr. medic. Wochenschr. 1842.
**) Annalen des Charité-Krankenhauses. IV. 2. Berlin, 1853.
***) Anleitung zur gerichtl. Unters. neugeb. Kinder. Stuttg. 1855. S. 145.
†) a. a. O. S. 545.

fügiges, und wo das Sediment gefunden worden, hatten die Kinder in einem überwiegenden Verhältniss aller Beobachtungen überhaupt (108 : 119) mindestens schon zwei, und bis zu 60 Tagen gelebt gehabt. *) Bei dieser Sachlage ist es gestattet, den Befund der harnsauren Sedimente in den Nierencanälchen als Hülfsbeweis für den Beweis der Gesammt-Athemprobe, dass das Kind nach der Geburt noch zwei Tage und länger gelebt habe, zu benutzen. Erwägt man aber, dass ein so lange nach der Geburt fortgesetztes Leben in der Regel und der überwiegenden Mehrzahl aller Fälle am gerichtlichen Sectionstisch zu Zweifeln gar nicht mehr Veranlassung geben kann, so zeigt es sich, dass dies ganze Thema nur einen sehr untergeordneten Werth für die gerichtliche Medicin, einen bei weitem grössern aber für Physiologie und Pathologie hat, denen die weitere Erforschung und Ausbeutung desselben überlassen werden muss.

§. 99. Der Nabelschnurrest. Demarcationsring. Mumification. Abfall.

Es ist bereits im §. 77. (S. 677) des Nabelschnurstranges Erwähnung geschehn, in so weit er zur Diagnose des Alters der Neugeborenheit zu benutzen ist. Was seine Bedeutung als Zeichen des Lebens nach der Geburt betrifft, so ist zunächst darauf aufmerksam zu machen, dass man bei noch frischen Leichen um die Wurzel (Insertion) des Nabelstranges herum einen etwa linienbreiten hochrothen Ring sieht, der nicht als Product der begonnenen Absetzung des Stranges, folglich als Zeichen einer lebendigen Reaction, betrachtet werden darf. Denn dieser Hof bildet sich schon im *Uterus* und wird daher auch bei todtgebornen Kindern beobachtet. Seine Wahrnehmung aber ist bei Leichen unmöglich, die schon, wie grade bei denen der Neugebornen in der Gerichtspraxis so häufig, von Verwesung am Bauche grün gefärbt oder wohl gar schon schwarzgrün und von der Oberhaut entblösst sind. In diesen leider! sehr häufi-

---

*) S. die Liste bei Hodann a. a. O. S. 150.

gen Fällen entzieht sich der Beobachtung auch ein anderes,
weit erheblicheres Zeichen, das mit dem eben genannten nicht
zu verwechseln ist, und das einen unzweideutigen Beweis für
das Extrauterinleben des Kindes abgiebt, die Erscheinung
nämlich der begonnenen Abstossung des Nabelschnurrestes.
Es ist dies wieder ein, gewöhnlich an zwei Linien breiter ro-
ther Ring um die Wurzel, aber mit Aufwulstung, entzündlicher
Anschwellung der betreffenden Bauchhautstellen und leichter
eitriger Absonderung aus dem Nabelringe. Diese Phänomene
können sich schon am dritten Tage des Lebens zeigen. Die
Eiterung aber kann, wie jeder Arzt aus der Praxis weiss, häufig
und in verstärktem Maasse noch sogar 8 — 14 Tage, ja länger,
nach dem gänzlichen Abfall des Stranges fortdauern. *) Etwas
früher, gewöhnlich gegen Ende des zweiten Tages des Lebens
beginnt die Mumification des Stranges von der Trennungsstelle ab nach der Wurzel fortschreitend, die sie am vierten bis
fünften Tage erreicht. Man hat (Billard, Hervieux u. A.) die
Vertrocknung der saftigen Schnur als Act der Vitalität, folglich
als Beweis des Athmungslebens des Kindes, gedeutet. Nichts
aber ist irriger, wie schon die Versuche von Günz, Elsässer
und H. v. Meckel bewiesen haben, denen ich die meinigen sehr
zahlreichen und in jedem Semester fortwährend fortgesetzten
anschliessen kann. Sie wurden stets vergleichend mit natürlich
mumificirten und abgefallnen Nabelschnurresten aus der Entbindungsanstalt und mit, von Leichen todtgeborner Kinder abgeschnittnen, noch frischen, saftigen Schnüren angestellt. Letztere
wurden, und zwar derselbe Nabelstrang jedesmal in seinen beiden Hälften, theils im Freien in der Sonne, theils in einem ge-
wölbten, ganz trocknen, schattigen Keller getrocknet. Im Schatten wird etwa die Hälfte der Zeit mehr erfordert, als in der

---

*) Das physiologisch-pathologische des Processes hat H. v. Meckel mit
grosser Gründlichkeit geschildert: „die Eiterung beim Abfallen des Nabel-
strangs" in den Annalen des Charité-Krankenhauses zu Berlin. 1853. IV. 2.
S. 218 u. f.

Sonne, um die völlige Vertrocknung zu Stande zu bringen, wozu 3—6 Tage in der Sonne, 6—12 Tage im Schatten gehören. Hält man nun drei Stücke von natürlich am lebendigen Leibe des Kindes mumificirten und von nach dem Tode künstlich in der Sonne oder im Schatten eingetrockneten Nabelsträngen zusammen, so ist selbst mit der Loupe nicht der geringste Unterschied wahrnehmbar. In allen dreien dieselbe bandartige Fläche, dieselbe Neigung zur Windung um die Längenaxe, dieselbe allbekannte grauschwarze Färbung mit leichtem Durchschimmern von rothen feinen Gefässen, dieselbe pergamentartige Consistenz und endlich dasselbe Verhalten beim Einweichen in kaltes und heisses Wasser. Schon nach einer Stunde erweichen sich die lederharten Stränge, sie schwellen etwas an, sind etwas gefügig beim Biegen und Manipuliren und werden schillernd grau weiss. Aber auch beim längern Liegen im Wasser stellt sich der frühere Character des Stranges in seiner Frische nicht wieder her, und derselbe bleibt grau-verwaschen aussehend und lederartig. Diese Versuche sind bei etwanigen vorkommenden Fällen von nach dem Tode mit schon mumificirter Nabelschnur ins Wasser gekommenen Kindern zu verwerthen. Denn da die noch frische Nabelschnur, da ferner auch eine nicht mehr frische, aber feucht-faulende Schnur, wenn sie ins Wasser kommen, nicht mumificiren, sondern colliquesciren, so kann man bloss aus dem Befunde von Mumification der Nabelschnur an aus dem Wasser gezognen Kindesleichen schon schliessen, dass das Kind bereits, und zwar mehrere Tage wenigstens, todt gewesen sein musste, bevor es ins Wasser gekommen war. Eben so wenig mumificirt der Nabelstrang des todten Fötus im Fruchtwasser, und man wird deshalb niemals ein sogar todtfaules Kind mit einer mumificirten Nabelschnur geboren werden sehn. Daher gestattet dieser Befund noch einen andern, practisch wichtigen Schluss. Wenn nämlich die Untersuchung des Leichnams ergäbe, dass das Kind todtgeboren worden, an dem sich ein eingetrockneter Nabelschnurrest befand, und wenn, wie

so häufig, die Zeit der Todtgeburt vom Richter in Frage gestellt wird, so kann man mit Sicherheit schon aus diesem Befunde allein, und abgesehn von der Schätzung der Fortschritte
der Verwesung, annehmen, dass das todtgeborne Kind vor dem
Auffinden schon mehrere Tage an der Luft gelegen haben
musste. — Um auf die Hauptfrage zurück zu kommen, so muss
nach den oben geschilderten Versuchen als ganz unzweifelhaft
festgestellt werden: dass die Mumification der Nabelschnur nicht den geringsten Werth als Beweis des
Extrauterin-Lebens hat. Anders natürlich der vollständige
Abfall des Stranges. Er geschieht vom vierten Tage an bis
zum sechsten und siebenten. Nur grosse Unwissenheit oder
Flüchtigkeit würde in Betreff der abgefallnen Nabelschnur eine
solche annehmen, wo vielleicht nur ein Ausreissen des Stranges
aus dem Nabelringe Statt gefunden hatte; denn hier ist dieser
in seinen Rändern zerfetzt und blutig, was selbst bei verwesten
Leichen noch sehr leicht von einer wirklich vernarbten Nabel-
grube zu unterscheiden ist. Dass aber der schon vernarbte
Nabel ein untrügliches Zeichen des, und zwar mindestens schon
vier bis fünf Tage fortgesetzt gewesenen Kindeslebens ist, bedarf keiner Erwähnung.

§. 100. Obliteration der intrauterinen Circulations-Wege.

Mit grösstem Recht fordert das Preussische „Regulativ" gar
nicht von den Gerichtsärzten, dass sie das Offen- oder Ver-
schlossensein des *Foramen ovale, Ductus arteriosus Bot.*, der Nabelarterien und Vene, und des *Ductus venosus* als Criterien des
Athmungslebens bei der Obduction Neugeborner beachten sollen. Denn es versteht sich von selbst, dass diese Fötal-Circula-
tions-Wege bei Neugebornen, auch wenn man diesem Begriff die grösstmöglichste Ausdehnung geben und ihn z. B. bis
zum gänzlichen Abgefallensein der Nabelschnur ausdehnen wollte,
immer offen gefunden werden müssen, da sie sich erst so spät
nach der Geburt ganz verschliessen, dass der Befund ihrer

Obliteration gar keinen Werth mehr hat. Das eirunde Loch findet man völlig nicht vor dem zweiten bis dritten Monat verwachsen. Die genauen anatomischen Untersuchungen, namentlich Elsässer's *), über seine allmähliche Verschliessung haben ein bedeutendes physiologisches, aber kein practisches gerichtlich-medicinisches Interesse, da bis nach den ersten Tagen des Lebens noch gar kein Anfang des Obliterations-Processes in irgend auffallender Weise bemerkbar ist, aber eben nur diese ersten Stunden, höchstens ersten Tage des Neugebornen in Betreff des zweifelhaften Lebens in Frage stehn. Ganz dasselbe gilt vom *Duct. arteriosus*, der in den ersten 3—4 Tagen noch weit offen ist, allmählig sich zu verengern beginnt, den man aber oft genug noch nach acht Wochen der feinen Sonde zugänglich findet. Die feinen Formveränderungen, welche Bernt in der fortschreitenden Metamorphose des Canals zum Ligament beobachtet haben und als Criterien mit benutzt wissen will, sind hiernach gleichfalls für den gerichtlichen Sectionstisch unerheblich. Am frühsten von allen Fötalcanälen schliessen sich die Nabelarterien, die sich schon nach acht bis zehn Stunden nach der Geburt des lebenden Kindes zu verengern beginnen, aber ihre Obliteration erfolgt in der Regel nicht vor fünf bis sechs Tagen, die der Nabelvene noch später, während endlich der *Ductus venosus* sehr häufig noch bei 1—2monatlichen Kindern ganz offen gefunden wird. Nach solchen, durch die allgemeine Erfahrung längst festgestellten und bekannten Thatsachen ist es am gerathensten, den Zustand dieser Fötalcanäle am gerichtlichen Sectionstisch ganz und gar nicht in den Kreis der Untersuchungsbefunde zu ziehn, denn die amtliche Erfahrung lehrt, dass durch Beachtung von Sectionsergebnissen, die nicht wesentlich zur Sache gehören, zumal von Subtilitäten an denselben, wie sie hier z. B. die von Bernt geschilderten Vorgänge im Botalli'schen Gang sind, das Urtheil der Ge-

---

*) a. a. O. S. 65 und Henke's Zeitschr. Bd. 64. S. 247 u. f.

richtsärzte leicht schwankend gemacht und dann „der Wald vor Bäumen" nicht gesehn wird.

§. 101. Harnblasen- und Mastdarm-Probe.

Die unbegründeten Zweifel gegen den Werth der Athemprobe und die eben so unbegründete Annahme, dass die Entleerung der Darm- und Blasen-Excremente lediglich respiratorische Acte seien — die bekannte Thatsache, dass Kindspech im Fruchtwasser des Eies gefunden wird, beweist schon das Gegentheil — haben zu der Einführung der Blasen- und Mastdarm-Probe in die Gerichts-Praxis Anlass gegeben. Eine volle Harnblase, ein mit *Meconium* angefüllter Mastdarm sollen beweisen, dass das Kind nicht, entleerte Blase und *Rectum*, dass dasselbe geathmet habe! Aber was beweist denn der gleichzeitige Befund, wie wir ihn unzählige Male angetroffen haben, einer gefüllten Blase und eines leeren Mastdarms, oder umgekehrt?! Es ist begreiflich, dass sich aller Orten in der gerichtlichen Medicin im Laufe der Zeit Schlacken angesetzt haben, da die Gelegenheit, medicinisch-forensische Erfahrungen in einiger Ausdehnung zu machen, so selten ist: unbegreiflich aber mag es genannt werden, dass Theorieen, wie die einer Blasen- und Mastdarm-Probe sich haben einbürgern (und noch in den neusten Lehrbüchern bedingte Fürsprecher finden) können. Denn jede Hebamme weiss, dass das kräftigste, gesundeste Neugeborne nicht immer gleich nach oder in den ersten Stunden nach seiner Gebut d e Windeln beschmutzt und allein mit dieser trivialsten aller ärztlichen Beobachtungen ist die Critik dieser „Probe" gegeben. Ein fragliches Kind wird also drei, sechs, zehn und mehr Stunden gelebt haben können, und dennoch bei der Obduction noch gefüllte Ausscheidungsorgane *resp.* eines von den beiden, zeigen. Oder es hatte bereits urinirt und die entleerte Blase war wieder gefüllt worden, und die Section zeigt sie voll. In andern Fällen rührt die Leere beider Organe oder Eines derselben, nicht von lebendiger Ausscheidung, sondern von mechanischem Druck her, den der Bauch irgendwie bei der Geburt oder durch Manipulationen nach dem Tode beim Entkleiden, Transport u. s. w. der Leiche erlitten, wie es denn namentlich bei weiblichen Leichen Neugeborner gar nicht schwer ist, durch Druck auf die Blasengegend den Urin zu entleeren. Es kann hiernach nur gebilligt werden, dass das „Regulativ" dieses absurden Beweismittels mit keinem Worte erwähnt, und, setzen wir hinzu, der Gerichtsarzt möge dasselbe auch nicht einmal als Unterstützungs-Beweis für· oder gegen das zweifelhafte Leben neben andern Beweisen benutzen, da ihm aller und jeder Grund und Boden fehlt, und Staatsanwalt oder Vertheidiger darin mit Recht nur Angriffspuncte gegen das Gutachten finden werden. — Dass eine Untersuchung des Zustandes der Blase und des Mastdarmes deshalb bei Neugebornen, wegen möglicher andrer Befunde, so wenig unterbleiben darf, als in allen andern Lebensaltern, braucht nicht erwähnt zu werden.

§. 102. Sugillationen.

Die Beweiskraft der irgendwo an Neugebornen aufgefundenen Sugillationen für das extrauterine Kindesleben, die von den Aeltern sehr hoch gehalten wurde, aber auch noch von den Neuern keinesweges überall verworfen wird, stützt sich auf die Annahme, dass Blutaustritt aus den Gefässen Kreislauf, also Leben, voraussetze. Aber auch hier hat man unbegreiflich wieder einem aprioristischen Satze zu Liebe die alltäglichsten Erfahrungen, wie sie die blosse geburtshülfliche Praxis liefert, ganz aus den Augen gesetzt. Das Moment aber hat, ausser seiner Bedeutung für die Lebensfrage, noch eine zweite, nicht minder wichtige, insofern diese, einmal als Beweise Statt gehabten Lebens nach der Geburt anerkannten Sugillationen (Ecchymosen), zumal wenn ihr Blut mehr oder weniger geronnen, dann mit eben so viel Sicherheit als Wirkungen einer äussern Gewalt anerkannt wurden. Ein doppelter und folgenreicher Irrthum!

Nichts beweist weniger das vorangegangene Athmungsleben, als
ein Blutaustritt aus den Gefässen, den man irgendwo in der
Leiche findet. Blosse Ausschwitzung aus den Wandungen, wohl
auch schon vor sich gegangene Zerstörung kleinerer Gefässe
durch den Verwesungsprocess mit dann folgendem Erguss ihres
Inhaltes in die Nachbargebilde erklären die ungemein häufige
Erscheinung von mehr oder weniger erheblichen, oft sehr ausgedehnten Blutlachen, namentlich am Kopfe, bei todtfaul gebornen Kindern, bei Subjecten also, wo der intrauterine Tod gar
nicht mehr in Frage gestellt werden kann. Nicht weniger häufig
wird eine Zerreissung von Gefässen durch den, auch nicht einmal nothwendig sehr erschwerten, Geburtsact Veranlassung zu
wirklichen Ecchymosen, namentlich unter der Kopfhaut, das allbekannte *Caput succedaneum*. Dass diese Kopfgeschwulst weit
häufiger als man anzunehmen geneigt ist, nicht bloss einen öde-
matösen Character, sondern wirklich in der Tiefe einen mehr
oder weniger reichlichen Blutinhalt habe, der sich nur beim le-
benbleibenden Kinde rasch resorbirt, möchte ich aus der unge-
meinen Häufigkeit solcher Blutergüsse bei unsern gerichtlichen Sectionen schliessen, die man am allergewöhnlichsten im Zellgewebe
der *Galea*, in Form einer blutigen Gallerte, bald auf, bald und
in den seltnern Fällen unter dem *Pericranio* vorfindet. Eine
genauere Schilderung dieser Blutergüsse ist unten in §. 109.
gegeben. Es ist nicht dringend genug vor dem Irrthum zu
warnen, der, wie mir amtlich wohl bekannt ist, gar nicht selten
begangen wird, diese Befunde ohne Weiteres für Folgen einer
dem Kinde zugefügt gewesenen Gewalt oder eines Sturzes mit
dem Kopfe auf dem Boden bei der Geburt zu erklären. Ganz
besonders leicht kommen Ungeübte dazu, wenn sie Gerinnungen
in den Sugillationen finden, wie denn Blutgerinnungen in diesen
subaponeurotischen Schädel-Sugillationen die gewöhnlichste Erscheinung sind. Wir wiederholen nicht, was oben (§. 10. allg.
Thl. S. 26) bereits zur Bekämpfung der irrigen Ansicht von
der Unmöglichkeit der Blutgerinnung nach dem Tode angeführt

und durch Thatsachen erhärtet worden ist (3. — 9. Fall). Dass aber diese Blutergüsse, flüssig wie coagulirt, auch bei ganz unzweifelhaft todtgebornen Kindern, und zwar ungemein häufig vorkommen, wird Niemandem entgangen sein, der auch nur einige dergleichen Leichen zu untersuchen gehabt hat. *) — Hierher gehören ferner die seltnen Fälle, in welchen sich bei mit Umschlingung der Nabelschnur Todtgebornen einzelne wirkliche, durch Einschnitte als solche nachgewiesene Sugillationsstellen in der Strangrinne finden, wieder also Blutergüsse vor dem eingetretnen Athmungsleben, so wie endlich die früher (§. 40. spec. Thl. S. 464) geschilderten Capillar-Ecchymosen (Petechial-Sugillationen) unter der Lungenpleura und an Aorte, Herz und Herzbeutel bei unzweifelhaft vor der Geburt abgestorbnen Kindern. **Nicht im Geringsten also beweisen Extravasate von Blut, selbst nicht von geronnenem, dass ein Athmungsleben des Kindes Statt gehabt hatte.**

§. 103. Schlussatz über die Beweiskraft der Athemprobe.

Der Gerichtsarzt ist berechtigt anzunehmen, und kann sich in seinem Gewissen beruhigt halten, wenn er, unbekümmert um die Folgen seines Ausspruchs, mit Gewissheit annimmt, dass ein neugebornes Kind in und nach der Geburt geathmet habe:

1) wenn der Stand des Zwerchfells zwischen der fünften und sechsten Rippe ist;

2) wenn die Lungen die Brusthöhle mehr oder weniger ausfüllen, jedenfalls nicht erst durch künstliche Auseinanderweitung der durchschnittnen Wände aufgesucht zu werden brauchen;

3) wenn die Lungengrundfarbe durch inselartige Marmorirungen unterbrochen ist;

---

*) Auch Elsässer (a. a. O. S. 62) erzählt einen Fall, in dem sowohl ein geronnenes Extravasat unter der *Galea*, als ein flüssiges unter dem *Pericranium* neben einer Fissur des Schädels vorhanden, und wo die Zange erst nach dem entschiednen Tode des Kindes angelegt worden war.

4) wenn die Lungen, bei umsichtig angestelltem Experiment, sich schwimmfähig zeigen;

5) wenn ein blutiger Schaum bei sanftem Druck auf eingeschnittne Lungenstellen hervorquillt.

Wie sehr noch der Beweis durch andre Criterien möglicherweise vervollständigt werden kann, z. B. durch Nabel, Knochenkern u. s. w., wenngleich er durch die eben genannten als geführt zu erachten ist, wie in manchen Fällen die individuelle Sachlage, z. B. Todesart, Verwesungsstand u. dgl., einzelne der obigen Zeichen alteriren kann und nach Umständen dann doch noch ein gewisses, in andern Fällen ein verschränkteres Urtheil gestatten wird, dies Alles ist in den vorstehenden Paragraphen erwogen worden. Einzelne Fälle werden immer vorkommen, in denen Umsicht und Combinationsgabe Seitens des gerichtlichen Arztes den geschriebnen Lehrsätzen unterstützend zur Seite stehn müssen.

§. 104. Wann die Anstellung der Athemprobe überflüssig?

Da die Athemprobe Antwort auf die Frage geben soll: ob das Kind nach der Geburt gelebt? so wird sich dem Arzte immer gleichzeitig die Vorfrage aufdrängen: ob dasselbe denn auch seiner Leibesverfassung nach habe leben, d. h. fortleben können? In Ländern, in denen, wie in Preussen, das Strafgesetzbuch eine Lebensfähigkeit, also auch eine Lebensunfähigkeit, gar nicht kennt, scheint es überflüssig, diese Vorfrage zu erheben, da streng genommen hiernach jede Frucht als eine lebensfähige vorausgesetzt werden müsste. Die Lächerlichkeit der Consequenzen dieses Schlusses braucht nicht hervorgehoben zu werden. In der That weichen aber auch selbst die individuellen Ansichten der Richter über diesen Punct ab, wie ich in der Praxis bei den, bei den Obductionen anwesenden Gerichtsdeputirten häufig wahrzunehmen habe. Der Arzt wird deshalb immer abzuwarten haben, ob der Richter nach seiner, des Arztes, Erklärung, dass das fragliche Kind kein lebensfähiges gewesen, mit ihm einverstanden ist, dass es dann keiner Obduction (also auch keiner Athemprobe) bedürfe, oder ob der Richter, unbekümmert um die Lebensunfähigkeit, die Eröffnung fordert, in welchem Falle sie (vgl. S. 93) geschehn muss. Im erstern Falle würde die Athemprobe, wenn ihre vollständige Anstellung nicht überhaupt und ohnedies gradezu unmöglich ist, unterbleiben: 1) bei allen Früchten unter einem Fruchtalter von mindestens 180 Tagen (rhein. bürgerl. Gesetzbuch Art. 312.), in den Ländern, in denen, wie im Preuss. Landrecht, der 210 te Tag als *terminus a quo* der Lebensfähigkeit gesetzlich gilt, bis zu diesem Alter der Frucht, so wie bei allen solchen Missgeburten, deren Fortleben durch die angeborne Missbildung absolut unmöglich gemacht war. 2) Ein Kind, dessen Nabelschnur bereits abgefallen und dessen Nabel vernarbt, ist kein Neugebornes mehr, und die Anstellung der Athemprobe an demselben natürlich vollkommen überflüssig. 3) Eben so überflüssig wäre das Experiment, wenn sich schon in der zuerst und vor der Brust zu eröffnenden und eröffneten Bauchhöhle ein unzweideutiger Beweis des Statt gehabten Lebens nach der Geburt vorfände, ich meine den Beweis einer schon in Wirksamkeit getreten gewesenen Verdauungsfunction in dem Befunde einer halb oder ganz gekästen Milch im Magen. Man wird freilich in den eigentlich gerichtlichen Fällen diesen Befund aus nahe liegenden Gründen nur in den allerseltensten Fällen erheben; es kommen indess Fälle vor von Kindern, die einen ganzen, auch wohl zwei Tage alt und bereits ernährt geworden, dann eines natürlichen Todes gestorben und aus irgend welchem Grunde, oft nur, um die Beerdigungskosten zu ersparen, versteckt oder weggeworfen worden waren, wo dann der Magen allein den sichersten Aufschluss über das Statt gehabte Leben giebt. 4) Endlich bedarf es natürlich nicht der Anstellung der Athemprobe, wenn aus der Beschaffenheit des Leichnams es unzweifelhaft ist, dass das Kind schon längere Zeit *in utero* abgestorben gewesen, dass es todtfaul geboren worden war. Das todtfaul geborne Kind aber ist als

solches gar nicht zu verkennen. Nicht Aufschwellung
der *Cutis*, nicht blasenartige Auftreibung oder gänzliche Abschin-
dung der Oberhaut, nicht graugrüne Färbung der Leiche, nicht
die verfaulte Nabelschnur, der allbekannte Geruch u. s. w. bilden die Diagnose, da auch jedes lebend geborne Kind zu seiner Zeit nach dem Tode alle diese Verwesungsphasen eingeht.
Im Gegentheil zeigt das todtfaul geborne Kind die meisten dieser Charactere gar nicht, und die Verwesung bei der Maceration im warmen Fruchtwasser ist in ihren Wirkungen von der
Verwesung ausserhalb des *Uterus* so ungemein verschieden, dass
das Product der erstern ein ganz specifisches Ansehn erhält,
das man gar nicht verkennen kann, wenn man es nur einigemale gesehn. Zunächst ist es auffallend, dass das todtfaul geborne Kind zwar einen höchst durchdringenden, durch einen
dünnen Sarg, Kisten u. dgl. gar nicht zu verbergenden und
zurück zu drängenden Geruch verbreitet; allein so widerwärtig
und unvertilgbar derselbe, so ist er doch gar nicht der gewöhnliche bekannte Geruch verwester Leichen, sondern er hat etwas
Süssliches, Fades, Unbeschreibliches, das ihn noch unerträglicher
macht. Noch auffallender ist zwischen beiden Leichen die allgemeine Farbe der Haut. Das todtfaul geborne Kind sieht nicht
und in keiner Schattirung grün aus, sondern mehr kupferroth,
stellenweise dazwischen rein fleischfarben. Nie fehlen Abschindungen der *Epidermis*, aber neben frischern derartigen Stellen
auf dem Körper zeigen sich ältere, in denen der Grund schon
gedunkelt und erhärtet ist. Die excoriirten Parthieen sind feucht,
schmierig und schwitzen fortwährend ein stinkend blutig-wässri-
ges *Fluidum* aus, das alle Umhüllungen der Leiche durchtränkt.
Eben so auffallend als die Farbe ist die allgemeine Form dieser
Leichen. Während jede hoch verweste Leiche immer noch
lange die Ründung der Contoure des Körpers zeigt, wenn die
Form auch durch Intumescenz entstellt und verunstaltet wird,
muss es Jedem sogleich auffallen, wenn er das todtfaul geborne
Kind vor sich hin legt, wie dieser Körper sich zu verflachen,

auseinander zu gehn Neigung zeigt. Bauch und Brust verlieren ihre Ründung und ihre Contoure bilden eine Ellipse, indem die Weichbedeckungen nach beiden Seiten hinaus sinken. Eben so wird auch selbst der Kopf, dessen Knochen eben so gelöst und verschiebbar sind wie bei allen andern verwesten Kindesleichen, flach und dadurch die Physiognomie widerwärtig entstellt, indem die Backen nach beiden Seiten auseinanderlaufen und die Nase ganz einsinkt. Es ist unmöglich, das Bild eines solchen Leichnams genau zu schildern, und würde es nicht lohnen, eine wirkliche Abbildung nach der Natur hier anzufügen, denn die hier so getreu als möglich gegebne Skizze ist genügend, um das todtfaul geborne Kind als solches zu characterisiren. Ein Leichnam, der sich so darstellt, zeigt ganz untrüglich, dass der Tod des Kindes schon intrauterin erfolgt war und macht folglich die Obduction, also auch die Athemprobe, ganz überflüssig. Dass dieselbe bei blosser gewöhnlicher Fäulniss des Kinderleichnams keinesweges wegen behaupteter Unzuverlässigkeit zu unterlassen sei, ist bereits oben (§. 94. S. 751) gesagt worden.

§. 105. Wie lange lebte das Kind, und wie lange ist es todt?

Diese beiden Fragen pflegt der Richter den Obducenten zur Vervollständigung des summarischen Gutachtens im Obductionstermine vorzulegen, nachdem dieselben erklärt hatten, dass das Kind gelebt habe. Die Beantwortung der erstern Frage hat richterliches Interesse wegen der Einschränkung des gesetzlichen Begriffs: Kindesmord als Tödtung des Kindes „in oder gleich nach der Geburt"; die der letztern Frage ist dem Richter bei unbekannten, aufgefundnen Kindesleichen (die die Mehrzahl unter den Leichen Neugeborner bilden,) namentlich deshalb wichtig, weil sie mit der Frage vom Niederkunftstermin der Mutter zusammenfällt, wenn das Kind nur eine ganz kurze Zeit gelebt hatte, und der Richter dann für seine öffentlichen Aufrufe, für die Vernehmung der etwa der Mutterschaft Verdächtigen u. s. w. durch den Ausspruch der Obducenten einen Anhalt gewinnt. — Die Antwort auf beide Fragen wird durch die Umstände des concreten Falles hauptsächlich bedingt. Wenn das Kind lebensfähig, kräftig und gesund gewesen war und kein Grund zur Annahme einer besondern Behinderung der Athmung nach der Geburt vorliegt, dann wird sich die Respiration mit allen ihren, in der Leiche nachweisbaren Folgen, in kürzester Frist vollständig hergestellt haben, und es wird z. B. nicht möglich sein zu bestimmen: ob das Kind eine halbe Stunde oder zwei, drei Stunden gelebt habe. In criminalgerichtlicher Beziehung und wegen des: „gleich nach der Geburt" hat aber nur eben eine solche ganz kurze Lebensfrist eine Bedeutung. Hätte das Kind länger, etwa bis zu zwei oder drei Tagen gelebt, dann würden zur Beantwortung der Frage die Zeichen der Neugeborenheit zur Erwägung kommen, worüber wir schon im §. 77. S. 673 u. f. das Erforderliche mitgetheilt haben. Bei gehöriger Umsicht können hier wesentliche Irrthümer in der Abschätzung nicht vorkommen, da die ganze Zeitfrist der Neugeborenheit an sich zu kurz ist. In Betreff der zweiten Frage: wie lange das Kind schon verstorben? kommen alle die mannichfachen Momente in Erwägung, die überhaupt bei der schwierigen Frage von der Zeit des Todes und von den Fortschritten der Verwesung zu berücksichtigen sind, welche wesentlich beim Neugebornen dieselben sind, wie in allen andern Lebensaltern, und über die wir uns bereits in grosser Ausführlichkeit *) ausgesprochen haben, worauf zu verweisen ist. Erleichtert wird den Obducenten ihr Urtheil, wenn sie erfahren, wo und wie die Kinderleiche aufgefunden worden, ob in Betten? im warmen oder kalten Zimmer? im Keller? im Wasser? in der Erde? ob nackt? ob in Kisten u. dgl.? ferner wann und wie lange vor dem Obductionstermin die Leiche aufgefunden und wo sie in dieser Zwischenzeit gelegen? u. s. w., Fra-

---

*) Allg. Thl. Kap. 2. §§. 6—22. S. 15 u. f.

gen, zu denen die Obducenten vollkommen berechtigt sind, und deren Beantwortung kein Richter verweigern wird. Wenn man hierzu dann die zur Zeit herrschende atmosphärische Temperatur, so wie die Todesart des Kindes in Erwägung zieht, und eine allgemeine Kenntniss der oben ausführlich geschilderten Umstände besitzt, so wird man eine allgemeine, wenigstens annähernd richtige Zeitabschätzung ohne besondre Schwierigkeit liefern können, die freilich um so richtiger die Wahrheit treffen wird, je mehr Uebung und Erfahrung den Obducenten zur Seite stehn.

§. 106. Casuistik.

289. bis 304. Fall.

Athemproben bei schon sehr vorgeschrittner Verwesung.

Aus der sehr grossen Anzahl der von uns angestellten Athemproben an Leichen Neugeborner, die in Berlin alljährlich fast genau den vierten Theil aller vorkommenden gerichtlichen Obductionsfälle ausmachen, will ich zunächst eine kleine Auswahl von Fällen mittheilen, in denen wir die Section und das Experiment, unsern oben dargelegten Grundsätzen gemäss, ausführten unter Umständen, die gewöhnlich, aber mit grösstem Unrecht, als Contraindicationen der Athemprobe aufgestellt werden. Der Gerichtsarzt ist gar nicht berechtigt, ein Beweismittel zu verschmähen, weil es möglicherweise nichts mehr zur Aufstellung des Thatbestandes beitragen kann. Wir unsrerseits erzielten sehr häufig auch bei ganz verwesten Kinderleichen noch ein Resultat für den Richter, das bei der ungerechtfertigten Zweifelsucht gegen die Beweiskraft der Athemprobe niemals erreicht wird.

289) Eine reife, ganz verweste, und schon graugrün gefärbte Frucht war im Wasser gefunden worden. Alle Organe, auch die Lungen, waren mit Fäulnissblasen besetzt. Letztere waren dunkelbraun compact, zeigten bei Einschnitten keinen blutigen Schaum, und sanken ganz, wie zerschnitten, vollständig unter.

290) Ganz derselbe Fall bei einem weiblichen, gleichfalls im Wasser gefundnen Kinde. Die Leiche war grau, überall von der *Epidermis* entblösst, die Lungen zurückgezogen, dunkelbraun, unmarmorirt, compact. Sie sanken in allen ihren Parcellen vollständig unter.

291) Die vorgelegte Leiche eines, in einem Wasserfasse aufgefundnen männlichen Neugebornen war sehr verwest und emphysematisch aufgetrieben. Das Zwerchfell stand an der vierten Rippe, die Lungen waren dunkelbraun, lederhart, bedeckten den Herzbeutel noch gar nicht und sanken vollständig unter.

292 und 293) In folgenden beiden eclatanten Fällen verhielt sich die Sache noch anders. Eine reife, weibliche, im Wasser gefundne, schon ganz schwarzgrüne Leiche, zeigte ganz wohl erhaltne, feste, nicht knisternde dunkelbraune Lungen. Das mit Luftblasen reich besetzte Herz schwamm, die Leber stahlgrau und breiig verwest, schwamm. aber die Lungen sanken in allen kleinsten Stücken. — Aehnlich war ein acht Monate altes männliches Kind, das mit der *Placenta* verbunden im heissen Sommer in einem trocknen Graben gefunden worden war. Zunächst bemerke ich, dass die Nabelschnur in ihrer ganzen Länge mumificirt war! (vgl. §. 99. S. 759). Die Frucht war faul und fast schwarz. Die Lungen von hellröthlicher Farbe, aber ohne alle Marmorirung, sanken, während sich das Herz schwimmend erhielt.

In allen diesen Fällen nahmen wir keinen Anstand, mit Gewissheit Todtgeburt anzunehmen, da eine andre Erklärung nicht gerechtfertigt gewesen wäre.

294) Anders stellten sich die Befunde in folgendem, interessanten Falle dar, der ein so positives Urtheil nicht gestattete. Ein reifes männliches Kind war in einem, mit Mauersteinen beschwertem Beutel im Wasser gefunden worden. Die Leiche war grünfaul. Die Lungen zeigten viele Fäulnissblasen; die linke lag ganz zurückgezogen, die rechte füllte die Höhle zur Hälfte aus. Bei Einschnitten hörte man kein Knistern und ein wenig faulig zersetztes Blut floss aus den Schnittflächen aus. Zusammen mit dem Herzen schwammen sie, aber der ganze untere Lappen der rechten Lunge und einzelne Stücke der linken sanken unter, während auch das Herz sank. Die Leber aber schwamm. Das Zwerchfell stand an der vierten Rippe. Die Luftröhre war verwesungsbraun und leer. Der Magen enthielt einen Theelöffel eines blutigen Schleims. Die Harnblase leer, der Mastdarm voll. Das theilweise Schwimmen der Lungen konnte wohl auf Rechnung der Fäulniss geschrieben werden, doch war die Möglichkeit einer kurz dauernden Respiration nicht von der Hand zu weisen, während andrerseits wichtige Zeichen auf Todtgeburt deuteten. Hiernach urtheilten wir, dass das Kind „wahrscheinlich" nicht nach der Geburt gelebt gehabt hatte, sondern todtgeboren worden sei.

Im Gegensatze zu diesen lasse ich eine Auswahl von Fällen folgen, in denen die Lungen bei grosser allgemeiner Fäulniss schwammen und wobei dies Schwimmen in Verbindung mit den concurrirenden übrigen wesentlichen Criterien doch eine Aeusserung vor dem Richter gestattete.

295) Auf der Strasse todt gefundnes, reifes männliches Neugebornes. Höchste Verwesung. Lungen rosenroth-blau-gefleckt, mit Fäulnissblasen reich besetzt. Sie füllen die Brusthöhle ganz aus und schwimmen vollständig. Aber auch Herz und Leber schwimmen bei ihrer weit vorgeschrittnen Verwesung. Trotz dessen wurde bei der Uebereinstimmung der Marmorirung der Lungen, ihrer Ausdehnung und Schwimmfähigkeit „mit höchster Wahrscheinlichkeit" angenommen, dass das Kind gelebt habe.

296) Das reife, weibliche Kind war im Wasser gefunden worden, und auch hier war die Verwesung bereits bis zur graugrünen Färbung der kleinen Leiche vorgeschritten. Die Farbe der rechten Lunge war eine rosenroth-marmorirte, die der linken eine braunrothe. Beide waren mit Fäulnissblasen besetzt, beide, auch die dunkle linke, schwammen ganz und zertheilt vollständig. Knisterndes Geräusch und schäumiges Blut waren bei Einschnitten nicht bemerkbar, letzteres aus dem hohen Verwesungsgrade wieder leicht zu erklären. In Luftröhre, Lunge und Magen fand sieh kein Wasser. Die Harnblase war leer, der Dick- und Mastdarm strotzend voll Kindspech. Es musste nach diesem interessanten und nicht gewöhnlichen Befunde angenommen werden, „dass das Kind, wahrscheinlich eine kurze Zeit, geathmet gehabt hätte, dass aber über die Todesart nach den Resultaten der Obduction gar nichts bestimmt werden könne."

297) Das männliche, vollkommen verweste Kind, dessen Kopfknochen bereits zerplatzt waren, war in der Spree gefunden worden. Die Lungen waren aber ganz gut erhalten. Sie füllten die Höhle vollkommen aus, waren beide rosenroth-marmorirt, beide mit Fäulnissblasen stark besetzt, und schwammen beide vollständig. Aber auch die *Thymus* schwamm, das (leere) Herz jedoch nicht. In diesem Falle machte sich bei Einschnitten in die Lungen noch knisterndes Geräusch und eine geringfügige Menge blutigen Schaumes bemerkbar. Wegen des bemerkbaren Verwesungsprocesses in den Lungen konnte auch in diesem Falle das Leben des Kindes nur als „höchst wahrscheinlich" angenommen werden, während jede Bestimmung über die Todesart natürlich zurückgehalten werden musste.

298) Das weibliche, reife Kind war im Abtritt gefunden worden. Graugrüne Verwesungsfarbe, Ablösung der *Epidermis.* Lungen braunroth mit vielen hellmarmorirten Stellen. Sie schwimmen vollständig. Zwerchfell unter der sechsten Rippe. Luft-, Speiseröhre und Magen ganz leer.

Das Herz blutleer. Das Gehirn breiig faul. Das Leben des Kindes wurde angenommen, mit Wahrscheinlichkeit aber auch, dass es erst todt in die Abtrittsgrube gekommen, da sich keine Spur von Erstickung durch Koth gefunden hatte. Diese Wahrscheinlichkeit wurde später durch die ermittelten Umstände zur Gewissheit.

299) Verwesungsgraues, reifes, weibliches Kind, das Zwerchfell hoch, zwischen der 3ten und 4ten Rippe. Farbe der Lungen hellbraunroth, blau marmorirt. An rechter und linker Lunge finden sich Fäulnissblasen von der Grösse einer halben Bohne, und hirsekorngrosse an den Rändern beider untern Lappen. Beide Lungen schwimmen vollständig, sie knistern nicht nur beim Einschneiden, sondern zeigen sogar sehr viel blutigen Schaum, was bei solchem Verwesungsgrade der Leiche auffallen musste. Bedeutende Hirnhyperämie und ein liniendickes Blutextravasat zwischen *Pericranium* und Knochen. *Sinus* stark gefüllt. Bei leerer Harnblase das *Rectum* strotzend voll. Es wurde, nächst der Reife, das Leben des Kindes nach der Geburt und Schlagfluss aus nicht zu ermittelnder Veranlassung als Todesursache angenommen.

300) Sehr auffallend war bei der Inspection des reifen, männlichen, auf der Strasse todt aufgefundnen Kindes, dessen Rumpf wenigstens sehr grün war,· ein 2 Linien breiter, flacher, weich zu schneidender, am rechten Scheitelbein braunrother, aber unsugillirter, im Uebrigen ganz weicher Streifen, der queer über den Kopf ging, vom Hinterkopf über beide Ohren und *Ossa zygomatica*, sich im Gesicht verlierend. Zwerchfell zwischen 4—5ter Rippe. Lungen rothbraun, bläulich marmorirt; Fäulnissbläschen auf der hintern Fläche der rechten und am obern Rande der linken Lunge. Knistern und blutiger Schaum bei Einschnitten. Vollständige Schwimmfähigkeit beider Lungen. Das Herz leer; aber Hirnhyperämie noch deutlich erkennbar. Wir nahmen Leben nach der Geburt und Apoplexie als Todesursache an, so wie ferner, dass eine gewaltsame Veranlassung zu derselben aus der Obduction sich nicht ergeben habe, dass namentlich jener Streifen nicht mit dem Tode im Zusammenhang stände und derselbe von einem Bändchen herrühre, das höchstwahrscheinlich nach dem Tode umgelegt worden.

301) Ende Mai war ein reifes neugebornes Mädchen aus der Abtrittsgrube gezogen worden. Die Leiche war schon graugrün, die Oberhaut abgelöst, der 2 Zoll lange, abgerissne, nicht unterbundne Nabelschnurrest mumificirt. Am Hinterkopf unter der *Galea*, wie so häufig, Erguss einer blutigen Sulze, offenbares Product des Geburtsactes, nirgends eine Verletzung am Leichnam. Farbe der Lungen dunkelbraunroth, aber an vielen Stellen deutliche hellröthere Marmorirungen. Fäulnissbläschen von

Hirsekorn- bis Bohnengrösse fanden sich hier und da auf beiden Lungen. Nicht nur Knistern, sondern auch Blutschaum waren bei wiederholten Einschnitten deutlich bemerkbar. Ihre Schwimmfähigkeit war durchweg vollkommen. Stand des Zwerchfells zwischen der fünften und sechsten Rippe. Wir nahmen Leben des Kindes nach der Geburt an, und urtheilten ferner, dass zur Annahme eines gewaltsamen Todes die Obduction keine Veranlassung gegeben habe.

302) Ein nach Maass, Gewicht und sämmtlichen Durchmessern unzweifelhaft vollkommen reifes, weibliches Kind, bei dem der Durchmesser des Knochenkerns jedoch nur eine Linie betrug, ward, mit einem lose um den Hals geschlungnen Bindfaden aus dem Wasser gezogen, zur Obduction vorgelegt. Graugrüne Verwesungsfarbe. Nabelschnur 16 Zoll lang, nicht unterbunden. Eine Reactionsspur vom Bindfaden war am Halse nicht zu finden Das Zwerchfell stand zwischen der fünften und sechsten Rippe. Die Farbe der Lungen, die die Höhle sichtlich anfüllten, war hellröthlich-bräunlich, und nur wenige, schwache Marmorirungen daran wahrnehmbar. Auch hier waren wieder viele Fäulnissbläschen auf der Peripherie beider Lungen, namentlich an der Basis. Sie knisterten wohl, aber ergaben keinen blutigen Schaum, wobei jedoch der hohe Verwesungsgrad in Erwägung kommen musste. Die Lungen schwammen vollständig, aber auch Herz und Leber schwammen. Zu einem bestimmten Ausspruch war ein solcher Fall nicht angethan, eben so wenig aber auch zu einem gänzlichen Aufgeben des Urtheils. Unter Berücksichtigung des Zwerchfellstandes, der Farbe und Ausdehnung der Lungen, wie ihrer Schwimmfähigkeit einerseits, wie andrerseits aber auch der unlängbaren Fäulnissspuren in den Lungen und der Schwimmfähigkeit des Herzens und der Leber urtheilten wir: dass zwar nicht mit Gewissheit, aber doch mit höchster Wahrscheinlichkeit anzunehmen, dass das Kind gelebt habe. Hinsichtlich des Bindfadens nahmen wir keinen Anstand zu erklären, dass derselbe erst nach dem Tode angelegt worden. Wir erfuhren später, dass die Leiche mit einem Stocke, an dem dieser Bindfaden befestigt gewesen, aus dem Wasser gefischt worden war!

303) Sehr auffallende Farbe der Lungen und reines Schwimmen wegen Fäulniss fand sich in folgendem Falle. Die weibliche Frucht, aus dem Wasser gezogen, war nach allen Maassen u. s. w. acht Monate alt, hatte auch noch keinen Knochenkern. Die Verwesung war sehr weit vorgeschritten. Zwerchfell im Intercostalraum zwischen der 4ten und 5ten Rippe. Lungen ganz hellzinnoberroth, und zwar ohne Unterbrechungen durch bläuliche oder bräunliche Flecke. Sie liegen sehr zurückgezogen. Keine Spur von Blutschaum bei Einschnitten. Hirsekorngrosse Bläschen

über die ganze Peripherie zerstreut. Die Lungen, die *Thymus*, das Herz und die Leber schwimmen vollständig. Wir mussten nach solchen Befunden die Todtgeburt annehmen.

304) Fest in einen Sack eingenäht war im heissen Sommer ein neugebornes Mädchen in der Strasse todt aufgefunden worden. Die Reife war unzweifelhaft (20 Zoll Länge, 6½ Pfd. Schwere u. s. w.), der Knochenkern hatte jedoch nur 2 Linien Durchmesser. Körper graugrün, der *Epidermis* fast ganz entblösst. Zwerchfell an der 7ten Rippe. Die Leber schwarz mit grossen Fäulnissblasen besetzt, schwimmt. Milz und Nieren breiigt. Der Magen verwesungsbraunroth und leer. Harnblase leer, viel *Meconium* in Dick- und Mastdarm. *Vena cava* leer. Die Lungen füllen die Brust aus, sind schmutzig-livide-rosenroth und marmorirt, und mit Fäulnissblasen stark besetzt. Sie knistern stark und ergeben, bei allgemeiner Verwesungs-Anämie noch deutlich blutigen Schaum bei Einschnitten. Sie schwimmen vollständig. *Caput succedaneum*, nirgends eine Spur einer Verletzung. Wir nahmen Leben an, konnten aber die richterliche Frage, wie lange das Kind gelebt habe, nicht und nur dahin, was nunmehr der Richter fragte, beantworten: dass das Kind nicht noch mehrere Tage nach der Geburt gelebt haben konnte, was nicht zu bezweifeln war.

305. bis 312. Fall.

Theilweises Sinken und Schwimmen der Lungen.

Die hier zusammengestellten sind einige von denjenigen, im Ganzen doch nur wenig vorgekommnen Fällen, in welchen sich Eine beider Lungen schwimmfähig zeigt, oder bedeutende Parthien sinken, während andere schwimmen. Wie ja aber überhaupt nicht das hydrostatische Experiment allein für das Urtheil über das zweifelhafte Leben maassgebend ist, so müssen namentlich in solchen Fällen, wie die folgenden, die übrigen Verhältnisse des Leichenbefundes entscheiden.

305) Im Schifffahrtscanal war ein ganz verwestes weibliches Kind gefunden worden. Es war 16 Zoll lang, und 3 Pfd. 15 Loth schwer und wurde von uns als eine achtmonatliche Frucht erklärt. Verletzungen waren nicht vorhanden. An der rechten Lunge fanden sich Fäulnissbläschen, an der linken nicht; jene schwamm, diese sank. Zerschnitten schwammen aber nur vier Stückchen der rechten Lunge, während alle übrigen Stücke derselben gleichfalls untersanken. Knisterndes Geräusch und blutiger Schaum waren bei Einschnitten in die Substanz beider Lungen nicht wahrzunehmen. Die Farbe derselben war bräunlich-roth, ohne

Marmorirung. Die allgemeine Blutleere im Körper war durch den hohen Verwesungsgrad leicht erklärlich. Es wurde angenommen, dass das Kind „höchst wahrscheinlich" nicht gelebt gehabt.

306) Es stand fest, dass der reife Knabe durch eine schwere Zangengeburt geboren, und an Schlagfluss gleich darauf gestorben war. Die Spuren der Zange waren, wie gewöhnlich in solchen Fällen, sehr deutlich an der Leiche wahrnehmbar. An der Stirn und an der Nasenwurzel fanden sich abgeschundne, lederartig harte Hautstellen und auch auf der Hinterhaupts-Protuberanz ein ganz gleicher Fleck. Unter der *Galea* Extravasate, die Gefässe der *pia mater* sehr angefüllt. und die ganze *Basis Cranii*, was selten genug ist, mit einer liniendicken Schicht dunklen dickflüssigen Blutes bedeckt. Die Farbe der Lungen war, und zwar die der rechten hellbraun mit röthlichen Flecken, die der linken dunkelbraun und ungefleckt. Die rechte Lunge zeigte bei Einschnitten ein schwaches Knistern und wenigen blutigen Schaum, die linke ergab nichts dergleichen. Die rechte schwamm bis auf drei kleine sinkende Stückchen vollkommen, und ergab wie gewöhnlich kleine Perlbläschen beim Ausdrücken unter Wasser; die linke sank vollständig. Offenbar hatte sonach nur die rechte Lunge allein zu athmen angefangen.

307) Ein Fall von ungewöhnlichem Interesse für die Athemprobe. Ein reifes weibliches Kind (Knochenkern nur zwei Linien) war an einem Frühlingsabend auf einem Hausflur todt aufgefunden worden. Drei Tage später fanden wir die Leiche auf dem gerichtlichen Sectionstisch schon graugrün. Das Zwerchfell stand zwischen vierter und fünfter Rippe. Die *Thymus* hatte zerstreute Fäulnissblasen. Die Lungen lagen zurückgezogen. Die linke hatte eine ununterbrochen braune, die rechte eine hellrosenrothe Farbe mit einzelnen bläulichen Marmorirungen. Als Herz und Lungen noch ungetrennt auf die Wasseroberfläche gelegt wurden, sanken sie ganz langsam unter, woraus sogleich auf eine später zu erwartende Schwimmfähigkeit einzelner Lungentheile zu schliessen war. Das Gewicht der rechten Lunge betrug 490, das der linken nur 390 Gran. Einzeln für sich schwamm die rechte Lunge, hob sich aber, unter das Wasser gedrückt, nur ungewöhnlich langsam wieder an die Fläche empor; die linke Lunge sank zu Boden. Weiter in ihren Lappen getrennt schwamm nur der obere Lappen der rechten Lunge vollständig, die beiden andern sanken langsam unter. Auch nur langsam sanken beide linke Lungenlappen. Endlich in kleine Stücke zerschnitten ergab sich, dass im Ganzen etwa der vierte Theil der rechten Lunge schwimmfähig gewesen war, während nur drei Stückchen der linken Lunge sich auf dem Wasserspiegel gehalten hatten. Kein andres Organ schwamm. Von Verwesung waren

die Lungen noch nicht im Geringsten ergriffen, von denen ich noch bemerke, dass die rechte beim Einschneiden zischte und eine geringe Menge
blutigen Schaum zeigte, die linke beides nicht. Offenbar hatte das Kind
einige wenige Athemzüge gemacht, es war, wie gewöhnlich, zuerst Luft
in die rechte, aber auch schon ein geringeres Quantum in die linke Lunge
gedrungen, und ein Schlagfluss, der sich deutlich ergab, musste unmittelbar nach der Geburt dem Leben ein Ende gemacht haben.

308) Ein reifes weibliches Neugebornes war mittelst eines Hakens, der
in die Kopfschwarte eingedrungen war, im Juli aus dem Fluss gezogen
worden. Der hohe Verwesungsgrad liess auf wochenlanges Verweilthaben
im Wasser schliessen, denn der Kopf war schwarz und zerstört, der
Rumpf grün und die Oberhaut zerstört. Das Zwerchfell stand unter der
fünften Rippe. Die hellbräunlichen, hier und da schwach gefleckten Lungen füllten das *Cavum* aus, waren aber mit zahlreichen Fäulnissblasen
besetzt. Kein Knistern, kein schäumiges Blut waren bei Einschnitten zu
bemerken, letzteres aber leicht aus der hohen Verwesung erklärlich. Sie
schwammen, bis auf vier Stückchen der linken und zwei der rechten Lunge,
die untersanken. Kein andres Organ zeigte sich schwimmfähig. Bei dieser Sachlage musste das Gutachten abgegeben werden: „dass das Kind
wahrscheinlich eine kurze Zeit nach der Geburt gelebt gehabt", womit
allein die sich theilweise widersprechenden Befunde vereinbar waren.
Dass, wie in allen ähnlichen Fällen, über die Todesart Nichts, auch nur
mit einiger Wahrscheinlichkeit, gesagt werden konnte, versteht sich
von selbst.

309) Ein, dem vorigen ganz ähnlicher Fall. Am 1. November war
in einem Strauch im Garten die Leiche eines männlichen Neugebornen
gefunden worden, die uns am 5. bei dem kalten Herbstwetter noch
sehr frisch vorgelegt wurde. Stand des Zwerchfells zwischen der 5ten
und 6ten Rippe, Lungen braunroth; an der rechten einzelne helle Inseln, die an der linken fehlten. Die Lungen, mit dem Herzen verbunden, sinken. Davon getrennt schwimmt die ganze rechte Lunge, die ganze
linke sinkt. Die rechte ergiebt Knistern und Blutschaum, die linke nicht.
Zerschnitten sinken nun wieder vier Stücke der rechten Lunge noch unter,
so wie sämmtliche Stücke der linken. Hiernach konnten wir ein „kurzes"
Leben nach der Geburt mit Gewissheit annehmen.

310) Auch hier ein nur einseitiges Schwimmen, aber unter andern begleitenden Erscheinungen. Der neugeborne Knabe war im Juni aus der
Spree gezogen worden. Eine ächte, ganz faule, schwarzgrüne Wasserleiche! Das Zwerchfell stand hoch zwischen dritter und vierter Rippe,
die Lungen lagen ganz zurückgezogen, hatten eine Chocoladenfarbe ohne

alle hellere Inseln und viele zerstreute Fäulnissblasen, namentlich sehr grosse und reichliche auf der rechten. Mit dem Herzen schwammen die Lungen, davon getrennt schwamm die rechte, die linke sank. In keiner Lunge liess sich Knistern und Blutschaum beim Einschneiden wahrnehmen. Zerschnitten blieb die linke Lunge vollständig schwimmunfähig, während auch noch etwa die Hälfte der rechten Lunge nunmehr untersank. Es war nach diesen Befunden kein Zweifel, dass die geringe Schwimmfähigkeit der rechten Lunge lediglich auf Rechnung des Fäulnissprocesses zu setzen war. Alle übrigen Befunde sprachen übereinstimmend für Todtgeburt, welche auch angenommen wurde.

311) Das Kind mit Nabelschnur und *Placenta*, war Ende August im Wasser gefunden worden. Der Leichnam war grau, die ganze *Epidermis* abgetrennt. Von der Obduction genüge es, hier anzuführen, dass die leberfarbe rechte Lunge untersank, die linke, die eben so braun und unmarmorirt, aber durchweg mit Fäulnissblasen besetzt war, schwamm. Aber auch Herz und Leber schwammen. Offenbar war hier das einseitige Schwimmen nur ein Fäulnissergebniss, und deshalb wurde auch das Urtheil über Leben und Tod des Kindes nach der Geburt ganz zurückgehalten. *)

312) In diesem Falle bedingte Hepatisation ein theilweises Sinken der schwimmfähigen Lungen. Das Kind war erst am vierten Tage an Pneumonie gestorben, also kein Neugebornes mehr. Es fand sich rothe Hepatisation in beiden Lungen und alle hepatischen Stücke sanken unter Wasser (wie immer) unter, während die übrigen Lungenstücke zwar nicht knisterten, aber doch noch schwammen. **)

313. bis 315. Fall.

Lufteinblasen bei gerichtlichen Fällen.

Wir haben oben (S. 740) übereinstimmend mit der allgemeinen Erfahrung behauptet, dass und warum in der forensischen Praxis der Einwand von künstlichem Aufblasen todtgeborner Lungen gar nicht Statt finden könne. Es müssen immer, wenn auch nur an die Möglichkeit gedacht werden soll, dass manche Erscheinungen, die auf das Geathmethaben deuten, von solchem Einblasen herrühren könnten, eigenthümliche Umstände zusammentreffen. So war es der Fall in folgenden drei, den

---

*) Vgl. den 342. Fall.

**) Fälle vom Schwimmen Einer und Sinken der andern Lunge vgl. auch noch 213. und unten 342. Fall.

einzigen Fällen, die uns, als in diese Rubrik gehörig vorgekommen sind, was schon die grosse Seltenheit derselben beweist.

313) Eine Dienstmagd hatte heimlich bei ihrer Herrschaft geboren, und war sofort nach der Geburt aus dem Hause gestossen worden! Sie trieb sich mit dem Kinde im nasskalten Februarwetter obdachlos umher, bis sie in einem Krankenhause Aufnahme fand. Das Kind war todt, sie behauptete aber, es noch kurz zuvor schreien gehört zu haben. Es wurden Wiederbelebungsversuche angestellt durch ein warmes Bad, durch Frottiren und Schwenken des Leichnams, aber nicht, wie polizeilich deponirt worden war, durch Lufteinblasen. Bei der Section ergaben sich an hierher gehörigen Befunden: Stand des Zwerchfells zwischen vierter und fünfter Rippe; Magen und Harnblase leer, viel sehr dunkles *Meconium*; untere Hohlvene sehr gefüllt; die ausgedehnten Lungen rosenroth, stark blau marmorirt; Zischen und blutiger Schaum bei Einschnitten; vollständigste Schwimmfähigkeit; Herz blutleer; Luftröhre leer; Hirnhyperämie. Trotz der, unter den obwaltenden Umständen immer noch bestehenden Möglichkeit des dennoch geschehenen Lufteinblasens in diesem Falle konnten wir, nach den im Texte ausführlich dargelegten Grundsätzen, nicht anstehn, zu erklären, dass das Kind gelebt habe. Ausserdem wurde Blutschlagfluss aus nicht zu ermittelnder Veranlassung als Todesursache des Kindes angenommen.

314) Ein höchst intricater Fall, der, wenn man sich nicht bei meinem Gutachten begnügt und denselben in die verschiednen technischen Instanzen gebracht hätte, gewiss Anlass zu auseinandergehenden Urtheilen gegeben haben würde, deren Berechtigung ich, unter so eigenthümlichen Verhältnissen, vollkommen anerkenne. Ein achtmonatliches weibliches Kind (noch ohne Knochenkern) war unehelich geboren worden. Nach Angabe der Mutter, die darüber anscheinend betrübt war, sollte dasselbe gar nicht geschrieen gehabt haben. Sehr bald nachher wurde ein (sehr unbekannter) Arzt gerufen; er fand das Kind leblos und blies ihm, bei zugehaltner Nase, Mund auf Mund Luft ein. Dass dieselbe hier nicht in den Magen gedrungen war, bewies die Section, da derselbe leer und zusammengefallen wie gewöhnlich war. Das Zwerchfell stand zwischen vierter und fünfter Rippe. Leber und *V. cava* enthielten viel dickflüssiges Blut. Die rechte Lunge füllte die Brusthöhle aus, die linke lag zurückgezogen. Beide Lungen waren entschieden hellbraunroth, hier und da gefleckt, wogegen der mittlere Lappen der rechten Lunge auffallend durch helle Zinnoberröthe abstach, in welcher sich keine Spur von Marmorirung zeigte. Beide Lungen knisterten bei Einschnitten und ergaben sehr reichlichen blutigen Schaum. Beide Lungen waren durchweg schwimmfähig

Die Luftröhre leer und ganz normal. Im Schädel fand sich nicht nur eine sehr merkliche Hyperämie, sondern sogar kleine inselförmige Extravasate auf der Gehirnbase. Was sollte bei den bekannt gewordnen Thatsachen und nach diesen Befunden geschlossen werden? Die so auffallend von der übrigen Lungenfarbe abstechende Zinnoberröthe des mittleren rechten Lungenlappens, ohne Marmorirung, eine Färbung, wie sie künstlich aufgeblasene Lungen immer und ohne Ausnahme annehmen, deutete allerdings auf ein in so weit gelungenes Einblasen. Allein die lichtbraune Farbe des übrigen Lungengewebes, die, wenn auch hier nicht grade sehr zahlreichen, so doch vorhandnen Marmorirungen, die Schwimmfähigkeit der wie die ganze Leiche sehr frischen Lungen in ihren kleinsten Theilen, bis wohin künstlich die Luft nicht hatte gelangen können, weil sonst die Färbung der Lungen nothwendig eine ganz andre gewesen wäre, eben deshalb ferner das Zischen der entweichenden Luft bei Einschnitten und hierzu endlich und ganz besonders die grosse Menge Blut, die die Lungen enthielten, und die niemals durch blosses Aufblasen hätte hineingelangen können, alle diese Gründe bestimmten mich zu der Erklärung: dass das Kind in und nach der Geburt gelebt habe (und an Apoplexie, aus einer Veranlassung, die die Section nicht habe ermitteln lassen, gestorben sei) wobei die Möglichkeit, dass bei dem verstorbnen Kinde noch Luft künstlich in die Lungen gelangt gewesen sei, nicht ausgeschlossen wurde.

315) In diesem Falle geschah die Obduction wegen vermutheter Fahrlässigkeit der Hebamme. In deren Wohnung und unter ihrer Pflege war ein Mädchen von einem reifen Knaben (19½ Zoll, 6 Pfd., Knochenkern nur 2 Linien) entbunden worden. Die Entbindung sollte fünf Stunden gedauert haben, und das Kind, nach Aussage der angeschuldigten Hebamme, todtgeboren worden sein. Als ihr jedoch später unser Gutachten, das dieser Behauptung entgegenstand, vorgehalten wurde, und das derselben im Uebrigen sehr günstig ausfiel, wodurch die sehr geängstigte Person ihre Ruhe wieder gewann, äusserte sie, ihre frühere Deposition beschränkend, wörtlich: „ob indessen das Kind wirklich einigemale aufgeathmet, kann ich mit Bestimmtheit nicht angeben, weil das Deckbett mich an der sofortigen Besichtigung des Kindes unmittelbar nach der Geburt verhinderte." Der Umstand, dass sie die Kreissende im entscheidenden Augenblicke verlassen haben sollte, so wie der, dass leichte Zerkratzungen am Kopfe der Leiche gefunden worden, hatte die Einleitung der Voruntersuchung veranlasst. Bei der Obduction gegenwärtig, hatte sie erklärt, dass das Kind, beim langen Einstehn in der vierten Geburtslage, eine Kopfgeschwulst bekommen habe, und todtgeboren worden sei. Sie hätte nun versucht, die „üblichen" Wiederbelebungsversuche vorzu-

nehmen, „die namentlich darin bestanden, dass ich das Kind erst auf den
Hintern schlug, ein warmes Bad anwandte, eine Clystierspritze mit Wasser
auf die Herzgrube des Kindes ausleerte und mehrere Luftbäder gab,
worauf ich die nicht pulsirende Nabelschnur unterband“. Später änderte
sie ihre Aussage dahin: dass sie erst die Nabelschnur besorgt und dann
die Rettungsversuche angestellt habe, zu denen auch, „wie sie früher zu
sagen vergessen“, der gehört habe, dass sie mit ihrem Mund in den
Mund des Kindes Luft „einzuhauchen“ versucht hätte. Der Fall ereignete
sich Anfangs April und die vorgelegte Leiche war noch ganz frisch. Ich
bemerke gleich hier, dass die angebliche Zerkratzung nichts war, als eine
kleine, ganz unerhebliche Sugillation auf dem linken Scheitelbein, die
wir als Resultat einer verzögerten Geburt ansprachen. Das Zwerchfell
stand zwischen der fünften und sechsten Rippe. Leber, Milz und Hohlader sehr blutreich; Magen, Harnblase und *Rectum* leer. Die Lungen
füllten die Höhle ziemlich aus und es erreichte auch die linke mit ihrem
Rande die vordere Fläche des Herzbeutel. Ihre Farbe war zinnoberroth
und zeigte, wenn auch nur „an wenigen einzelnen Stellen eine bläuliche
Marmorirung“. Sie schwammen mit und ohne Herz, einzeln und in Stücke
zerschnitten vollständig und ergaben Knistern und vielen blutigen Schaum;
die Luftröhre war leer; das rechte Herz blutleer, das linke enthielt nur
einige Tropfen Blut. Die blutige Sulze der Kopfgeschwulst fehlte nicht;
die Venen der *pia mater* und die sämmtlichen *Sinus* waren sehr gefüllt.
Wir gaben aus denselben Gründen, wie im vorigen ähnlichen Falle, ein
ähnliches und zwar, wie folgt, formulirtes Gutachten ab: dass allerdings anzunehmen, dass das Kind in und nach seiner Geburt gelebt gehabt habe, dass es an Blutschlagfluss verstorben sei, und dass aus
den Resultaten der Obduction eine Schuld der Hebamme am Tode des
Kindes in keiner Weise erhelle. — In beiden hier erzählten Fällen war
Kindern, welche kurz nach der Geburt geathmet hatten und dann verstorben waren, Luft von Technikern eingeblasen worden, und auch wirklich etwas Luft in die Lungen gedrungen. Aber alle diese hier mitgetheilten drei Fälle hatten in ihrer Eigenthümlichkeit und bei den, natürlich und sogleich bekannt gewordenen Umständen gar keine Beziehung
zu der grossen Masse der gewöhnlichen Obductionen Neugeborner, die
zur Anstellung der Athemprobe Veranlassung geben.

316. und 317. Fall.

Zur Blasen- und Mastdarm-Probe.

Obgleich wir oben (§. 101. S. 764) der sog. Blasen- und Mastdarm-Probe allen und jeden Werth, selbst den eines nur unterstützenden Beweismittels absprechen mussten, obgleich die vorstehend erzählten Fälle schon Beweise genug für die Richtigkeit unsrer Behauptung geben, so mögen dennoch hier noch zwei ausgewählte Fälle deshalb Platz finden, weil Leben und Tod des Neugebornen in beiden Fällen vor der Obduction durch Zeugen, die bei der Geburt anwesend gewesen, festgestellt waren, und die Section nur aus andern Gründen verfügt wurde, die Fälle aber sehr auffallend die Werthlosigkeit dieses angeblichen Criterii darthaten.

316) Ein reifes weibliches Kind wurde unter den Augen von Hausgenossen todt geboren. Ein junger Arzt hatte die assistirende Hebamme denunciirt und angegeben, dass dieselbe durch fahrlässiges, vorzeitiges Verlassen der Kreissenden Veranlassung zur Todtgeburt gegeben habe. Das Zwerchfell des Kindes stand zwischen der dritten und vierten Rippe. Die leberbraunen, compacten Lungen ergaben weder Zischen noch blutigen Schaum bei Einschnitten, sanken vollkommen und in allen Stücken unter u. s. w., der Dickdarm war voll, aber die Harnblase enthielt nicht Einen Tropfen Urin.

317) Ein andres reifes weibliches Kind war gleichfalls unter den Augen der Verwandten, aber lebend geboren worden, hatte lebhaft geschrieen war aber bald, und wie sich bei der Section zeigte, an wirklicher Hirnhämorrhagie (anderthalb Drachmen flüssiges Blut lagen auf dem Hirnzelt ausgebreitet,) gestorben. Eine unbefugte, sog. Wickelfrau hatte die ganz natürliche Entbindung geleitet, und der Fall kam deshalb zur richterlichen Cognition. Die Athemprobe zeigte die Wirkungen der Statt gehabten Respiration auf das Glänzendste; aber Blase und Mastdarm waren strotzend voll!

———————

Drittes Kapitel.

Specifische Todesarten der Neugebornen.

§. 107. Allgemeines.

Der neugeborne Mensch kann wie der in allen andern Lebensaltern auf natürliche, wie auf jede denkbare gewaltsame Weise sterben, durch Verletzungen aller Art, durch Erdrosseln, Ertränken, Verbrennen, Vergiften u. s. w. Sämmtliche gewaltsame Todesarten aber sind in den frühern Kapiteln bereits erläutert, und es kann nicht die Absicht sein, dieselben noch einmal in Bezug auf Neugeborne zu besprechen, da sie in dieser Beziehung gar nichts Eigenthümliches darbieten, und z. B. die Diagnose des Erdrosselungs- oder Verbrennungstodes u. s. w. beim Neugebornen wesentlich ganz dieselbe ist, als beim Erwachsnen. Wohl aber interessiren den Gerichtsarzt und beschäftigen ihn in der Praxis nicht selten solche Verletzungen und Todesarten, die ausschliesslich und der Natur der Sache nach nur allein beim Neugebornen vorkommen und vorkommen können, so wie die Leichenbefunde, die zu diagnostischen Irrthümern und unrichtigen Gutachten in Betreff dieser Verletzungen und Todesarten Veranlassung geben können, und diese specifischen Verletzungen und Todesarten haben wir im Folgenden zu betrachten. Wir fussen hierbei wieder vorzugsweise auf unsern eigenen Beobachtungen an fast achtzehnhundert Leichen von neugebornen, theils todtgebornen, theils bald nach der Geburt verstorbnen Kindern, die wir amtlich theils nur zu besichtigen, theils aber gerichtlich vollständig zu obduciren gehabt haben. Diese specifischen Verletzungen und Todesarten treffen das Kind entweder schon vor, oder in oder nach der Geburt.

§. 108. . Tod des Kindes vor der Geburt. Verletzungen *in Utero.*

„Vorsätzliche Tödtung*) der Frucht im Mutterleibe durch äussere (oder innere) Mittel" von Seiten der Mutter oder eines Dritten mit oder ohne Einwilligung oder Wissen und Willen der Schwangern, ist im Strafgesetzbuch (§§. 181. 182.) mit sehr harten Zuchthausstrafen bedroht. Es entsteht die Frage: ob denn überhaupt durch „äussere Mittel" in der weitesten Bedeutung des Wortes, also auch durch Stoss, Tritt, Wurf gegen den schwangern Leib, Fall u. s. w. die Frucht im *Uterus* **verletzt** und **dadurch** getödtet werden kann! Ein solcher Zweifel über die Entstehung von **Verletzungen des Kindes im Mutterleibe** auf gewaltthätige Weise scheint nicht gerechtfertigt, wenn man erwägt, dass alle, selbst die besten und neusten Lehrbücher über Geburtshülfe und gerichtliche Medicin einstimmig jedes Bedenken, hergenommen von der Lage des *Fötus* im schützenden Fruchtwasser, mit der Versicherung zurückgewiesen, „dass die Erfahrung darüber längst entschieden habe." Die Erwägung indess, dass uns niemals auch nur ein einziger Fall vorgekommen, in welchem nach der Sachlage der Gedanke an die Möglichkeit solcher intrauterinen Verletzungen hätte aufkommen können, die Erwägung, dass es im Ganzen nur verhältnissmässig sehr wenige Fälle sind, die zur öffentlichen Kenntniss gekommen und dass diese Fälle immer wieder als Beläge citirt werden, musste wohl zu einer Prüfung dieser sogenannten „Erfahrungen" auffordern. Das Ergebniss derselben mitzutheilen ist, bei der hohen strafrechtlichen Wichtigkeit der Sache, hier ganz am Orte. Der älteste derartige Fall ist der von **Valentin****) mitgetheilte. Eine Schwangere war von einem Manne in einem Handgemenge in die linke Seite getreten worden.

---

*) oder Abtreibung, die wir, als nicht zum Thema dieses Buches gehörig, unerörtert lassen.

**) *Corp. jur. med. leg. constans e Pandectis etc. Francof.* 1722. *Fol. Pars. I. Sect. II. Cas.* 18. *de contusione abdominis in gravida, abortum causante.*

Vierzehn Wochen darauf gebar sie einen gesunden Knaben und am folgenden Tage noch einen zweiten todten Knaben. *„Cute a cranio separata in omnibus capitis ossibus, v. g. osse frontis, osse syncipitis dextro et sinistro, osse occipitis, rubicundae quaedam et sanguine suffusae maculae, grossi aut quartae Imperialis partis magnitudine repertae fuerunt, quae tamen omnino recentes cum sanguine videbantur.* (? Und die Verletzung hatte ein Vierteljahr vorher Statt gefunden?) *Pariliter omnes suturae plus quam in recens natis observatur, distabant, ut ossa ad digiti latitudinem sibi invicem imponi potuerint."* Die Frucht aber war — im höchsten Grade verwest!! Denn die Leber war schwarz, weich, so dass sie *digitis comminui potuerit,* die Lungen waren, wenigstens rechts, schwarz, *ut partim putridi* u. s. w. und *brachium dextrum latusque dextrum fere nudum et cuticula destitutum videbantur, imo totum corpus ita pene constitutum erat!* Der Fall hat, wie man hiernach sieht, gar keinen Werth und beweist im Geringsten nicht, was er beweisen soll, da jedes todtfaul geborne Kind mehr oder weniger d ..... 'eichen Erscheinungen zeigt. — Wenn man ferner Ploucquet citirt, so wird man im Gegentheil im Original finden *), dass er, indem er eine Beobachtung von Gardner anführt und eine zweite von Glockengiesser, vielmehr selbst Zweifel ausspricht und die Annahme einer solchen Einwirkung sehr beschränkt wissen will. Gardner's Fall betraf eine schwere Geburt, bei welcher das Kind mit einer Kopfgeschwulst und mit zerbrochnen Lendenfortsätzen des Rückgrats geboren wurde. „Es schien als wenn dieser Theil des Kindes wäre verletzt worden, welches, wie man aus dem Alter des Kindes und der Fäulniss schliessen konnte, wenigstens einen Monat vor der Entbindung musste geschehn sein. Als ich die Frau fragte, ob sie in ihrer Schwangerschaft einigen Schaden gelitten hätte, so gab sie zur Antwort, dass

---

*) Abhandl. über die gewaltsamen Todesarten. 2. Aufl. Tübingen 1788. S. 281 u. f.

sie vor ungefähr z w e i M o n a t e n einen heftigen Stoss auf den Unterleib bekommen, da sie auf den Rand eines grossen Waschkorbes gefallen wäre." Also der Fall auf den Bauch zwei, die Verletzung Einen Monat alt! Eine schwere Geburtsarbeit und eine verweste Frucht! Wahrscheinlich waren die Wirbelbrüche erst im Gebäract erfolgt. Vom G l o c k e n g i e s s e r 'schen Fall erfährt man nur, dass „der Hirnschädel in fünf Stücke zertheilt" gewesen, aber durchaus nichts weiter über Schwangerschaft und Geburt! — Auch der von K l e i n mitgetheilte Fall*) giebt zu Zweifeln Anlass. Das Kind, dessen Mutter in der 34sten Woche in ein Loch gestürzt war, wurde zwar natürlich, leicht und schnell geboren, brachte aber „eine kurze, missgebildete, linke Unterextremität zur Welt, deren Schienbein in der Mitte gebrochen war." Ein hinzugerufener Wundarzt „überzeugte sich nicht von der Anwendbarkeit einer Cur" und nahm „eine monströse Bildung" an. Später fühlte zwar ein Gerichtsarzt „einen deutlichen *Callus*", man sieht indess, dass es sehr zweifelhaft bleibt, ob überhaupt ursprünglich der nur von einer Landhebamme behauptete, nachher bestrittene Bruch wirklich vorhanden gewesen, und ob ein solcher nicht etwa einer Krankheit des missgebildeten Knochens zuzuschreiben gewesen sei. Neuere „Erfahrungen" sind nicht schlagender. In dem von M e n d e*) mitgetheilten Falle hat die Greifswalder Facultät in einem sehr gründlichen Gutachten bereits angenommen: „dass das Kind nicht vor Anfang der Geburt durch eine, dem Leibe der Mutter zugefügte äussere Gewalt tödtlich verletzt und davon in vier Tagen nach der Geburt gestorben sei, sondern dass vielmehr bei der Unvollkommenheit der Section und des höchst mangelhaften Berichts der Hebamme von dem Hergange der Entbindung zwar nicht mit vollkommner Gewissheit, doch mit Wahrscheinlichkeit anzunehmen sei, dass das Kind jene schwere Verletzungen,

---

*) K o p p, Jahrb. der Staatsarzneikunde. X. S. 64.
**) H e n k e's Zeitschr. u. s. w. III. S. 277 u. f.

nämlich die Sugillation am Kopfe und den Bruch des rechten
Scheitelbeins unter der Geburt selbst erhalten habe." —
Ohne Zweifel war dies auch der Fall bei dem von Hirt*) beschriebnen Kinde, das todtgeboren wurde „mit ungewöhnlich
grossem und ungewöhnlich stark verknöchertem Kopfe", dessen
Mutter „ein zu enges Becken hatte" (*sic*) und „dessen rechtes
Scheitelbein durch drei Fissuren zerbrochen, die Membranen,
an mehrern Stellen zerrissen, und alle Knochen von ausgetre-
tenem Blute roth waren." — Das Kind des Albert'schen Falles **), dessen Mutter zwei Tage vor der Entbindung mit dem
Bauche auf einen Gränzstein gefallen war, kam todt zur Welt
und zeigte das linke Scheitelbein aus seiner Verbindung gerissen und einen Bruch, durch welchen Gehirnmasse getreten
war. Die Beschreibnng der Verletzung ist ganz unklar, die
Hauptsache aber ist, dass man über den Verwesungsgrad der
Leiche keine Silbe erfährt. — Der Fall von Becher***) betraf eine Steissgeburt, die durch die Zange beendigt wurde:
der von Horn†) ein Kind, das von seiner verehelichten Mutter ausserehelich empfangen und von dieser nach der Geburt
verscharrt worden war! Unter solchen Umständen Kopfverletzungen zu finden, gehört allerdings nicht zu den Seltenheiten;
dieselben aber, während die Erklärung ihrer Entstehung so
nahe liegt, auf Gewaltthätigkeiten in der Schwangerschaft zurück zu führen, verbietet die medicinische Logik. Es muss
höchlich auffallen, dass, während roheste Behandlung von
Schwangern aus der niedern Volksclasse, Stoss gegen harte
Gegenstände, Fall u. dgl. so alltäglich, dennoch Fälle von Einwirkungen der hier besprochnen Art auf die Frucht so ungemein selten sind. Und wenn man obenein sieht, wie sich jene

---

*) *de cranii neonator. fissuris diss.* *Lips.* 1815. Ich citire nach Metz-
ger's System u. s. w. von Remer. 5. Aufl. Königsb. 1820. S. 417.
**) Henke, Zeitschr. XVIII. S. 441.
***) Ebendas. XXVI. S. 239.
†) Dessen Archiv u. s. w. 1819. Sept.-, October-Heft.

„Erfahrungen" zu der, ganz ungesuchten Critik verhalten, so erscheint es gerechtfertigt, anzunehmen: dass es noch keinesweges bewiesen ist, dass bei der Frucht Knocheneindrücke und Knochenbrüche intrauterin durch Gewaltthätigkeiten auf den Leib der Schwangern erzeugt werden können. Tödtliche Einwirkungen andrer Art, namentlich alle solche, die durch blosse Erschütterung des *Uterus* und der Frucht bedingt werden, können nicht bezweifelt werden. Dahin gehören Trennung der *Placenta* mit ihren Folgen, tödtliche Gehirnerschütterung bei der Frucht, so wie Gefäss- und selbst Organen-Rupturen und daraus resultirende Blutaustretungen. Wenn diese Möglichkeit nicht von der Hand zu weisen, so werden Befund und Umstände im concreten Falle, und namentlich die Feststellung der Todtgeburt, das Urtheil des Gerichtsarztes leiten, wobei die Erwägung, dass immerhin dergleichen Fälle zu den grössten Seltenheiten gehören, vor übereilter Beschönigung einer erst nach der Geburt entstandnen Tödtung des Kindes schützen wird.

Weit häufiger als der gewaltsame ist der natürliche Tod der Frucht im *Uterus*, zumal bei denjenigen Geburten, die fast ausschliesslich den Gerichtsarzt beschäftigen, den unehelichen. In Berlin ist unter den ehelichen Geburten erst die 25ste, unter den unehelichen schon die 12te eine Todtgeburt. *) Die gewöhnlichsten, in der Leiche nachweisbaren Krankheiten, die den Fötus *in Utero* tödten, sind: abnorme Lage und Missbildungen von Organen, Hydropisieen, *Pemphigus* u. s. w., deren genauere Schilderung nicht hierher gehört.

---

*) S. meine Beiträge zur medic. Statistik und Staatsarzneikunde. Berlin, 1825. S. 172.

§. 109. Tod des Kindes in der Geburt. a) Subcutane Blutergüsse. Cephalaematom.

Der allerhäufigste, ja alltägliche Tod des Kindes in und während seiner Geburt ist der durch Hirnhyperämie. Sie stellt sich in der Leiche dar entweder nur als sichtliche Congestion in den blutführenden Hirnhäuten, dem Gehirn selbst und den *Sinus*, oder aber als wirkliche Hämorrhagie, entweder, was seltner, innerhalb der Schädelhöhle an den verschiedensten Stellen, oder, ungemein häufig, als Extravasat von wirklich geronnenem Blut, durch Bersten von überfüllten Capillaren oder Venen, intercellulär zwischen *Galea* und *Pericranium*, was die gewöhnlichste Form, oder unter der Beinhaut, was viel seltner vorkommt. Der Sitz dieser Sulzergüsse ist in der Regel das hintere Drittheil der Scheitelbeine bis zur Hälfte des Hinterhauptbeins, sie kommen aber auch, je nach der Stellung des Kindskopfes in der Geburt, weiter nach vorn, selbst bis zum Stirnbein, und seitlich auf den Scheitelbeinen vor. Die Kopfschwarte erscheint äusserlich dabei im Geringsten nicht verfärbt, und bei frischen Leichen oft gar nicht angeschwollen, zuweilen ist aber auch, selbst nach heimlichen, also präsumptiv rasch beendeten Geburten ein geringer und sichtlicher Grad von gewöhnlicher (ödematöser) Kopfgeschwulst vorhanden. Trennt man nun die *Galea* von den Knochen, so sieht man augenblicklich entweder die Blutsulze in den Zellen des Zellgewebes beutelartig hängen, oder, und zwar oft gleichzeitig, ein etwa liniendickes Extravasat von dunklem Blute auf dem *Pericranium* liegen. In einzelnen Fällen, die vollends fast alltäglich zu nennen sind, beobachtet man dergleichen Extravasate nur inselförmig neben einander liegend, in vielen andern sind ganze zusammenhängende Parthieen an den geschilderten Stellen am Kopfe damit bedeckt. Es ist von der äussersten Wichtigkeit, die ungemeine Häufigkeit des spontanen Vorkommens dieser subaponeurotischen Blutsulzextravasate zu beachten, um nicht, was bei mangelnder Erfahrung sehr verzeihlich, daraus sofort auf eine, dem Kinde angethanene Gewalt zu schliessen. Diese Ergüsse sind überhaupt an sich nicht die Todesursache, wie der Umstand beweist, dass sie ungemein häufig bei Kindern gefunden werden, deren anderweitiger Tod ganz feststeht; ja ihre Entstehung ist durch den Process des Gebäractes, selbst bei schnellen (heimlichen) Geburten, so leicht erklärlich, und ihr Vorkommen, wie gesagt, so alltäglich, dass die Annahme gerechtfertigt erscheint, dass dergleichen Gefässrupturen ausserhalb der Schädelhöhle überhaupt bei Neugebornen auch unter den günstigsten Umständen in der Privatpraxis weit häufiger vorkommen, als gewöhnlich geglaubt wird, und dieselben sich nur der Beobachtung entziehn, weil sie sich beim leben bleibenden Kinde allmälig resorbiren (vgl. § 102.). Finden sie sich in der Leiche, so sind nicht sie, sondern die gleichzeitig entstandne wirkliche Hirnhyperämie die Todesursache gewesen. Dass diese Hyperämie das Kind schon unmittelbar vor, so wie in und während der Geburt tödten kann, sieht man ungemein häufig bei ganz unzweifelhaft todtgebornen Kindern, die diese subcutanen Ecchymosen in geringerer oder grösserer, oft in sehr grosser Ausdehnung zeigen können. Dass daher umgekehrt dieser Befund im Geringsten nicht das Leben des Kindes nach der Geburt beweist, darauf ist hier, nach dem, was bereits oben (§. 102. S. 765) darüber bemerkt, nicht zurückzukommen. *)

An diese Erscheinung schliesst sich die bekannte des eigentlichen Cephalämatoms, der Kopfblutgeschwulst. Aber diese eigenthümliche Blutextravasation hat keinesweges die Bedeutung für die gerichtliche Medicin, welche ihr die bloss theoretischen Schriftsteller so häufig vindiciren. Sie kommt nämlich in der gerichtsärztlichen Praxis fast niemals, und zwar aus dem einfachen Grunde nicht, vor, weil diese es nur mit neugebornen Kindern zu thun hat, das Cephalämatom aber erst mehrere

---

*) Vgl. über diesen Befund in diagnostischer Hinsicht noch §. 115.

Tage nach der Geburt in die Erscheinung tritt. Selbst im etwanigen vorkommenden Falle aber — der mir am gerichtlichen
Sectionstisch noch niemals begegnet ist — würde die oft gehörte Warnung vor einer Verwechslung dieser Blutgeschwulst
mit einer Sugillation durch äussere Gewalt bei einem Arzte, der
nicht gradezu Anfänger, vollkommen überflüssig sein, da schon
allein die eigenthümliche scharfe Begränzung des Cephalhäma-
toms, die bekanntlich vermeintlich sogar eine runde Knochen-
öffnung deutlich fühlen lässt, dasselbe auf die handgreiflichste
Weise von einer Sugillation unterscheidet, die niemals scharf
begränzt, sondern immer diffus und unregelmässig gestaltet und
gerändert ist.

§. 110. Fortsetzung. b) Kopfverletzungen. Ossificationsdefecte an den Schädelknochen.

Dass in dem und durch den Gebäract die Schädelknochen
des Kindes theils einknicken, theils brechen können, ist unzweifelhaft und durch die geburtshülfliche Erfahrung und Literatur
längst festgestellt. Wenn aber die gerichtsärztliche Praxis nur
in seltnen Fällen sich mit Fissuren und Fracturen am Schädel
Neugeborner, deren Entstehung, den Umständen nach, auf
Rechnung des Gebäractes selbst zu schreiben, zu befassen hat,
so wird auch dies wieder durch den Umstand leicht erklärt,
dass diese Gewaltthätigkeiten meistentheils durch erschwerten
Geburtsact bedingt werden, sei derselbe vom Kinde oder vom
mütterlichen Becken aus erschwert gewesen, während der Natur der Sache nach gewöhnlich nur die Früchte der heimlichen,
also der schnell, folglich mehr oder weniger sehr leicht beendeten Geburt der richterlichen Cognition anheimfallen. *) Aus
eben diesem Grunde kommen Brüche an den Extremitäten,
Brüche des Rückgrats, Bersten des Schädels mit Hervorspritzen
des Gehirns und ähnliche Wirkungen eines höchst erschwerten,

---

*) Ueber Kopfverletzungen nach der Geburt vgl. §§. 114. 115.

langsam verlaufenen, gewaltsamen Gebäractes in der gerichtlichen Praxis nicht vor. Eher noch wird ein blosses Einknik-
ken, eine Impression der dünnen Kindskopfknochen, namentlich
der Seitenwandbeine, beobachtet, welche auch bei verhältnissmässig leichtern Geburten schon durch den Druck eines stark
hervortretenden Promontoriums hervorgebracht werden kann.
Als Todesursache an sich ist eine solche Impression nicht zu
erachten, da sie oft genug auch bei leben bleibenden Kindern
in der Praxis gesehn wird. Eine schon bedeutendere Folge
des Gebäractes sind Fissuren, die, bei der grossen Dünne
der Schädelknochen des Neugebornen, zugleich Fracturen
sind. Dieselben können, wie genaue Beobachtungen *) gezeigt
haben, möglicherweise auch entstehn bei nicht besonders ver-
langsamtem und erschwertem, vollends ohne Kunsthülfe beende-
tem Gebäract, folglich auch bei Erst- und bei heimlich
Gebärenden. Mit Unrecht hat man diese Fissuren und Fracturen wohl „angeboren" genannt, als wenn sie schon beim Fötus vor der Geburt vorhanden gewesen wären, während sie
doch erst in der Geburt entstehn. Sie tödten das Kind sofort
oder nachdem es, wie später die Athemprobe lehrt, einigemale
aufgeathmet hatte, oder das Leben wird selbst noch mehrere
Tage erhalten, und erlischt dann unter den Zeichen des wach-
senden Hirndrucks. Sie kommen fast ohne Ausnahme nur in
den Scheitelbeinen vor, meist nur in Einem, bald und gewöhnlich transversell von der Pfeilnath oder nach derselben hin sich
erstreckend, bald oder seltner in der Richtung vom Stirnbein
mehr oder weniger parallel mit der Pfeilnath verlaufend. In
der Mehrzahl der Fälle ist nur Eine solche Fissur vorhanden,
zuweilen aber auch mehrere. Bei genauer Untersuchung pflegt
sich eine schwache Sugillation der feingezackten Ränder zu zei-

---

*) Von Carus, d'Outrepont, Höre und Mende; s. C. F. Hedin-
ger, über die Knochenverletzungen bei Neugebornen in med. ger. Hinsicht.
Leipzig 1833.

gen. Ihre Diagnose von Fissuren und Fracturen, die erst nach
der Geburt des Kindes durch irgend welche extrauterine Insultation des Kopfes entstanden, kann schwierig sein und wird besonders durch die jedesmaligen Umstände des concreten Falles
festgestellt werden müssen. Spuren einer erlittenen Gewalt, die
äusserlich an der Leiche wahrnehmbar sind, Sugillationen oder
Verwundungen der Kopfschwarte, die bei den hier in Rede ste-
henden, sogenannten „angebornen" Fissuren und Fracturen fehlen, anderweitige Verletzungen am Kindskörper, und innerlich
namentlich erheblichere abnorme Befunde an den Hirnhäuten,
dem Gehirn, den übrigen Schädelknochen, wohl gar der Schä-
delbase, deuten auf Entstehung der Fissur nach der Geburt.
Ein nicht allzu selten vorkommender Umstand dagegen lässt
mit grösster Wahrscheinlichkeit, wenn nicht mit Gewissheit, auf
Entstehung in der Geburt schliessen, mit Allem, was für die
criminalrechtliche Behandlung des Falles daraus folgt. Ich
meine den Befund eines Ossificationsdefectes in den Schädelknochen bei Neugebornen. Auffallend ist, dass dieses sehr wichtigen, so leicht zu gefährlichen Täuschungen Veranlassung gebenden Befundes bei den neuern Schriftstellern meist gar keine
Erwähnung geschehn, während unter den Aeltern die wirklich
erfahrnen Practiker seiner allerdings schon gedenken *), weil sie
ihn in den Leichen gesehn hatten. Nicht bloss bei noch unreifen, sondern auch bei Kindern, die alle Zeichen der Reife auf
das Vollständigste an sich tragen, eben so auch nicht etwa
bloss bei allgemein schlecht genährten, sondern auch bei Kindern, die das durchschnittliche Gewicht reifer, gut genährter
Früchte haben, kommt ein Zurückbleiben des Ossificationspro-

---

*) Büttner, in seiner zwar veralteten, aber wegen der reichen Erfah-
rung des Verfassers, die er als „Samländischer Creisphysicus" zu sammeln
Gelegenheit hatte, höchst lehrreichen Schrift: „vollständige Anweisung wie
u. s. w. ein verübter Kindermord auszumitteln sei", Königsberg 1771 S. 82
beschreibt diese Ossificationsdefecte ungemein naturgetreu. Auch Mende
schildert sie, und, wie es scheint, aus eigner Beobachtung.

cesses vor. Wie sich dies im Umfange des Knochenkerns in der Schenkelepiphyse zeigt, ist schon oben (§. 80. S. 692 und §. 97. S. 755) angeführt worden. Eben so aber bleibt der Verknöcherungsprocess auch in den Schädelknochen zurück, und man sieht den Defect meist und vorzugsweise in beiden Scheitelbeinen, aber auch im Stirn-, am seltensten im Hinterhauptsbein. Hält man den betreffenden Knochen gegen das Licht, so sieht man sogleich dasselbe durch die, mit dem *Pericranio* verschlossene Oeffnung durchscheinen. Der Ossificationsdefect zeigt sich dann, wenn man die Beinhaut abpräparirt, in Form einer runden, oder unregelmässig rundlichen, nicht leicht mehr als drei Linien, oft aber auch weniger im Durchmesser haltenden Oeffnung, die mit unregelmässigen, zickzackigen, strahlenförmigen Rändern versehn ist, die niemals, wie bei Fracturen wohl, deprimirt, niemals, so wenig wie ihre Umgebung, auch nur im Geringsten sugillirt sind. Um endlich alle Verwechslung dieser Schädelöffnungen mit Fracturen unmöglich zu machen, beachte man an dem, gegen das Licht gehaltnen Knochen die Umgebung der Oeffnung, und man wird finden, dass dieselbe immer in geringerm oder grösserm Umfange noch weitere Defecte in der Knochenmasse, d. h. den Knochen in diesem Umfange noch papierdünn und durchscheinend zeigt. Bei sorgsamer Erwägung dieser Merkmale kann ich versichern, in zweifelhaften Fällen mich noch niemals getäuscht zu haben. Die Abbildungen Taf. VII. Fig. 20 *a*. u. *b*. versinnlichen solche Ossificationsdefecte sehr naturgetreu, und zur weitern Erläuterung dieses Befundes, dessen Beachtung von erheblichster practischer Wichtigkeit ist, mag folgende Auswahl von Beobachtungen dienen.

§. 111. Casuistik.

318. Fall.

Ossificationsdefecte mit Fissur im rechten Scheitelbein.

Ein neugeborner Knabe war todt in der Strasse gefunden worden. Die Leiche war (im Januar) noch ganz frisch. Körperlänge von 20 Zoll, Gewicht von 7½ Pfd., Kopfdurchmesser von *resp.* 3½ Zoll, 4¼ Zoll, und 5 Zoll u. s. w, bewiesen die vollständige Reife des Kindes, so wie das Leben nach der Geburt durch die übereinstimmenden Ergebnisse der Athemprobe ausser Zweifel gesetzt wurde. Im Gesicht, auf Hals, Brust, Rücken und Unterextremitäten zeigten sich deutliche Spuren von *Pemphigus*. Auf dem *tuber* des rechten Scheitelbeins fand sich eine anderthalb Linien, und eine Linie davon entfernt, zwei, zwei Linien im Durchmesser haltende unregelmässig-runde Oeffnungen im Knochen, welche letztere beide durch eine Fissur miteinander in Verbindung standen. Ihre Ränder waren sehr zackigt und strahlig, nicht sugillirt, und der Knochen im halbzollbreiten Umkreise dieser Oeffnungen papierdünn und durchscheinend. Die Reife und das Leben des Kindes wurden im Gutachten, und ferner darin erklärt, dass die Knochenverletzungen keiner äussern Gewalt ihre Entstehung verdankten und mit dem Tode in keiner ursachlichen Zusammenhang gestanden hätten.

319. Fall.

Ossificationsdefecte im linken Scheitelbein.

Nach Aussage der Hebamme, die unmittelbar nach der Entbindung zu der Dienstmagd, der Mutter dieses Kindes, das dieselbe so eben heimlich geboren hatte, gerufen worden war, hatte sie dasselbe noch in den letzten Athemzügen gefunden. Das Kind, ein Knabe, war vollständig ausgetragen (7 Pfd., 20 Zoll, Kopfdurchmesser 3¼ Zoll, 4¼ Zoll und 5 Zoll u. s. w.). Die Lungen waren zinnoberroth, blau marmorirt, schäumten und knisterten bei Einschnitten, und schwammen vollständig. In der Mitte des linken Scheitelbeins fanden sich, ohne dass in diesem Falle der Knochen in der Umgegend auffallend durchscheinend gewesen wäre, zwei rundliche, drei Linien grosse, dicht aneinanderliegende Oeffnungen, mit zackigen Rändern. Besonders interessant war, dass in der Einen dieser Oeffnungen ein ganz schmales Knochenstreifchen wie ein Diameter queer hindurchlief, wodurch jeder mögliche Zweifel an der Natur dieser Oeffnungen als Ossificationsdefecte vollständig gehoben werden musste. Hirnhyperämie hatte das Kind getödtet. Nachdem wir die Natur der Knochenverletzung erklärt hatten, wurde der Fall nicht weiter richterlich verfolgt, als es die damalige Lage der Gesetzgebung gebot, die noch die blosse Verheimlichung der unehelichen Schwangerschaft und Geburt verpönte.

320. Fall.

Ossificationsdefecte an beiden Scheitelbeinen. Trennung der Nabelschnur dicht am Nabel. Keine Verblutung.

Das heimlich geborne, weibliche Kind sollte todtgeboren gewesen sein, es hatte aber, nach den Ergebnissen der Athemprobe, unzweifelhaft gelebt und war an Schlagfluss gestorben. Die Länge von 19 Zoll und das Gewicht von 6¾ Pfd. sprachen für die Reife, die etwas kleinen Kopf-durchmesser von 3 Zoll, 4 Zoll und 4¾ Zoll, so wie der Umstand, dass zugleich mit der Leiche die *Placenta* (mit der ganzen Nabelschnur, die hart am Nabel abgeschnitten war,) vorläg, deuteten auf eine präcipitirte Geburt. Am linken Scheitelbein fanden sich zwei Ossificationsdefecte, der Eine von dreieckiger Form, der Andre silbergroschengross. Beide hatten stark ausgezackte Ränder, so dass verhältnissmässig lange Knochen-zäckchen in die Oeffnungen hineinragten. Auch am rechten Scheitelbein fand sich ein silbersechsergrosser Defect derselben Art. An der, dem Wirbel entsprechenden Stelle fand sich auf der innern Fläche der *Galea* ein liniendickes, rundes Extravasat von geronnenem Blut, bei gänzlicher Abwesenheit jeder äussern Spur von Verletzung am Kopfe. Von der runden Oeffnung im linken Scheitelbein gingen zwei zackige kleine Fis-suren ab. Der Körper hatte die gewöhnliche Leichen-, keine Verblutungs-farbe, die Lungen waren nicht bleich, sondern röthlich-blau gefleckt, die Leber sehr hyperämisch, und entschieden apoplectische Hirncongestion vor-handen. Das Kind hatte sich also unzweifelhaft aus der, am Nabel ge-trennten Nabelschnur nicht verblutet; ob dieselbe vielleicht erst nach gänzlichem Aufhören der Pulsation oder gar erst nach dem Tode des Kindes getrennt worden war, konnte natürlich aus der blossen Obduction nicht ermittelt werden. Der Gesammtbefund sprach mit grosser Wahr-scheinlichkeit für apoplectische Tödtung des Kindes durch Sturz mit dem Kopfe bei präcipitirter Geburt, welche Wahrscheinlichkeit auch im Gut-achten angenommen wurde.

321. Fall.

Ossificationsdefecte in beiden Scheitelbeinen. Zweifelhafter
Ertrinkungstod.

Die Leiche des derben, reifen neugebornen Knaben war dicht am
Ufer im Wasser gefunden worden, bei einer Lufttemperatur (im September) von + 5—8⁰ R. Sie war, namentlich auch die Nabelschnur, noch
sehr frisch, und wir konnten deshalb auf die vorgelegte Frage antworten: dass das Kind vor drei bis vier Tagen geboren und gestorben sei.
Das Leben nach der Geburt konnte nicht zweifelhaft sein. Der Stand
des Zwerchfells unter der sechsten Rippe, die vollkommne, ja über-
mässige Ausdehnung der Lungen, die, wie bei Ertrunknen, hart an den
Rippen anlagen, die sehr hellrothe, stark marmorirte Farbe derselben,
ihr Gehalt an Blut und Luft und ihre vollständige Schwimmfähigkeit
sprachen dafür. Die Luftröhre war bleich und leer, eben so der Magen.
Das Herz enthielt fast kein Blut. Der Unterleib bot nichts Auffallendes,
wohl aber die Schädelhöhle apoplectische Hyperämie. Auf dem Wirbel
und dem rechten Stirnbein fanden sich unter der *Galea* kleine, punctförmige Extravasate, und beide Scheitelbeine zeigten genau diejenigen
Ossificationsdefecte, die auf der Abbildung Taf. VII. Fig. 20a. zu sehn
sind. Es war dies zugleich ein Fall von gleichzeitigem Zurückgeblieben-
sein des Verknöcherungsprocesses auch im Schenkelknochenkern, denn
dieser hatte ganz genau nur zwei Linien im Durchmesser, obgleich das
Kind unzweifelhaft den zehnten Fruchtmonat vollendet gehabt hatte: denn
es war 20 Zoll lang, wog 7 Pfund, hatte Kopfdurchmesser von 3¼, 4
und 5 Zoll, einen Schulterdurchmesser von 4½ Zoll u. s. w. Ausser der
obigen Erklärung über die Zeit der Geburt und des Todes des Kindes
beantworteten wir die anderweit vorgelegten Fragen noch dahin: dass
dasselbe reif gewesen sei und gelebt habe, dass es an Blutschlagfluss
verstorben, dass es nicht unmöglich, dass das Kind im Wasser seinen
Tod gefunden habe, dass es aber jedenfalls nur äusserst kurze Zeit im
Wasser gelegen haben könne, was unzweifelhaft war, da sich an Händen
und Füssen noch keine Spur von Maceration gezeigt hatte. *)

---

*) Vgl. noch 325. Fall.

322. Fall.

Ossificationsdefecte in beiden Scheitelbeinen mit Fissuren. Athmen im verschlossnen Kasten.

Vielfach interessant war der nachfolgende Fall. Ein unverehelichtes Dienstmädchen hatte vor Jahren schon einmal geboren, und die diesmalige Schwangerschaft bis zum Ende verheimlicht; sie kam im April um 7 Uhr Morgens heimlich nieder und hielt angeblich das Kind für todt, wofür sie die gewöhnlichen Behauptungen aufstellte. Gewiss ist, dass sie dasselbe in eine Commode legte und dieselbe verschloss. Nach zwei Stunden hörten die Mitmagd und eine Näherin, die in dem Zimmer beschäftigt waren, zu ihrer grössten Ueberraschung aus dieser Commode die Stimme eines Kindes, und entdeckten dasselbe sofort darin frisch und gesund. Es wurde zu einer Verwandten zur Pflege gebracht, wo es aber bereits an demselben Abend 7 Uhr, genau nach zwölfstündigem Leben „ruhig" starb. Die Obduction ergab zunächst die vollständige Reife des Kindes, das ein sehr kräftiges war, 21 Zoll maass, 8¼ Pfund wog und dieser Ausbildung entsprechende Kopfdurchmesser hatte. Die Bauchhöhle ergab keine bemerkenswerthen Befunde, es sei denn der, dass sich im Magen zwei Theelöffel voll einer dicklich-schleimigten, bräunlichen, etwas blutigen und gährenden Flüssigkeit fanden, die wie ein, dem Kinde gereichtes Säftchen erschien. Die Harnblase war ganz leer und der Dickdarm hatte nur eine geringe Menge Kindspech. Als Todesursache ergab die Brusthöhle eine sehr ausgesprochne Lungenapoplexie. Die Lungen waren blutroth, leicht rosenroth marmorirt, knisterten und ergaben bei Einschnitten eine ausserordentliche Masse eines dunkelblutrothen Schaums. Dabei hatten sie das sehr erhebliche Gewicht von 7¼ Loth; ihre Schwimmfähigkeit war eine vollständige. Kehlkopf und Luftröhre ganz leer und durchaus normal und das Herz blutleer. Höchst interessant war der Befund in der Kopfhöhle. Am Hinterhaupt zeigte sich eine sehr leichte, gewöhnliche Kopfgeschwulst, auf dem linken Scheitelbein drei, zolllange, 2 Linien breite und etwa eine halbe Linie dicke sulzige Blutergüsse. Nach Entfernung desselben zeigte sich die harte Hirnhaut in der Mitte des Knochens taschenförmig abgelöst und erhoben und in dieser Tasche lag ein halber Theelöffel dunklen und sehr flüssigen Blutes. Nach Beseitigung der Membran und des *Pericranium* fanden wir nun an dieser Stelle des Knochens drei etwa erbsengrosse Oeffnungen mit den hier gewöhnlichen, feinzackigen, durchaus unsugillirten Rändern, und die Umgebung derselben zeigte sich, gegen das Licht gehalten, wie immer in diesen Fällen, hier in diesem Falle auf etwa einen Viertel Zoll breit, ganz durchsichtig. Vom untersten Loch erstreckte sich ein ganz grader, feiner, kaum schwach gezahnter, unsugillirter Spalt nach der Pfeilnath verlaufend und ein zweiter vom obersten Loch mit dem ersten parallel bis in die dritte Oeffnung hinein (s. die Abbildung des Präparates Taf. VII. Fig. 20 b.). Durchaus derselbe Befund ergab sich in der Wölbung des rechten Scheitelbeins, nur dass hier nur zwei Knochenöffnungen gefunden wurden. Bemerkenswerth ist, dass Schädelhöhle und Gehirn keine Spur einer Hyperämie zeigten, wie ich denn auch noch hervorheben muss, dass bei der mangelhaften Verknöcherung dieser beiden Schädelknochen der Knochenkern in der Schenkelepiphyse doch $3\frac{1}{2}$ Linien Durchmesser hatte. Das Gutachten in diesem nicht gewöhnlichen Falle ging dahin: dass das Kind ein reifes gewesen sei, gelebt habe, an Lungenschlagfluss gestorben sei, dass aber eine gewaltsame Veranlassung zu diesem Tode nicht anzunehmen, und dass namentlich die Schädelverletzungen als solche Veranlassung eben so wenig gelten könnten, als das Einschliessen des Kindes während zweier Stunden in die Commode.

§. 112. Fortsetzung. c) Compression und Umschlingung der Nabelschnur. Die Strangulationsmarke.

Die Compression des Nabelstranges durch Vorfall wird eben so leicht während der Andauer des Gebäractes Veranlassung zum Tode des Kindes, als es die Umschlingung selten wird, wie jeder geburtshülfliche Practiker weiss. Hohl[*] hat unter 200 Geburten 181 Mal Umschlingungen der Nabelschnur vor sich gehabt; 163 lebende und 18 todte Kinder wurden dabei geboren, und unter diesen achtzehn waren sieben Fälle, in denen die Umschlingung nachgewiesenermaassen gar nicht, und die übrigen elf, in denen dieselbe nicht erweislich die alleinige Ursache des Todes war. Mayer berichtet sogar aus der Nägele'schen Clinik von 685 mit Nabelschnurumschlingung gebornen Kindern, von denen nur 18 erweislich dadurch ihren Tod gefunden hatten.[**] Dagegen wurden bei 743 von Scan-

---

[*] a. a. O. S. 456.
[**] S. Hecker in der (§. 40. spec. Thl. S. 465) citirten Abhandlung S. 30.

zoni zusammengestellten Nabelschnurvorfällen 408 Mal die
Kinder todt geboren *), also fast 55 von Hundert. Die physiologische Entstehung dieses Todes ist bereits beim Erstickungstode im §. 40. S. 465 erörtert worden. In dem Umstande,
dass derselbe durch Behinderung des Einströmens von in der
Placenta verändertem Blute in den Fötus entsteht, wodurch derselbe genöthigt wird, instinctive Athembewegungen zu machen,
und dabei erstickt, ist auch die Erklärung gegeben, warum
auch die vorzeitige Lösung des Mutterkuchens und
der Tod der Mutter im Gebäracte dieselbe Wirkung, Erstickungstod des Kindes, zur Folge haben. Nach den vortrefflichen Arbeiten Krahmer's und namentlich Hecker's, der
zahlreiche und genaue Beobachtungen dafür beibringt, und alle
neuern Vorarbeiten sorgfältig gesammelt hat (a. a. O.), kann
dieser Hergang beim Tode des Kindes in der Geburt unter
den genannten Umständen nicht mehr bezweifelt werden. Alle
ältern Ansichten, namentlich die, dass Erkältung der Nabelschnur beim Vorfall den Tod herbeiführe, sind hiermit als beseitigt anzusehn. Für die gerichtliche Medicin haben diese Ergebnisse insofern einen bedeutenden Werth, als jetzt festgestellt
ist, dass durch solche spontane Geburtsvorgänge allein der Erstickungstod des Kindes noch in der Geburt erfolgen, und sich
in der Leiche durch die exquisitesten Befunde, namentlich durch
die oben (S. 464) besprochenen Petechial-Sugillationen (capillaren Ecchymosen) documentiren kann, der Gerichtsarzt folglich
wegen dieser Befunde allein im Geringsten nicht berechtigt ist,
eine verbrecherische Handlung irgend eines Menschen anzunehmen.
Dass also die Halsumschlingung der Nabelschnur, wenn sie
tödtet, auf diesem Wege, dem der unterbrochnen Placentarcir-
culation, tödten könne, dass man also in diesen Fällen in der
Leiche den Erstickungstod nachweisen, ja diesen Tod in den
betreffenden Fällen am häufigsten finden werde, ist gleichfalls

---

*) Lehrbuch der Geburtshülfe, 3. Aufl. Wien 1855. S. 682.

durch gute Beobachtungen erwiesen. Aber der Erstickungstod ist nicht der einzige und ausschliesslich zu erwartende Befund, und wir können nicht zugeben, dass, wie behauptet worden, niemals durch Umschlingung der Nabelschnur um den Hals der Tod durch Hirnhyperämie entstehn k ö n n e oder entstehe; eine Beobachtung, in welcher sogar wirkliche Hirnhämorrhagie als Folge der Umschlingung um den Hals von uns gefunden wurde (342. Fall), beweist das Gegentheil, und hat als positiver Befund entscheidenden Werth gegen zahlreiche negative. Auch Scanzoni hat unter zwölf Fällen von tödtlichem Vorfall der Nabelschnur viermal Hirnhyperämie gefunden. *) Nach seinen sinnreichen Experimenten nimmt derselbe an, dass bei beiden Ereignissen, Vorfall und Halsumschlingung der Nabelschnur, die Art des Todes bedingt werde durch den verschiednen Druck, den, bald stärker, bald schwächer, alle oder bloss einzelne Gefässe der Nabelschnur erleiden, dass es hiervon also abhänge, ob die Communication zwischen dem mütterlichen und fötalen Blute, und somit die Function der Placenta als Respirationsorgan des Fötus vollständig aufgehoben wird, oder ob es durch das Offenbleiben Einer oder beider Arterien zur Anämie, oder durch ihre Verschliessung und die Durchgängigkeit der Vene zur Hyperämie und Apoplexie einzelner Organe kommt. Diese Ansicht erklärt die Verschiedenheit der Befunde in solchen Fällen auf eine einleuchtende Weise.

Von grosser Wichtigkeit ist es, die verbrecherische Strangulation von der spontanen, durch die umschlungene Nabelschnur bewirkten, zu unterscheiden. Die S t r a n g r i n n e der um den H a l s g e s c h l u n g e n e n N a b e l s c h n u r aber läuft ohne Unterbrechung um den ganzen Hals herum, was man wohl bei Erdrosselung, selten oder nie aber beim Erhängen findet. Die Nabelstrangmarke ferner ist breit, der Breite der Schnur entsprechend, rund ausgehöhlt, rinnenförmig, überall ganz weich, an

---

*) a. a. O. S. 682.

keiner Stelle excoriirt, wie letzteres bei Strangmarken von Stricken und andern harten, strangulirenden Werkzeugen so gewöhnlich ist. Sehr getheilt sind die Meinungen in Betreff der Sugillationen im subcutanen Zellgewebe der Nabelschnurstrangmarke. Entschieden stellen dieselbe in Abrede, als nicht von ihnen beobachtet, Klein*) und Elsässer**), während Löffler***), Carus****), Schwarz†), Albert††), Marc†††), Hohl††††) u. A. Sugillationen beobachtet haben. Sie entstehn allerdings nicht in allen Fällen und wahrscheinlich dann nicht, wenn der Tod des Kindes so momentan erfolgt, dass sie sich gar nicht ausbilden können. Dass sich aber ächte Sugillationen, wirklicher Blutaustritt in das Unterhaut-Zellgewebe, nicht nur durch die blaurothe Farbe, sondern auch durch Einschnitte nachgewiesen, bilden können, habe ich selbst mehrfach beobachtet (vgl. u. A. den 278. Fall), während die ächte Sugillation beim gewaltsamen Strangulationstode fast niemals vorkommt. Höchst selten ist aber auch bei der Nabelschnurmarke die ganze Rinne blutrünstig, meist sind es nur einzelne Stellen in derselben. Gewöhnlich ist ferner, da die Halsumschlingung keine einfache zu sein pflegt, sondern eine doppelte, dreifache, auch die Marke von derselben am Halse eine mehrfache. Eine mumificirte, pergamentartige, unsugillirte Rinne deutet auf Strangulation durch einen härtern Körper. Die Erwägung aller dieser Umstände im concreten Falle wird zur Feststellung der Diagnose führen. — Bei dieser Gelegenheit will ich auf einen Irrthum aufmerksam machen, den ich nicht selten von Unerfahr-

---

*) Hufeland's Journal 1815.

**) Schmidt's Jahrbücher VII. S. 204.

***) Hufeland's Journal Bd. 21. S. 69.

****) Leipziger Literat. Zeitung 1821. S. 583.

†) Henke's Zeitschr. Bd. 7. S. 129. u. f.

††) Ebendas. Bd. 21. S. 183·und Bd. 42. S. 207.

†††) und vier seiner Collegen in einem gemeinschaftlich begutachteten Falle, s. Devergie a. a. O. S. 622.

††††) a. a. O. S. 457.

nen, wie Zuhörern oder Examen-Candidaten u. s. w., habe begehn sehn, die etwas bei dem neugebornen Leichnam für eine Strangrinne halten, was keine ist. Man untersuche nämlich nur eine Anzahl recht fetter und noch frischer Kindesleichen, zumal im Winter, so wird man sehn, dass dieser Irrthum wohl möglich ist, wenn man nämlich die Hautfurchen am Halse, die durch die Biegungen des Kopfs entstehn, und im erkalteten Fette stehn bleiben, und welche bei kurzem Halse noch deutlicher hervortreten, ohne weitere Berücksichtigung der übrigen Criterien einer Strangmarke, für eine solche hält. Die Berücksichtigung eben dieser Criterien aber wird sehr bald das Richtige erkennen lassen.

§. 113. Fortsetzung. d) Strictur der Gebärmutter.

Dieselben Wirkungen wie die Umschlingung der Nabelschnur um den Hals des Kindes kann eine krampfhafte Einschnürung der Gebärmutter um den Hals haben und das Kind auch auf diese Weise in der Geburt getödtet werden, wenn auch Mende u. A. diese Möglichkeit in Abrede stellen. Böcker berichtet zwei solcher Fälle aus eigner Beobachtung.[*] In dem einen, nicht weiter beschriebnen, war das Kind durch die Strictur der Gebärmutter strangulirt und nach dem Tode der Mutter der Kaiserschnitt gemacht worden. In dem andern requirirte die Hebamme nach 24stündiger fruchtloser Geburtsarbeit der mehrgebärenden Mutter einen Geburtshelfer, der das Geburtshinderniss in einer Strictur der Gebärmutter erkannte. Nach viertägigen Geburtsquaalen machte Böcker den Kaiserschnitt, und fand „die Strictur der Gebärmutter den Hals des längst abgestorbnen Kindes so fest umschliessend, dass der Kindskopf erst herausgehoben werden konnte, nachdem die Strictur mit dem Messer durchschnitten und die zusammengezogenen Gebärmutterfasern mit einem Geräusch, wie wenn man

---

[*] Memoranda der ger. Medicin. Erste Hälfte. Iserlohn 1853. S. 140.

eine gespannte Achillessehne durchschneidet, auseinander gewichen waren. Der Hals des todten Kindes hatte eine Strangulationsrinne, das Gesicht war blauroth." Ganz ähnliche Kind tödtende Wirkungen solcher spastischer Uterinstricturen beschreiben Löffler und Hohl. *) Diese eigenthümliche, und wohl nur äusserst selten vorkommende Todesart des Kindes in der Geburt hat indess kaum ein gerichtlich - medicinisches Interesse, da sie eine schwere und lange dauernde Geburt voraussetzt, die nicht ohne Zeugen und Sachverständige beendet werden kann, welche dann dem Richter über den Vorgang bei der Geburt hinlängliche Aufklärung geben werden.

§. 114. Tod des Kindes nach der Geburt. a) Sturz des Kopfes auf den Boden.

Seit drittehalbhundert Jahren (Zittmann) haben alle geburtshülflichen und gerichtlich - medicinischen Schriftsteller die Möglichkeit angenommen, dass ein Neugebornes bei einer natürlichen, aber präcipitirten Geburt rasch mit dem Kopfe voran aus den Geburtstheilen stürzend, sich beschädigen und tödtlich verletzen könne. Das Bedenkliche dieser Annahme vom strafrechtlichen Gesichtspunct, die Möglichkeit, dass ein wirklich verübter Kindermord mit dieser Angabe der Angeschuldigten verdunkelt werden könne, ist nie verkannt worden. Vor vierzig Jahren aber trat Klein mit der Behauptung auf **), dass dieser Sturz keinesweges die gefährlichen Folgen habe, die man ihm so allgemein zugeschrieben. Er stützte sich hierbei auf die aus dem ganzen Lande (Würtemberg) eingeforderten und eingesehenen Berichte von Geburtshelfern, Hebammen, Geistlichen u. s. w. und glaubte hierin im Ganzen nur mehr negative Resultate gefunden zu haben. Klein's Schrift beweist

---

*) a. a. O. S. 633.
**) Hufeland's Journal 1815. November. S. 105. — Bemerkungen über die bisher angenommenen Folgen des Sturzes der Kinder auf den Boden bei schnellen Geburten. Stuttgart 1817.

aber nur, wie bedenklich es ist, Thatsachen vom Standpunct einer vorausgefassten Ansicht aus zu beurtheilen, und wie ungenügend, die Thatsachen nicht durch eigene Beobachtung festzustellen, sondern sie durch die Augen Andrer zu betrachten. Er nahm keinen Anstand, auch die Berichte von Hebammen nicht nur, sondern sogar von Ortsgeistlichen und Wickelfrauen in Betracht zu ziehn, obgleich kein Unbefangener solchen Personen die genügende Sachkenntniss in dieser sehr schwierigen wissenschaftlichen Frage beimessen wird; er nahm keinen Anstand, auch Berichte von Geburtshelfern zu berücksichtigen, welche sich vor Jahren, ja Jahrzehnten ereignet, und welche die Berichterstatter rein aus dem Gedächtniss angemeldet hatten, und fand kein Bedenken, auf solcher Unterlage seine Critik zu gründen. Das Haltlose derselben ausführlich hier zu beweisen, finden wir deshalb und um so mehr ganz überflüssig, als dies bereits durch Henke*) u. A. längst und zur Genüge geschehn ist. Im Uebrigen kommt selbst Klein dennoch schliesslich zu dem Endergebniss: dass der Sturz schädliche und tödtliche Folgen haben könne, aber nicht müsse, welches Letztere auch niemals vorher oder später behauptet worden ist. Klein hat keine Nachfolger gehabt, bis in der allerneusten Zeit Hohl auftrat, und mit entschiednem Scepticismus die ganze Lehre vom tödtlichen Beschädigtwerden des Kindes bei der präcipitirten Geburt, namentlich auch bei der Entbindung im Stehen, wieder zu erschüttern versuchte. **) Vollkommen einverstanden sind wir, nach unsern eigenen, so zahlreichen Versuchen an Leichen überhaupt, mit ihm in seiner Critik der Versuche von Lecieux ***), deren Oberflächlichkeit an sich

---

*) Abhandl. aus d. Geb. der ger. Med. 2. Aufl. Bd. III. Leipz. 1824 S. 3 u. f.

**) a. a. O. S. 573 u. 819.

***) Lecieux, Renard, Laisné et Rieux, *Médecine légale ou considérations sur l'infanticide etc.* Paris 1819. S. 64. Die hierhergehörigen Versuche waren folgende: man liess „1) funfzehn einige Zeit nach der Geburt gestor-

(s. unten) sie schon fast werthlos macht. „Bei diesen Versuchen", bemerkt Hohl, „fehlt der Einfluss, den nicht nur der
Durchgang des Rumpfes durch die Schaamspalte und Nabelschnur, sondern auch die *Placenta* hemmend auf die Kraft des
Sturzes ausübt. Dabei ist auch in Hinsicht der ausstossenden
Kraft zu bemerken, dass das Kind, mit dem Kopfe geboren,
grösstentheils aus dem Bereiche des *Uterus* getreten, und daher
die Kraft desselben gar nicht in Anschlag zu bringen ist. Nur
die Hülfskräfte, die allein von der Gebärenden ausgehn, sind
es, welche vorzugsweise die Ausstossung des Rumpfes bewirken, die aber in der Regel nach der Geburt des Kopfes momentan erschöpft sind, und zu deren Anwendung die Kreissende
meist angetrieben werden muss, soll die Ausstossung des Rumpfes aus irgend einem Grunde beschleunigt werden. Diese
Kräfte sind beim Stehen aber auch gering anzuschlagen. Soll
aber ein solcher Sturz vorkommen, so muss die Gebärende stehen, sitzen oder kauern. Die Entfernung in einer knieenden
oder kauernden Stellung scheint uns zu gering für das Zu-
standekommen von Knochenbrüchen, und in ganz aufrechter
Stellung bleibt nimmermehr eine Kreissende im letzten Moment
der Geburt des Kindes." An einer andern Stelle (S. 574) erklärt Hohl, gestützt auf seine Erfahrungen in der Entbindungs-

---

bene Kinder mit dem Kopfe 18 Zoll hoch perpendiculär auf einen gepfla-
sterten Steinfussboden (*sol carrelé*, wie sie überall in Frankreich in den
Häusern üblich) herabfallen; zwölf bekamen eine longitudinale oder wink-
lige Fractur Eines oder „zuweilen" beider Scheitelbeine. 2) Eben so liess
man funfzehn Kinder 36 Zoll hoch herabfallen, und bemerkte danach bei
zwölf einen Bruch in den Scheitelbeinen, der bei „Einigen" sich bis ins
Stirnbein fortsetzte. Liess man das Kind noch höher herabfallen, so fand
man die häutigen Verbindungen der Schädelknochen erschlafft, selbst an
einigen Stellen zerrissen; „oft" war die Gestalt des Gehirns verändert, und
in einigen Fällen fand man unter der Hirnhaut (? *méninge*), oder in der
Substanz derselben (? *épaisseur de la méninge*) eine Ecchymose vom Riss einiger Gefässe, und nur bei den Kindern mit weichen und sehr biegsamen
Schädelknochen fand man keine Fracturen." — Dies ist die wörtliche Uebersetzung der betreffenden Stelle im Original.

anstalt und auf Gründe, wie den, dass gar nicht einzusehn sei, warum eine heimlich Gebärende sich der Quaal des Gebärens im Stehen aussetzen sollte, da sie immer im letzten Momente noch Zeit genug behielte, sich zu legen oder zu kauern — die Angabe der Inquisitin, dass sie in aufrechter Stellung geboren habe, müsse „als eine reine Lüge" betrachtet werden. Ein wichtiger Satz für die Staatsanwaltschaft, und ein Satz, der, wenn er begründet wäre, die ganze Lehre vom Sturze des Kindes in sich zerfallen liesse! Aber offenbar ist die Thesis nur eine Frucht der wissenschaftlich-geburtshülflichen Theorie, nicht der Erfahrung in gerichtlich-medicinischen Angelegenheiten. Wie verschieden ist die Lage der Kreissenden in einer öffentlichen Entbindungsanstalt oder in der privaten Praxis von jener der einsam und hülflos Gebärenden, die, nachdem sie ihre Schwangerschaft bis zum letzten Augenblick mühevoll und sorgsamst verheimlicht hatte, nun plötzlich von der Geburt bei der Arbeit, oder Nachts in ihrer Kammer, im Keller u. s. w. überrascht wird, die die ersten Wehenschmerzen noch muthig bekämpft, weil sie noch beobachtet ist, dann, sobald die Umstände es gestatten, einen einsamen Ort aufsucht, in einer Gemüthsstimmung und Nervenerregung, an die man nur mit Mitleid denken kann, die nun erst in diesem Augenblicke oft genug das ganz Hoffnungslose ihrer Zukunft klar vor sich ausgebreitet sieht, die weiss, dass sie aus dem Hause gestossen werden wird, dass sie von ihrem Schwängerer Nichts zu erwarten hat u. s. w., und bei der sich nun, bei allgemeiner krampfhafter Aufregung ein wirklicher Uterintetanus einstellt, wie ihn Wiegand annimmt und treffend als „Ueberstürzen des *Uterus*" bezeichnet. Wir sind nicht Freund einer zu weit gehenden Philanthropie in gerichtlich-medicinischen Dingen, womit so viel Missbrauch von Aerzten getrieben wird, aber unter solchen Umständen, wie die eben geschilderten und die sich täglich im practischen Leben ereignen, würde es die Humanität gebieten, die Möglichkeit eines Ueberraschtwerdens von dem letzten Augenblick der Ge-

burt, dann natürlich in jeder denkbaren Lage und Stellung, anzunehmen, wenn auch nur in einzelnen, wenigen Fällen die Erfahrung das wirkliche Vorkommen solcher Fälle kennen gelehrt
hätte. In der That aber liegen dergleichen, und gar nicht in
sehr geringer Anzahl vor, und können, namentlich auch Fälle
von plötzlichem Gebären in aufrechter Stellung, nicht sämmtlich
als „reine Lügen“ abgewiesen werden. In dem unten anzuführenden (326.) Falle wurde die heimlich geschwängerte Dienstmagd, die mit einem schweren Korbe beladen zur Seite ihrer
Dienstfrau auf der hart gefrornen Strasse ging, Angesichts
derselben von der Geburt überrascht, und das Kind schoss
von ihr. In dem 325. Falle geschah ebenfalls die Entbindung
in aufrechter Stellung vor einer Zeugin. In einem andern Falle,
den ich bei einem fremden Schwurgerichte als requirirter Ob-
mann zu entscheiden hatte, wurde es bewiesen, dass die Angeschuldigte das Kind gleichsam in der Luft schwebend geboren
hatte; ihr Bett hatte seinen gewöhnlichen Stand auf einer Er-
höhung, zu der sie nur gelangen konnte, wenn sie zuvor auf
einem Schemel stieg. Nachdem sie längere Zeit die Wehenschmerzen unterdrückt hatte, und endlich sich ins Bett legen
wollte, um die Entbindung abzuwarten, nachdem sie mit Einem
Fusse auf dem Schemel stehend, mit dem andern den Bettrand
berührte, schoss das Kind von ihr und verletzte sich tödtlich.
Alle Umstände des Falles, die Localrecherche, die Untersuchung
des Kindes und der Mutter, die von den Gerichtsärzten sehr
sorgsam ausgeführt war, endlich die uns nicht berührenden
subjectiven Verhältnisse sprachen für die Wahrheit der Angabe
der Angeschuldigten, die auch, namentlich auf Grund unsers
Gutachtens, für nichtschuldig erklärt wurde. Dieser Fall zeigt
zugleich, wie die bloss theoretischen Gründe in Betreff der
Einwirkung des Sturzes, hergenommen von der Messung oder
Schätzung der Fallhöhe beim Stehen der Mutter auf dem
Fussboden oder beim Knieen u. s. w. nicht ausreichend sind.
Dasselbe bewies ein andrer Fall, in welchem das Kind auf dem

Abtritt geboren wurde, und in die Grube, welche hart gefrornen Koth enthielt, von hoch herabschoss. *) Vor mehrern
Jahren kam mir als Gefängnissarzt der Fall vor, dass eine Cri-
minalgefangne unter den Augen ihrer Mitgefangnen vorzeitig in
·der Zelle, während sie stehend sich auskleidete, von einem
Kinde entbunden wurde, das ihr hervorschoss, bevor noch der
im Hause wohnende Hauschirurg herbeikommen konnte, und
unvergesslich bleibt mir ein Fall aus früher Zeit meiner Privatpraxis, in welchem eine verheirathete Dame, die nach Berlin zu
ihrer Mutter gekommen war, um bei derselben ihre dritte Entbindung abzuwarten, am Ofen stehend und in Gegenwart der
Mutter von der Geburt des Kindes überrascht wurde, das auf
den Teppich stürzte, ohne sich zu beschädigen. Nach solchen
Erfahrungen wird es gerechfertigt sein, wenn wir die allgemeine
Annahme theilen, dass in jeder Stellung, auch in der aufrechten, die Kreissende von dem letzten Acte der
Geburt überrascht werden, dass das Kind dabei aus
ihren Geschlechtstheilen hervorstürzen, und sich,
namentlich am Kopfe, beschädigen, ja selbst tödtlich verletzen kann. Eine nothwendige Tödtung des Kindes auf diesem Wege ist, wie schon bemerkt, niemals behauptet worden, und kann auch nicht behauptet werden. Nach Lage
der Preussischen Strafgesetzgebung, die glücklicherweise Letha-
litätsgrade nicht mehr annimmt (S. 263), wäre es auch ganz
überflüssig, hierauf weiter einzugehn.

-----

*) Die Umstände dieses Falles gaben in andrer Beziehung zu Bedenken
Anlass, und ich habe ihn deshalb nicht unter die Fälle von „Sturz" aufgenommen. Er zeigt indess nur mit Bezug auf die Höhe, aus welcher das
Kind herabkommen kann, abermals, wie häufig die Combinationen des wirklichen Lebens der blossen Theorie spotten.

§. 115. Fortsetzung. Folgen des Sturzes und deren Diagnose.

Die möglichen Folgen des Kindessturzes sind: Reissen der Nabelschnur, welches aber keinesweges immer eintritt, vorzeitige Lösung der *Placenta* mit ihren Wirkungen, ferner Hirnerschütterung und namentlich Hyperämie am und im Schädel und wirkliche Hirn-Hämorrhagie, erstere namentlich unter der *Galea* und auf, oder auch seltner unter dem *Pericranium*, letztere an den verschiedensten Stellen, selbst an der *Basis*; Luxationen der Halswirbel (? Ploucquet) und endlich und namentlich Brüche der Schädelknochen. Vorzugsweise und fast ausschliesslich betreffen sie die Scheitelbeine, Eines oder Beide, in der Wirbelgegend, keinesweges aber immer nur das linke, wie man *a priori* behauptet hat, wegen Annahme einer Drehung des Kindes beim Durchgang der Schultern seitwärts und zwar meist mit dem Gesicht nach dem rechten Schenkel der Mutter. Dass sich die Fracturen, einmal gegeben, von der Stossstelle am Wirbel ab bis zum Stirnbein, Schuppentheil oder Hinterhauptsbein herab erstrecken können, versteht sich von selbst und zeigt die Beobachtung. Immer aber wird man hier ein gewisses Ausstrahlen der Fracturen von Einem Centrum wahrnehmen können. Mehrfache Fracturirungen verschiedner Schädelknochen, die gleichzeitig vorgefunden werden, z. B. beider Scheitelbeine, des Stirn- und des Hinterhauptbeins, lassen die Annahme eines zufälligen Kindessturzes um so weniger zu, als blosser *Contrecoup* bei der Nachgiebigkeit des Schädels des Neugebornen nicht Statt finden kann.

Natürlich setzt der Kindessturz eine präcipitirte Geburt voraus. Diese kommt aber auch bei heimlich Gebärenden, von denen ein grosser Theil gewiss zugleich Erstgebärende sind, vor. Den Beweis giebt die grosse Anzahl von, in einer Stadt wie Berlin, mit fast einer halben Million Seelen, fortwährend todt aufgefundnen Kindern, den Früchten heimlicher Geburten, die eben deshalb als sehr rasch, wenn nicht wirklich präcipitirt verlaufen angenommen werden müssen, weil im entgegengesetzten Falle die Geburt nicht hätte verheimlicht bleiben können. Die Erfahrung hat mir aber auch noch einen andern Beweis dafür an die Hand gegeben. Verhältnissmässig sehr häufig nämlich, wenn gleich ich leider! versäumt habe, darüber genauere Zahlennotizen zu machen, wird uns auf dem gerichtlichen Sectionstisch mit der aufgefundnen Leiche des Neugebornen zugleich die noch damit zusammenhängende *Placenta* vorgelegt. Es kann nach solchen Erfahrungen keinem Zweifel unterliegen, dass auch heimlich (*resp.* Erst-) Gebärende auf präcipitirte Weise entbunden werden können, und die betreffende Angabe einer solchen Person auf der Anklagebank ist daher nicht als lügenhaftes Vorgeben abzuweisen.

Wenn nun in einem solchen Falle Verletzungen, die die Obduction an der Leiche des Neugebornen festgestellt hat, als vom Kindessturz bei der raschen Geburt entstanden ausgegeben sind, so kann die Diagnose sehr schwierig werden. Blosse Ecchymosen und sulzige Blutergüsse unter der *Galea* beweisen noch keinesweges eine Insultation des Kopfes auf diese Weise, denn es ist schon (§. 109. S. 793) angeführt worden, wie alltäglich dieser Befund unter allen Umständen der Geburt bei Leichen Neugeborner angetroffen wird. Sehr zu warnen ist hierbei davor, dass man nicht Extravasate und Ausschwitzungen von Blut ins Zellgewebe der Kopfschwarte oder unter dieselbe, die lediglich vom Fäulnissprocess bedingt sind, für Folgen mechanischer Gewalt, namentlich auch nicht vom Kindssturz auf den harten Boden herrührend, erkläre, wodurch beklagenswerthe Missgriffe entstehn würden. So nahm selbst ein so treuer und erfahrner Beobachter wie Büttner (Fall I. a. a. O.) nicht den, von der Angeschuldigten behaupteten Kindessturz, sondern Gewaltthätigkeit, die den Kopf des Kindes getroffen, als Ursachen jener Ecchymosen an, während diese wohl nur Producte des Verwesungsprocesses — die vor 80 Jahren noch nicht so genau gekannt und gewürdigt waren — gewesen, wie

man, bei der nicht genauen Schilderung wenigstens mit höchster Wahrscheinlichkeit annehmen muss. *) Ein derartiger
Missgriff wird aber unschwer zu vermeiden sein, wenn man erwägt, dass solche Fäulnisscolliquation von zersetztem Blut unter der Kopfschwarte nur erst bei schon allgemein sehr in Verwesung vorgeschrittenen Leichen vorkommt, in welchem Falle,
wenn sonst anderweitige Befund-Indicien nicht vorliegen, man
besser mit dem Urtheile: ob Sturz oder anderweitige Insultation? zurückhalten wird. — Aeusserst schwer sind bedeutendere
Ecchymosen oder Hirn-Hämorrhagieen, so wie namentlich auch
Fissuren und Fracturen der Scheitelbeine, die angeblich vom
Kindessturz entstanden, von solchen zu unterscheiden, die das
Kind in der Geburt erlitten, da der reine Obductionsbefund an
sich in beiden Fällen ganz derselbe ist. Hülfsbeweise können
hier zuweilen noch Aufschluss geben, z. B. der Befund von
Sägespänen, Kies, Gips, Kalk und ähnlichen Stoffen in den
Haaren und am Kopfe des Kindes, wenn dasselbe auf einen,
mit jenen Stoffen bedeckten Boden gestürzt sein sollte. In
zweifelhaften Fällen empfehlen wir auch hier wieder die vor-
sichtige, mehr negative Fassung des Gutachtens, wie z. B. die:
„dass die Obduction keine Gegenbeweise gegen die Behauptung,
dass das Kind in der Geburt" — in andern Fällen: „dass dasselbe durch einen Sturz bei der Geburt auf die geschilderte
Weise am Kopfe beschädigt worden, geliefert habe", womit die
Wahrheit eben so ausgesprochen, als, wie mich die Erfahrung
gelehrt hat, dem richterlichen Zwecke hinreichend genügt ist.
— In Betreff der wichtigsten Frage in jedem concreten derartigen Falle: ob die dem Kindessturz zugeschriebnen Beschädigungen am Kopfe des Kindes nicht vielmehr die Folgen einer
demselben nach der Geburt zugefügten absichtlichen Gewaltthä-

---

*) Die Brust, der Unterleib und Rücken der Leiche waren „äusserlich
grünblau angelaufen"; die Kopfbedeckungen „schon etwas von der Luft angelaufen"; beide Gehirne hatten „schon eine ganz flüssige Beschaffenheit".

tigkeit gewesen? hat uns die Erfahrung folgende Richtschnur gegeben. Einfache Befunde, wie Sugillationen, reine einfache Fissur (Fractur) Eines oder beider Scheitelbeine, ohne Verletzung der Kopfschwarte und ohne sonstige Spuren von Verletzungen am Kindesleichnam, sprechen mit hoher Wahrscheinlichkeit für die Wahrheit der Angabe der Angeschuldigten betreffend den Kindssturz bei der Geburt, die selbst zur Gewissheit werden kann, wenn noch andre Umstände im concreten Falle ermittelt werden, die jene Angabe unterstützen. Denn die Erfahrung zeigt, dass wirkliche Kindermorde, absichtliche Tödtungen des Kindes gleich nach der Geburt, immer mit grosser Rohheit und Gewaltthätigkeit verübt werden, eine Thatsache, die in der Stimmung der Mutter und dem Bestreben, das Ziel mit Sicherheit zu erreichen, ihre einfache Erklärung findet. Hat sich demnach die Gewaltthätigkeit gegen den Kopf des Kindes gerichtet (was nicht einmal das Gewöhnlichste ist, da vielmehr Erstickung, Erwürgung und Verletzung mit stechenden und schneidenden Instrumenten weit häufiger als Todesursachen bei Kindermorden vorkommen), so wird man viel schwerere und complicirtere Kopfverletzungen, als die oben genannten und beim Sturz gewöhnlichen, finden, wie Zerschmetterungen und Brüche mehrerer, verschiedner Kopfknochen, Zerreissungen der *Galea* und der Hirnhäute, Gehirnwunden u. dgl., und in der Regel noch anderweitig am Körper Sugillationen, Zerkratzungen u. dgl. (S. 813.)

Mit grossem Rechte empfehlen alle Schriftsteller zur Feststellung des Thatbestandes in zweifelhaften Fällen von Tödtung durch Kindessturz zu beachten und in Erwägung zu ziehn: die Durchmesser des Kopfs und der Schultern des Kindes, die Weite und Neigung des mütterlichen Beckens, die Stellung der Scheide, die Beschaffenheit des Mittelfleisches, den ganzen Hergang beim Gebäract, namentlich in Betreff der Stellung der Kreissenden und der Höhe, aus welcher das Kind angeblich gestürzt war, so wie endlich die Beschaffenheit des Bodens, auf welchen dasselbe fiel und ob dieser Boden von harter oder von nachgiebigerer, vielleicht gar von breiiger Consistenz gewesen? Unstreitig sind alle diese Momente ohne Ausnahme von der grössten Wichtigkeit für den Gerichtsarzt, der sich glücklich preisen kann, wenn sie ihm so zugänglich gemacht werden können, dass er sie seinem Gutachten wirklich zu Grunde legen kann. In kleinen Bevölkerungen, einem Dorf, einer kleinen Stadt, wo das Leben jedes Einzelnen fortwährend gleichsam der Controlle aller Mitbewohner unterliegt, wird dies auch oft geschehn können; Gerichtsärzte aber in irgend grössern Städten mögen nur in der Mehrzahl der Fälle auf alle diese Hülfsbeweise verzichten! Man hat bei diesen sehr guten Lehren vergessen, dass man ein mütterliches Becken nur untersuchen kann, wenn man — die Mutter vor sich hat; den Boden nur, wenn man weiss, wo die Geburt vor sich ging u. s. w. In grossen Bevölkerungen aber stellen sich diese Fälle im wirklichen Leben ganz anders. Die Leiche wird irgendwo gefunden und zur Untersuchung vorgelegt. Kein Mensch ahnt ihren Ursprung; öffentliche Bekanntmachungen des Untersuchungsrichters werden erlassen, um die Mutter zu ermitteln, und diese bleiben in der grossen Mehrzahl der Fälle fruchtlos! Ganz Aehnliches gilt in Betreff der Nabelschnur. Man solle, sagt man, auf ihre Länge und darauf achten, ob und wie sie getrennt gewesen. Aber abgesehn davon, dass diese Momente nicht von besondrer Erheblichkeit sind — denn wir werden Fälle von sehr langer und sehr kurzer, von zerrissener und ungetrennter Nabelschnur mittheilen — so ist wieder anzuführen, dass man über die Nabelschnur sehr oft gar nichts Genaueres feststellen kann, wenn sie z. B. ganz aus dem Nabelringe ausgerissen ist, oder wenn man nur den Kindestheil, nicht aber den Placentartheil vor sich hat, wofür die folgenden Fälle Beläge liefern. So bleibt denn der Gerichtsarzt in der wirklichen Praxis meist nur auf die Leichenbefunde am Kinde beschränkt, und wie diese in Betreff der Frage zu würdigen, ist im Vorstehenden erörtert worden. Nach-

stehende Fälle konnten, unsern Ansichten nach, eine andre Begutachtung nicht erfahren, als die von uns gegebene.

§. 116. Casuistik.

323. Fall.

Verblutungstod, Ertrinkungstod oder Kindessturz?

Die Leiche eines männlichen Kindes war im Wasser gefunden wor-
den. Seine Länge betrug 20 Zoll, sein Gewicht 7 Pfund. Die Durch-
messer (am Kopfe: $3\frac{1}{2}$, $4\frac{1}{3}$ und 5 Zoll, der Schultern $5\frac{1}{2}$ Zoll und der
Hüften $3\frac{1}{4}$ Zoll) waren nichts weniger als klein und auch alle übrigen
Zeichen machten die Reife zweifellos. Eben so unzweifelhaft war das
Leben des Kindes. Aeusserlich fand sich nirgends, namentlich nicht am
Kopfe, eine Verletzung. Aber unter der *Galea* war die ganze Wirbelgegend mit einem liniendicken Extravasate bedeckt, und das rechte Scheitelbein zeigte queer von der Pfeilnath abgehend eine gradlinig verlaufende, $1\frac{1}{2}$ Zoll lange, mit scharfen, nicht sugillirten Rändern versehene
Fractur. Das Gehirn war in der, noch ziemlich frischen Leiche zwar
schon in einen schmutzigrothen Brei verwandelt, deutlich liess sich aber
noch an seiner Oberfläche und Basis eine bedeutende Hyperämie erkennen. Die Nabelschnur zeigte sich völlig aus dem Nabelring ausgerissen.
Was aber den Verblutungstod betrifft, so fand sich, ausser der Hyperämie im Schädel, sehr viel Blut in der Leber, mässige Anfüllung der
V. cava und eine schön rosenrothe, blaumarmorirte Farbe der Lungen.
Letztere boten übrigens kein Zeichen des Wassertodes dar, auch die
Luftröhre war (wie der Magen) vollkommen leer, bleich und das Herz
ganz blutleer. Hiernach musste der Verblutungs- wie der Ertrinkungs-
tod ausser Frage bleiben, und es wurde geurtheilt, dass das Kind an
Blutschlagfluss gestorben, „dessen Entstehung mit hoher Wahrscheinlich-
keit einem Sturze desselben bei der Geburt zuzuschreiben sei." Die
Mutter ist nicht ermittelt worden.

324. Fall.

Kindessturz.

Mitte März war die Leiche eines weiblichen Neugebornen mit der
Placenta noch verbunden auf der Strasse gefunden worden. Auch die
Reife dieses Kindes (bei dem erheblichen Gewicht von $8\frac{1}{4}$ Pfund und der

Länge von 19 Zoll) war nicht zweifelhaft. Der Kopf war nicht klein, ohne der Schwere des Kindes angemessen zu sein; seine Durchmesser betrugen *resp.* 3, 4 und 5 Zoll, die der Schultern 5½, der Hüften 4 Zoll. Die, wie gesagt, unzertrennte Nabelschnur war 32 Zoll lang. Das Kind hatte, wie die Athemprobe ergab, unzweifelhaft gelebt und seine Todesart war festzustellen. Aeusserlich fand sich an der noch sehr frischen Leiche keine Spur einer Verletzung, namentlich nicht am ganzen Kopfe. Dicht neben einander liegend zeigten sich am linken *Os bregm.* und am linken Stirnbein zwei Zweigroschenstückgrosse, liniendicke Extravasate von halb geronnenem Blute unter dem *Pericranium,* ein ähnliches kleineres auf dem Hinterhauptsbein. Die Knochen waren unverletzt. Die blutführenden Hirnhäute und die *Sinus* waren sehr blutreich, im Uebrigen ergab die Obduction gar nichts Bemerkenswerthes. Hiernach war der Tod durch Hirnhyperämie erfolgt, und das summarische Gutachten erklärte — nächst der Reife und dem Gelebthaben des Kindes — dass der Tod durch Blutschlagfluss erfolgt, und dass, was die Veranlassung zu demselben betreffe, „keine andre Annahme eine grössere Wahrscheinlichkeit darbiete, als die, dass der Schlagfluss erfolgt sei durch Hinabstürzen des Kindes bei der Geburt, welche (bei der gleichzeitig mitgebornen *Placenta)* als eine sehr beschleunigte angenommen werden müsse.“ Auch in diesem Falle ist die Mutter nie bekannt geworden.

325. Fall.

Entbindung in aufrechter Stellung. Kindessturz.

Hier geschah der Sturz vor einer Zeugin. Die Erstgebärende, eine uneheliche Fabrikarbeiterin, hatte stehend im Zimmer bei der Arbeit Kind und Mutterkuchen zugleich geboren. Die Mitarbeiterin holte sogleich noch andre weibliche Personen herbei und man fand das Kind todt. Es war 7 Pfund schwer, 19 Zoll lang und bot auch sämmtliche übrige Zeichen der Reife dar. Es musste, wie die Athemprobe erwies, geathmet gehabt haben. Unter der Schädelhaube fand sich auf dem Wirbel ein liniendickes Extravasat von geronnenem Blute, aber auch hier keine Knochenverletzung, wohl aber, wie im vorigen Falle, apoplectische Gehirnhyperämie. Ob die Nabelschnur bei der Geburt oder nachher getrennt worden, haben wir nicht erfahren; bei der Obduction lag sie nicht unterbunden und abgerissen vor. Wir erklärten, dass die Obduction den angeblichen Hergang bei der Entbindung vollkommen bestätigt habe. Eine weitere Untersuchung wegen Kindermordes unterblieb hiernach, und auch die Mutter ist uns zur Untersuchung nicht vorgestellt worden.

326. Fall.

Entbindung in aufrechter Stellung. Kindessturz auf die Strasse.

Ganz ähnlich dem vorigen war dieser Fall, insofern auch hier eine ganz unverdächtige Zeugin die präcipitirte Geburt beobachtete. Die unverehelichte Dienstmagd L. hatte zu Ende ihrer verheimlichten Schwangerschaft ihre Dienstfrau Abends auf den Weihnachts-Jahrmarkt begleitet, und folgte derselben, am Arm einen, mit Einkäufen schwer belasteten Korb tragend, nach Hause. Auf diesem Wege wurde sie von der Geburt plötzlich überrascht, nachdem sie seit einer halben Stunde Wehen gefühlt und dieselben unterdrückt hatte, und das Kind „plautzte", wie sie später aussagte, mit Einemmale heraus. Es lag viel hart gefrorner Schnee auf den Strassen, und auf diesen fiel das Kind mit dem Kopfe, wobei die Nabelschnur gerissen sein sollte, was sich durch deren Ränder allerdings bestätigte. Die L. sank ohnmächtig zusammen, kam aber in kurzer Zeit wieder zu sich, und fand nun, wie die Dienstfrau, die bestürzt nach naher ärztlicher Hülfe fortgelaufen war, nach ihrer Rückkehr das Kind todt. Es hatte allerdings nach der Geburt geathmet und war an Hirnhämorrhagie gestorben, denn ausser verbreitetem Blutreichthum im Gehirn fanden wir eine Drachme Extravasat auf der *Basis Cranii.* Sehr interessant war auch bei diesem Kinde wieder ein Ossificationsdefect im rechten Scheitelbein (vgl. §. 110.), an welchem eine achtgroschenstückgrosse Stelle durchsichtig dünn, und in deren Mitte eine schwach gezahnte, linienbreite und sugillirte Spalte sichtbar war. Es wurde geurtheilt, dass das Kind reif gewesen, gelebt habe, an Blutschlagfluss gestorben sei, und „dass dieser Blutschlagfluss mit höchster Wahrscheinlichkeit durch den Vorgang bei der Geburt des Kindes erzeugt worden, und weder Obduction noch Acten berechtigten, mit gleicher Wahrscheinlichkeit eine andre Todesart anzunehmen."

327. Fall.

Präcipitirte Geburt. Kindessturz. Tod der Mutter.

In diesem Falle waren die Sectionsergebnisse ungemein auffallend. Unter weder mir noch einem Andern bekannt gewordnen Umständen hatte eine 24jährige Erstgebärende heimlich geboren und war unmittelbar nach der Geburt gestorben und zwar, wie die gerichtliche Obduction ergab, an Verblutung. Die Leiche war uns zwar eingehüllt in ein Betttuch, in welchem eine schon verweste *Placenta* lag, vorgelegt worden;

ob *Denata* aber im Bette geboren hatte, was nach dem Befunde am Kinde nicht wahrscheinlich war, oder noch Zeit vor dem Tode gehabt hatte, sich ins Bett zu legen, oder als Leiche von Andern hineingelegt worden war, blieb unbestimmt. Wichtig war der Befund eines, Einen Zoll langen Dammrisses, und der, fünf Zoll von der *Placenta* abgerissenen Nabelschnur, deren Ränder mit denen der kindlichen Nabelschnur genau übereinstimmten, und eine Nabelschnur von nur dreizehn und einem halben Zoll Länge im Ganzen bildeten. Der Kindeskörper hatte 20 Zoll, war 6½ Pfund schwer, zeigte aber einen nur kleinen Kopf mit *resp* 3¾, 3¾ und 4½ Zoll langen Durchmessern. Der Schulterdurchmesser betrug nur 4½, der Hüftendurchmesser 3¼ Zoll. Unter der Schädelhaube lag eine liniendicke Schicht dunklen, geronnenen Blutes. Das rechte Scheitelbein zeigte einen Queerbruch von 3 Zoll und der rechte Schuppentheil einen eben solchen Bruch von 1 Zoll Länge. Das ganze Gehirn war in diesem Falle merkwürdig genug eingehüllt in einer Schicht sehr dunklen, coagulirten Blutes. Aeusserlich fand sich weder am Kopfe, noch am Halse, noch an irgend einer Stelle des Körpers eine Spur einer Verletzung. Die Athemprobe erwies das Leben des Kindes nach der Geburt. Der sehr auffallende, vom gewöhnlichen in diesen Fällen so abweichende Obductionsbefund gebot Vorsicht. Wir glaubten nicht weiter gehn zu dürfen, als in folgender Erklärung: „dass der tödtliche Blutschlagfluss durch äussere Gewalt entstanden sei; dass die Art dieser Gewaltthätigkeit aus der Obduction nicht erhelle; dass es aber möglich sei, dass das Kind bei einer präcipitirten Geburt durch Sturz mit dem Kopfe auf den Boden getödtet worden." Da die Mutter verstorben war, so wurde der Fall gar nicht weiter verfolgt, und wir haben auch das Local der Entbindung gar nicht zu untersuchen gehabt.

328. Fall.

Kindessturz oder Kindermord?

Der nachfolgende war wieder einer von denjenigen Fällen, die dem Gerichtsarzt, wenn er unter zweifelhaften Umständen genöthigt ist, ein folgenreiches Urtheil abzugeben, eine grosse Beruhigung gewähren, wenn spätere Geständnisse des Angeschuldigten sein Gutachten rechtfertigen und bestätigen. Ein neugebornes Mädchen war als Leiche in einem Aschenhaufen in der Küche versteckt gefunden worden. Die Mutter, nach der Obduction entdeckt, war die Dienstmagd des Hauses, welche vor vier Jahren schon ein reifes, noch lebendes Kind geboren hatte. Die ganz mit Asche bedeckte Leiche war die eines nahezu reifen Kindes,

$17\frac{1}{2}$ Zoll lang, 6 Pfund schwer, mit angemessen kleinen, die Annahme einer präcipitirten Geburt sehr wohl zulassenden Durchmessern, am Kopfe nämlich $3\frac{1}{4}$, 4 und $4\frac{1}{4}$ Zoll, an den Schultern 4 Zoll und an den Hüften 3 Zoll. Die $9\frac{1}{2}$ Zoll lange Nabelschnur war, nach der Beschaffenheit der Ränder, abgerissen, und die *Placenta,* die schon früher als das Kind aufgefunden, war wahrscheinlich gleich mit geboren worden. Auch hier fanden sich wieder äusserlich keine Spuren von Verletzungen, namentlich nicht am Kopfe. Das Kind hatte unzweifelhaft gelebt. Die ganze rechte Hälfte der innern Fläche der *Galea* war mit einer liniendicken Blutsulze bedeckt. Ein eben solches Extravasat von Viergroschengrösse lag auf dem *Pericranium* in der Wirbelgegend. Das rechte Scheitelbein war längs und queer, das rechte Stirnbein queer, das linke Scheitelbein an zwei verschiednen Stellen der Länge nach, und ausserdem noch queer und endlich noch das Hinterhauptsbein in seiner ganzen Höhe durchgebrochen und gespalten. Das ganze Gehirn war in allen seinen Theilen hyperämisch und in den Gruben der Schädelgrundfläche fanden wir zerstreute, inselförmige, liniendicke Extravasate von dunklem, geronnenem Blute. Alter, Leben und Todesursache des Kindes waren leicht zu bestimmen. Von den Grundsätzen aber ausgehend, die wir oben dargelegt haben, nahmen wir keinen Anstand nach der Obduction im summarischen Gutachten zu erklären: dass diese tödtlichen Kopfverletzungen nicht von einem Sturze des Kindes bei der Geburt, sondern von Misshandlungen herrührten, welche den Kopf des Kindes nach der Geburt getroffen haben mussten. Die bald darauf entdeckte Mutter legte nun, nach anfänglichem Läugnen, in wiederholten Verhören das Geständniss ab: dass sie (fünf Tage vor der Obduction) am Heerde stehend, dessen Fussboden mit Steinen gepflastert war, von der Geburt überrascht worden sei. Plötzlich sei ihr das Kind hervorgestürzt und mit dem Kopf auf die Steine gefallen. Nach kurzer Ohnmacht wieder zu sich gekommen und in der Absicht, sich und dem Kinde das Leben zu nehmen, habe sie dasselbe nun ergriffen „und mehreremale mit dem Kopfe auf die Steine des Heerdes geschlagen", worauf sie die Leiche versteckte. Sie wurde vom Schwurgerichtshofe zu sechsjähriger Zuchthausstrafe verurtheilt.

329. Fall.

Aus dem Abtritt gezogne Frucht. Kindessturz.

Auch hier wieder ein Fall von Geburt mit *Placenta,* aber in andrer Combination als die vorstehenden Fälle. Ein neugebornes Mädchen war in Lumpen gehüllt im Abtritt gefunden worden, und zwar lothrecht un-

ter der Brille. Das Kind wog ohne *Placenta* 8¼ Pfund, war 20 Zoll
lang und hatte Kopfdurchmesser von 3¼, 4¼ und 5 Zoll und der Schulterdurchmesser zeigte sogar die erhebliche Breite von 5½ Zoll. Auch
alle übrigen Zeichen sprachen für die Reife des Kindes, das auch nach
der Geburt geathmet haben musste. Unter der *Galea* fanden wir am
linken Schlafbein bis zum Stirnbein eine liniendicke Blutsulze, und **unter**
dem Periost an diesen Stellen einzelne, inselartige Sugillationen. Die
Knochen waren sämmtlich unverletzt. Die Gehirnvenen und *Sinus* aber
zeigten eine bedeutende Hyperämie, die als einzige Todesursache des
Kindes anerkannt wurde. Schon die Umhüllung des Kindes bewies, dass
das Kind nicht über dem Abtritt geboren sein konnte, sondern nach der
Geburt hineingeworfen worden sein musste, und es wurde, in Erwägung
dieses, so wie namentlich des Umstandes der gleichzeitig mitgebornen
Placenta, der auf präcipitirte Geburt schliessen liess, so wie der Befunde
an und in der Kindesleiche „mit höchster Wahrscheinlichkeit" angenommen, dass die tödtliche Aploplexie durch Sturz des Kindes auf eine harte
Unterlage bei seiner Geburt veranlasst worden sei. Die Nachforschungen
zur Ermittlung der Mutter sind vergeblich geblieben.

Noch drei andre Fälle von präcipitirter Geburt, und zwar in Excremente s. 337., 338. und 340. Fall. *)

§. 117. Fortsetzung. b) Verblutung aus der Nabelschnur.

Kann das neugeborne Kind eine tödtliche Verblutung
aus den Nabelschnurgefässen erleiden? Viel zu weit gingen die Aeltern, wenn sie aus dem blossen Befunde des nach
der Geburt Statt gehabten Lebens und dem einer nicht unterbunden gefundnen Nabelschnur an der Leiche den auf diesem
Wege erfolgten Verblutungstod annahmen. Aber eben so unge-
rechtfertigt weit ist man gegangen, wenn man aus den bekannten theoretischen Gründen vom Eintreten des kleinen Kreislaufs
beim lebenden Kinde nach der Geburt umgekehrt die Unmöglichkeit dieses Verblutungstodes behauptete. Die unbefangene
Beobachtung zeigt vielmehr, dass derselbe eintreten kann, dass
er aber ganz ungemein selten eintritt, selbst unter den ihm gün-
stigst scheinenden Bedingungen. In langer und gewiss selten

---

*) Vgl. auch den 320. Fall.

reicher gerichtsärztlicher Erfahrung ist mir selbst z. B. auch nicht ein einziger derartiger Fall vorgekommen, obgleich ich nicht weniger als vier Fälle beobachtet habe, in welchen wir den Nabelstrang hart am Nabel des Kindes getrennt gefunden hatten, und vollends Fälle von, an der Leiche ununterbunden vorgefundnen 1, $1\frac{1}{2}$, zweizölligen, theils abgeschnittnen, theils abgerissenen Nabelschnurresten, entschieden ohne erfolgten Verblutungstod, zu unsern alltäglichsten Beobachtungen gehören. Sehr natürlich, da das Nichtunterbinden bei heimlichen Geburten die Regel ist und jeder Gerichtsarzt, in Betreff von Obductionen Neugeborner, fast in allen Fällen es mit heimlich gebornen Früchten zu thun hat. Da die Frage im concreten Falle: ob ein Kind sich aus der Nabelschnur verblutet hatte, wichtiger für den Richter ist, als die, ob es sich auf diese Weise verbluten konnte, so muss natürlich schon aus logischen Gründen in allen Fällen zuvörderst der Thatbestand des Verblutungstodes selbst festgestellt werden. Derselbe bietet aber beim Neugebornen in keiner Beziehung andre diagnostische Merkmale dar, als in allen übrigen Lebensaltern, und kann ich deshalb auf §. 21. spec. Thl. (S. 347) verweisen. Auch beim, gleichviel ob aus der Nabelschnur oder aus Verletzungen verbluteten Neugebornen ist die allgemeine Anämie der wesentliche Befund; aber auch beim Neugebornen nehmen an dieser Blutlosigkeit die Hirnvenen wegen Hypostase keinen Theil, wie man auch bei verbluteten Kindern (wie Erwachsenen) äussere Hypostasen (Todtenflecke), so wie noch andre innere Hypostasen findet, namentlich noch der Lungen, die übrigens auf ihrer nach oben liegenden Fläche so äusserst characteristisch bleichgrau, schwarzbläulich gefleckt, und bei Einschnitten wirklich anscheinend nur luft-, gar nicht bluthaltig erscheinen, wenn Verblutungstod vorliegt (s. oben a. a. O.). Aber grade in Betreff von Neugebornen, die leichter als Leichen Erwachsner beseitigt werden können, und dann oft so sehr lange liegen bleiben, bis ein Zufall ihre Entdeckung herbeiführt, wiederhole ich die Warnung, die sich beim Lesen der ältern Schriftsteller sehr ernst aufdrängt, dass man nicht die blosse Anämie, die Product des Verwesungsprocesses ist, für Blutleere von tödtlicher Verblutung halten solle. In zweifelhaften Fällen wird, bei so vorgeschrittner Verwesung, dass die Färbung der Haut und innern Organe gar nicht mehr zu prüfen und die vorgefundne Blutleere auf Rechnung der Blutverdunstung zu schreiben ist, der Gerichtsarzt deshalb sein Urtheil über den Thatbestand des Verblutungstodes ganz zurückzuhalten haben. — Der Irrthum der Aeltern, die bei Verblutung aus der Nabelschnur Erstickung und Verblutung annahmen, bedarf keiner Widerlegung. In allen dafür citirten Fällen wird man bei der einfachsten Critik erkennen, dass die Kinder sich eben gar nicht aus der Nabelschnur verblutet hatten.

§. 118. Fortsetzung. Diagnose.

Ist im concreten Falle der Verblutungstod an sich festgestellt, so entsteht die Aufgabe, auszumitteln, ob derselbe aus der Nabelschnur erfolgt war. Die Wahrscheinlichkeit wird eine an Gewissheit gränzende werden, wenn keine andre Verletzung an der Leiche, auch nicht die kleinste, vorgefunden wird; doch wird man selbst in solchem Falle an die Möglichkeit einer Verblutung aus innern, pathologischen Ursachen denken müssen, die ich selbst zweimal durch Blutungen aus dem Mastdarm beobachtet habe. Es wird folglich zu untersuchen sein: ob sich die Bedingungen an der Leiche vorfinden, die erfahrungsgemäss die Nabelschnurverblutung begünstigen oder erschweren. Blosses Beschmutztsein der Leiche, oder der Umhüllungen, in denen sie gefunden wurde, mit angetrocknetem Blute kann natürlich an sich Nichts beweisen, da dasselbe namentlich von der Entbindung, aber auch selbst von einer Nabelblutung, die nicht tödtlich gewesen war, herrühren konnte, im Uebrigen auch umgekehrt wirkliche Blutbeschmutzung der Leiche abgewaschen oder im Wasser, in welches sie geworfen worden war, abgespült worden sein konnte. Ueber jene Bedingungen aber lassen die übereinstimmenden allgemeinen Erfahrungen keinen Zweifel. 1) Die Nabelschnur muss zwischen Nabel und *Placenta* getrennt sein. Mende's Ansicht*), dass kein Grund für diese Nothwendigkeit abzusehn, da die Länge des Nabelstranges das Durchfliessen nicht hindere und die Gefässe des Mutterkuchens das hinfliessende Blut immerfort aufnehmen, wie Einspritzungen es beweisen, ist durch keine Erfahrung nachgewiesen, und auch theoretisch sehr anzuzweifeln. 2) Das Nichtunterbundensein der Trennungsstelle an der Leiche kann wohl eine Wahrscheinlichkeit begründen, an sich aber natürlich gar nichts beweisen (immer hier vorausgesetzt, dass der Verblutungstod feststeht). Denn die früher vorhanden gewesene Ligatur konnte beim Transport oder Entkleiden der Leiche u. dgl. abgestreift, oder im Wasser abgespült worden sein, wie es denn auch unter Umständen denkbar, wenn auch unwahrscheinlich ist, dass erst nach dem Tode des Kindes aus irgend welchen Gründen eine Ligatur, die früher nicht geschehn, umgelegt worden ist. 3) Je kürzer nach eingetretnem Respirationsleben die Trennung der ununterbunden gebliebnen Nabelschnur geschah, desto leichter wird die Verblutung aus den Nabelarterien erfolgen können und umgekehrt. Die Obduction wird freilich nur unter besondern Verhältnissen im Stande sein, die Dauer des eingetreten gewesenen Respirationslebens zu bestimmen, da die Athemprobe auch schon ein ganz kurzes Leben nachweist. Dass übrigens auch selbst nach viele Stunden fortgesetztem Leben noch eine tödtliche Nabelschnurverblutung eintreten kann, dafür liefert eine Beobachtung Hohl's einen sehr bemerkenswerthen Beweis. **) Vor seinen Augen unterband gegen Mittag eine Hebamme eine stark sulzige Nabelschnur fest und gut, hatte nach ihrer Angabe am Abend Alles in Ordnung gefunden, ja die Mutter hatte das Kind nach Mitternacht trocken gelegt und Nichts bemerkt,

---

*) Handb. der ger. Med. III. S. 279.
**) a. a. O. S. 588.

und gegen Morgen des folgenden Tages fand man das Kind todt und bei der Section blutleer und gesund. 4) Die Trennung des kindlichen Restes muss möglichst kurz vom Nabel erfolgt sein. Je kürzer, desto leichter entsteht Verblutung, je länger, desto mehr wird durch Retraction der Arterien die tödtliche Blutung verhindert. Deshalb ist bei gänzlicher Trennung der Nabelschnur glatt am Nabel die Gefahr der Verblutung am allergrössten. Nichtsdestoweniger habe ich vier derartige Fälle (320. 323. 331. 332.) ohne tödtliche Blutung beobachtet. 5) Die Art der geschehnen Trennung ist nicht ohne Einfluss auf die Gefahr der Verblutung, wie ich, auch ohne eigne Erfahrung, aus den an sich richtigen, allgemein angenommenen theoretischen Gründen, annehmen muss. Die Gefahr ist hiernach grösser, wenn die Nabelschnur mit einem scharfen Werkzeug getrennt, zerschnitten, als wenn sie zerrissen worden war, in welchem letztern Falle nothwendig eine Compression der Arterien bedingt wird. In Bezug auf die Frage: ob denn überhaupt die Nabelschnur spontan (bei der Geburt) zerreissen könne, oder ob derartige Angaben von Angeschuldigten nicht zurückzuweisen seien? hat Négrier in Angers (später auch noch Speth) Versuche angestellt, in welchem er die Widerstandsfähigkeit des Nabelstranges durch angehängte Gewichte prüfte. *) Diese Versuche aber beweisen Nichts, denn es fand hier eine allmählige Dehnung der Gewebe des Stranges Statt, während der Riss bei der Geburt in Einem Ruck geschieht; sie beweisen Nichts, weil die Fallkraft des Kindes dabei nicht in Anschlag gebracht ist; hauptsächlich aber beweisen sie Nichts, weil sie an todten Nabelschnüren angestellt wurden, die Widerstandsfähigkeit der todten Organe aber eine ganz andre ist, als die der lebenden. Ich habe meine beweisenden Versuche bereits (§. 6. spec. Thl. S. 272.) mitgetheilt, und ergänze dieselben hier

---

*) Annales d'Hygiène publ. Bd. XXV S. 126, übersetzt in Henke's Zeitschr. Bd. 43. S. 182 u. f.

durch die Ergebnisse sehr zahlreich angestellter Versuche an frischen Nabelschnüren. Wenn man eine solche ganz einfach in die Hände nimmt, um sie zu zerreissen, so gelingt dies schon deshalb oft nicht, weil die Hände an der glatten schleimig-fetten Schnur abgleiten, leicht kann man dies durch Umwickeln der Schnur um seine Hände, oder durch das Medium eines trocknen Tuches verhindern, in welches man die Enden der Nabelschnur legt: aber ich kann versichern, dass es äusserst schwer hält, auch nach solchen Vorbereitungen und auch bei starkem, plötzlich ausgeübtem Ruck eine Nabelschnur zum Zerreissen zu bringen, und dass dies nur durch rasch hintereinander wiederholt vollzognen heftigen Ruck möglich wird. An der ersten besten vorliegenden frischen Nabelschnur kann Jeder diesen Versuch (und er wird es mit demselben Erfolg) wiederholen. Aber die Stränge, mit denen wir experimentirten, waren todte und durchschnittlich mindestens zwei bis drei Tage lang abgestorben; der bei der Geburt reissende Strang ist ein lebender, und die Widerstandsfähigkeit lebender Organe ist, worüber alle unsre Versuche gar keinen Zweifel gelassen, eine sehr bedeutend geringere, als die der todten. — Da nun die Wahrscheinlichkeit der tödtlichen Verblutung grösser ist, wenn die Nabelschnur zerschnitten, als wenn sie bei der Geburt, sei es spontan oder absichtlich zerrissen wurde, so fragt es sich: ob man an der Leiche des verbluteten Kindes die Art der geschehnen Trennung erkennen und daraus Rückschlüsse machen könne? Wie ungemein wichtig die Entscheidung der Frage Seitens der Obducenten werden kann: ob die Nabelschnur zerrissen oder zerschnitten worden, ja wie sogar das Leben einer Angeschuldigten von der Beantwortung dieser Frage abhängen kann, hat der folgende strafrechtlich mehr als gerichtsärztlich ungemein interessante Fall bewiesen, der sich noch unter der Herrschaft des frühern Strafgesetzes ereignete, welches das Verbrechen des Kindermordes mit der Todesstrafe bedrohte.

330. Fall.

Verletzung der *Carotis* und des Rückenmarkes des Neugebornen. Zweifelhafte Art der Trennung der Nabelschnur.

Eine uneheliche zum zweiten Male geschwängerte Dienstmagd hatte
in der Nacht im Keller heimlich geboren und das Kind zuerst durch
mehrfache Stiche mit einem Tischmesser getödtet, und dann noch das
eben Sterbende mit einem Spaten, mit dem sie es im Sande verscharrte,
äusserlich vielfach verletzt. Die rechte *Carotis* war in der Brusthöhle
durch Einen Stich angestochen worden. Ein andrer hatte die Wirbelsäule zwischen dem fünften und sechsten Halswirbel vollständig getrennt,
und auch das Rückenmark an dieser Stelle vollständig zerschnitten. Die
gerichtsärztliche Beurtheilung des Falles war folglich leicht. Dagegen
zeigte folgender Umstand, wie wichtig es ist, bei einer Legalsection mit
höchster Aufmerksamkeit zu verfahren. Die Angeschuldigte gab an, dass
sie, nachdem sie das Kind geboren und dieses noch durch die Nabelschnur mit ihr verbunden gewesen, nach der nahen Küche gegangen sei
und ein Tischmesser geholt habe, um mit demselben die Nabelschnur zu
durchschneiden, und dass sie dann erst, da sie einmal das Messer in
der Hand gehabt und von Schreck und Angst übermannt, plötzlich den
Gedanken gefasst und ausgeführt habe, ihr Kind zu tödten. Sonach
wäre ihre That für den Strafrichter nur ein „Todtschlag" gewesen. Nun
war aber natürlich gleich bei der Legalinspection, wo man die spätern
Aussagen noch nicht ahnen konnte, von uns genau auf die Beschaffenheit
der Ränder des Nabelschnurrestes geachtet worden, und es hatte sich
dabei ganz unzweifelhaft durch deren ganz ungleiche, gezackte, gezahnte
Ränder ergeben, dass der Nabelstrang nicht mit einem scharfen Instrumente, sondern durch Reissen getrennt worden sein musste. Das von
der Thäterin später recognoscirte Mordinstrument war nun vollends ein
sehr scharfes gewesen, das sie selbst, mit den andern Tischmessern
des Hauses, erst am Tage vorher geschärft gehabt hatte, und um so mehr
mussten wir, trotz ihrer Angabe, bei unsrer ursprünglichen Behauptung
stehn bleiben. So gestaltete sich denn ihr Verbrechen als „Mord", denn
es war zweifellos, dass sie das Messer nicht geholt hatte, um die Nabelschnur zu trennen, sondern um das Kind, nachdem der Strang bereits
getrennt gewesen, zu tödten, wobei also die Prämeditation vom Richter
angenommen werden musste. Inculpatin wurde übrigens, wegen nicht
ganz zweifelsfreien Gemüthszustandes, nur ausserordentlich mit einer viel-
jährigen Freiheitsstrafe belegt.

Die allgemeine Angabe dass die Ränder einer abgeschnittnen Nabelschnur scharf und glatt, und die einer abgerissnen zackig, ungleich, gezahnt, unregelmässig sind, ist vollkommen richtig. Aber wenn ein stumpfes Messer zum Trennen gebraucht worden, und die Nabelschnur gleichsam durchsäbelt, halb zerrissen worden war, dann kann es bei der Obduction sehr schwierig werden, über die Art der Trennung zu entscheiden, und ich bitte auf gewissenhafte Gerichtsärzte nicht den Stein zu werfen, wenn sie etwa in einem Falle dieser Art gar keine Gewissheit geben, wie ich andrerseits noch weniger erfahrne Gerichtsärzte durch diese Bemerkungen aufmerksam gemacht haben möchte. Bei schon mumificirter Nabelschnur bedarf es nur des Einweichens der Nabelschnurränder in kaltem oder (besser und rascher zum Ziele führend) in warmem Wasser, um deren Beschaffenheit prüfen zu können. 6) Auch die Constitution des Kindes ist nicht ohne Einfluss auf die grössere oder geringere Gefahr der Verblutung; *caeteris paribus* verbluten sich vollsaftige, kräftige Kinder leichter, als an sich anämische, die schon bei geringem Blutverluste syncopisch werden, und dann noch Zeit zur Rettung lassen, wenn eine solche Hülfe nach den Umständen des Falles möglich war. 7) Was endlich die Beschaffenheit der Nabelschnur selbst betrifft, so citire ich die Behauptung Hohl's, als eines erfahrnen Geburtshelfers, dass die Verblutung aus dicken Nabelschnüren leichter erfolge, als aus dünnen und magern. *) Eigene Erfahrung darüber habe ich nicht. Wahre und falsche Knoten der Nabelschnur geben kein absolutes Hinderniss für die Möglichkeit der Verblutung.

§. 119. Casuistik.

331. Fall.

Hart am Nabel getrennte Nabelschnur. Keine Verblutung.

Eine unverehelichte Dienstmagd, die Schwangerschaft und Geburt

---

*) A. a. O. S. 588.

verheimlicht hatte, war am 5. Mai 18— sehr rasch niedergekommen. Sie gab an, besinnungslos gewesen zu sein, und das Kind todt gefunden zu haben. Zwei Tage später erst war die Leiche in einem Eimer versteckt gefunden worden. Das Kind war unzweifelhaft reif und hatte eben so unzweifelhaft geathmet. Als hier nur von den Ergebnissen der Athemprobe interessant, führen wir an, dass die Lungen nicht bleich, sondern schön fleischroth waren, und deutlich blutigen Schaum bei Einschnitten zeigten. Die Nabelschnur war glatt vom Nabel weggeschnitten, so dass es bei oberflächlichem Hinblick den Anschein hatte, als wenn der Nabel schon verheilt gewesen wäre. Im Unterleibe fand sich, namentlich in Leber, Milz und Hohlvene ein mässiger Blutgehalt; die Harnblase leer, die Dickdärme strotzend gefüllt. Das Herz blutleer. Im Kopfe aber sehr deutliche Hyperämie (nicht Hypostase), die Schädelknochen sehr tingirt, die Venen der *pia mater* und die *Sinus* augenscheinlich sehr, wenn auch nicht übermässig, gefüllt. Im Uebrigen keine Abnormität. Der Mangel jeglicher Kopfgeschwulst und die mit vorgelegte *Placenta* liessen übrigens auf präcipitirte Geburt schliessen.

332. Fall.

Nabelschnur aus dem Nabel ausgerissen. Keine Verblutung.

Der Körper des reifen neugebornen Knaben war (im Juli) zwar schon sehr stark von der Fäulniss ergriffen und mit Maden bedeckt, doch war die Athemprobe noch möglich und die Verwesung hinderte nicht zu erkennen, dass kein Verblutungstod vorlag. Die Nabelschnur war völlig aus dem Nabel ausgerissen. Dennoch enthielten nicht nur die braunröthlichen Lungen viel blutigen Schaum und die *V. cava* viel Blut, sondern auch hier fanden wir entschiedne Hyperämie in der Kopfhöhle, so dass wir den Tod des Kindes aus Schlagfluss annehmen mussten und auf Befragen erklären konnten: dass das Ausreissen der Nabelschnur aus dem Nabel in keinem Zusammenhang mit dem Tode gestanden habe. *)

333. Fall.

Am Nabel abgeschnittne Schnur. Todtgeburt.

Die Athemprobe ergab, dass das reif geborne Mädchen, das man in einem Hausflur gefunden hatte, todtgeboren worden war. Die Nabelschnur

---

*) Zwei andre Fälle von hart am Nabel abgeschnittner und ausgerissner Nabelschnur ohne Verblutung, vielmehr mit apoplectischem Tode sind bereits oben mitgetheilt (320. und 323. Fall).

war glatt vom Nabel weg abgeschnitten gewesen. Nachdem aber die
Todtgeburt festgestellt war, konnte dieser Befund weiter kein Interesse
haben.

334. Fall.

Nicht unterbundne Nabelschnur. Keine Verblutung.

Auch dieses (reife) Kind hatte sich aus der, durch Zerreissen ge-
trennten und am Leibe noch fünf Zoll langen Nabelschnur nicht verblutet,
sondern war gleichfalls, nachdem es geathmet hatte, an Hirnhyperämie
gestorben. Die Leiche war sorgfältig eingewickelt und in eine Kiste ver-
packt aufgefunden worden, mit ihr in der Kiste auch hier wieder die
Placenta, ihrerseits mit einem 15½ Zoll langen Nabelschnurrest, die ein
Pfund wog, das durchschnittliche Gewicht des Mutterkuchens
bei reifen Kindern. Die Lungen waren braunröthlich, marmorirt, schwammen u. s. w. Den Blutgehalt im Unterleibe habe ich zu notiren vergessen; dagegen finde ich in meinen Manual-Acten die Notiz: „deutliche
apoplectische Hyperämie" und das abgegebne summarische Gutachten:
dass das reife Kind nach der Geburt noch gelebt habe, und an Schlagfluss gestorben sei, der ohne wahrnehmbare äussere Veranlassung erfolgt
wäre.

Diesen Fall von fünfzölligem Nabelschnurrest ohne Verblutung führe
ich nur als Probe an. Denn dergleichen Fälle sind uns fortwährend, wie
schon oben angeführt, als ganz alltägliche vorgekommen, und könnten wir
die Mehrzahl sämmtlicher verrichteter Obductionen Neugeborner als Beweise anführen, was eben so ermüdend als überflüssig wäre.

§. 120. Schuld oder Nichtschuld der Mutter.

Ausser den verschiednen specifischen Todesarten des Kindes in und gleich nach der Geburt kann das Neugeborne nach
kurzem Leben noch auf mannigfache andre Weise durch sogenannten unnatürlichen Tod sterben (§. 107.). Namentlich interessiren uns diejenigen Todesarten, bei denen, wie bei den bisher
geschilderten, die Schuld der Mutter in Frage kommen kann, die
bei andern Todesarten, wie z. B. bei Schnittwunden, Vergiftung
mit Schwefelsäure, Ertränken, Vollstopfen des Mundes mit fremden Körpern u. dgl. nicht zweifelhaft sein kann, vorausgesetzt,
dass kein Dritter implicirt. Fraglich aber kann die schuldvolle

Absicht der, mit dem neugebornen Kinde allein gewesenen Mutter werden, wenn es sich durch die Obduction ergiebt, dass das Kind an einer der geschilderten specifischen Todesarten gestorben, oder dass es im Bette, oder zwischen den Schenkeln der Mutter, oder dass es in Excrementen geboren und darin erstickt, oder dass es in der Kälte liegen geblieben und den Erfrierungstod gestorben, oder sonst aus Mangel an der ersten und nothwendigen Pflege untergegangen war. Die gerichtsärztlich-criminalistische Erfahrung lehrt, dass in dieser Beziehung von den Angeschuldigten, eben so erklärlich als verzeihlich, die kecksten Lügen vorgebracht werden, um sich schuldlos darzustellen, und dass selbst den einfältigsten Dirnen die Logik nicht fern liegt, dass, weil sie wissen, dass kein Zeuge gegen sie auftreten kann, sie mit consequentem Läugnen sich vielleicht retten können. Allein wie einerseits hier, wie überall, der Gerichtsarzt der blossen Humanität nicht nachgeben darf, so darf er andrerseits dem, was die Erfahrung unzweideutig gelehrt hat, sein Ohr nicht verschliessen. In dieser Beziehung ist bereits in den vorigen Paragraphen durch Erfahrungsthatsachen, die auch als solche, wie andre Beobachter sie seit Jahrhunderten überliefert haben, von der Allgemeinheit gegen sehr vereinzelte Gegner längst erkannt sind, nachgewiesen worden, dass eine präcipirte Geburt, und zwar auch bei einsam und zum Erstenmale Gebärenden, und zwar in jeder, auch der aufrechten Stellung möglich und sehr oft vorgekommen ist. Hieraus folgt schon die Möglichkeit, dass ohne vorher in der Schwangerschaft gehegte, noch ohne augenblicklich im Momente des Kreissens gefasste verbrecherische Absicht, in der überraschenden und rasch beendeten Geburt das Kind sich am Kopfe verletzen, durch die Umschlingung der Nabelschnur ersticken, durch die Zerreissung derselben möglicherweise verbluten kann. Eben so unzweifelhaft und durch die unverdächtigsten Erfahrungen, selbst an Ehefrauen, bewiesen ist es, dass der Drang zur Stuhl- und Urinentleerung zur Zeit der letzten Wehen die Schwangere *bona fide* auf den Abtritt, Nachtstuhl u. dgl. treiben, und hier dann plötzlich das Kind in die Excremente geboren werden und darin sterben kann. Nicht weniger anerkannt, und jedem ältern Arzte, so gut als uns, in einzelnen Fällen vorgekommen, ist die Geburt in bewusstlosem Zustande, mit Allem, was für Leben und Tod des Kindes daraus folgen kann. In der Wirkung auf dasselbe hiermit zusammen fallend, ist eine gänzliche Unkenntniss der Gebärenden in Betreff des Geburtsactes und der nothwendigen Hülfe für das Neugeborne. Kein Entlastungs-Motiv freilich wird auf der Anklagebank häufiger vorgebracht, als dieses, das man im Allgemeinen nur bei sehr jugendlichen, sittlich noch ziemlich unverdorbnen Erstgebärenden gelten lassen kann. Hieran schliesst sich ein andres Entlastungs-Moment, dessen Würdigung leichter ist, als die des eben genannten, weil dieselbe auf Obductionsbefunde gegründet werden kann, ich meine die angebliche Selbsthülfe der Kreissenden beim Gebäract. Diese kommt in gar nicht allzu seltnen Fällen vor, und besteht namentlich in einem Ergreifen des Kopfes so wie des Halses, und Ziehen daran, wenn nach gebornem Kopfe die Geburt noch zögert. Die sichtliche Wirkung dieser Selbstentbindung an Kindesleichen besteht in leicht erkennbaren Nägelzerkratzungen im Gesichte oder am Halse, wie sie Jeder aus dem alltäglichen Leben kennt. Grössere Beschädigungen des Kindes, namentlich Brüche des Kehlkopfes oder der Schädelknochen kommen dabei nicht vor, da sie eine viel grössere Gewalt zu ihrer Entstehung bedingen, als hier ausgeübt werden kann. Dagegen kann die Möglichkeit einer Luxation der Halswirbel durch diese Selbstentbindung bei heftiger Manipulation des Halses in der aufgeregten Stimmung und bei den heftigsten Schmerzen der Kreissenden nicht in Abrede gestellt werden, wenn gleich mir weder ein derartiger Fall vorgekommen, noch sonst bekannt ist. Eben so wenig kann eine Erwürgung des Kindes auf diesem Wege der Selbsthülfe und ohne verbrecherische Absicht geläugnet werden, wenn gleich

diese Fälle äusserst selten vorkommen. Die Entscheidung kann
hier ungemein schwierig werden, da die Befunde am Leichnam
bei *bona fide* Selbsthülfe ganz dieselben sind, als bei Schuld und
Absicht, und der concrete Fall mit seinen Einzelheiten wird die
Data für das Urtheil liefern müssen. So wird man z. B. nicht irren,
wenn man den Befund von Nägelzerkratzungen an Kopf, Gesicht
oder Hals der Kindesleiche, ohne den irgend anderer Verletzungen
oder einer gewaltsamen Todesart, auf Rechnung einer Selbsthülfe
schreibt, während derselbe Befund beim Auffinden unzweifelhafter
anderweitiger Beweise einer gewaltthätigen Behandlung und dadurch bewirkten Tödtung des Neugebornen diese nur um so
mehr beweisen wird (335. Fall). — Was aber an der Leiche
vorgefundene Verletzungen betrifft, so muss bei der Geneigt-
heit, grade bei todt aufgefundnen Neugebornen ein Verbrechen
zu wittern, das gar nicht begangen worden, und um durch das
gerichtsärztliche Gutachten auch nicht einmal die Verhaftung
und blosse Einleitung der Voruntersuchung gegen eine vielleicht
ganz Unschuldige zu veranlassen, an einige Punkte erinnert werden, die bereits an frühern Stellen unsres Werkes besprochen
worden sind. Hierhin gehört die Wiederholung der Warnung
(§. 109. S. 798), das alltägliche subaponeurotische Blutsulz-Extra-
vasat am Kopfe, das blosse Folge des Gebäractes, nicht für Andeutung einer dem Kinde angethanen Gewalt zu erklären; hierhin die Verwechslung jener, zumal im Winter und bei sehr fet-
ten Kindern oft genug vorkommenden, oben (§. 112. S. 806)
genauer beschriebnen ganz natürlichen Pseudo-Strangrinne mit
einer, von gewaltsamer Strangulation herrührenden wirklichen
Strangmarke; hierhin gehören ferner die Verletzungen, die jeder
Körper, so auch der des Neugebornen, im Augenblicke des
Sterbens und selbst nach dem Tode durch Fall, Stoss, Anstrei-
fen, Hin- und Herschleifen u. s. w. erhalten kann, und die ganz
sichtliche Spuren an der Leiche zurücklassen (§. 33 allg. Thl.
sub 2 und 4 S. 127), eben so wie die Wirkungen von stumpfen,
wie spitzen Instrumenten, die zum Aufheben, Auffischen, Heraus-

holen der Leiche gebraucht worden waren, welche Wirkungen
man namentlich bei Leichen Neugeborner findet, die so häufig
in Löcher, Winkel, Gruben aller Art versteckt werden, aus
denen sie nur mit Instrumenten hervorgeholt werden können.
Endlich kommen auch namentlich bei Neugebornen, weil sie in
andern Fällen in Düngergruben, Abtritten, im Wasser u. s. w.
versteckt worden waren, jene schon oben (§. 51. und 57. spec.
Thl. *sub* 2 S. 582) erwähnten Beschädigungen, Benagungen und
Zerfressungen von Wasserratten, Schweinen, Hunden u. s. w.
vor, wodurch oft ganze Theile der Leiche verstümmelt oder
defect gefunden werden.

Zwar ist die Beantwortung der Frage von der Schuld oder
Nichtschuld (hier der angeschuldigten Mutter) der Geschwornen, nicht des Gerichtsarztes Aufgabe: allein dieser hat die
Verpflichtung, durch sachkundige Entwicklung des vorliegenden
Falles, das Urtheil der Geschwornen aufzuklären, und, so weit
der objective Thatbestand in Frage steht, ihre Ueberzeugung
zu begründen. Eine genaue und sorgfältige Würdigung aller
hier nach der Erfahrung vorgetragnen Momente, beim eben so
vorsichtigen Fernhalten jeder übel verstandnen und falschen
Humanität einer-, wie jeder Verbrechenriecherei andererseits,
wird den Gerichtsarzt zum Ziele führen. Andre allgemein-
gültige Regeln lassen sich nicht aufstellen. Die besondern Umstände des besondern Falles in ihrer Gesammtheit müssen entscheiden, wie eine Auswahl von unten folgenden Beispielen zeigen mag. Ich habe darunter sehr absichtlich auch einige (339.
340. 341. 342. 344. Fall) aufgenommen, in denen eben diese besondern Umstände die Ueberzeugung aufdrängen mussten, dass
die Beseitigung der Leibesfrucht lediglich aus oeconomischen
Rücksichten geschehn war, nämlich zur Ersparung der theuern
Beerdigungskosten, was in Berlin ungemein oft vorkommt, oder
um die Verheimlichung der unehelichen Geburt, die im kurzen
Leben des Kindes geglückt war, vollends nach dem Tode desselben durchzuführen.

Es bedarf nicht der Bemerkung, dass die Frage von der Schuld oder Unschuld der Mutter, oder von den mildernden Umständen bei letzterer noch wesentlich abhängt von der Stimmung der Kreissenden und von ihrer Zurechnungsfähigkeit im Allgemeinen; allein die Erörterung dieser wichtigen Frage gehört nicht zu derjenigen Aufgabe, die wir uns bei Abfassung dieses Werkes gestellt hatten.

§. 121. Casuistik.

335, Fall.

Angebliche Selbstentbindung. Annahme eines Kindermordes.

Am 11. November wurde die zum zweiten Male schwangere Dienstmagd H., welche behauptete, erst im Augenblicke der herannahenden Geburt von ihrer Schwangerschaft Kenntniss gehabt zu haben (!), von der Entbindung überrascht. Sie entband sich selbst, sich allein in ihrer Kammer befindend, von einem Mädchen, das sie, angeblich ohne zu bemerken, ob das Kind lebe oder nicht, mit der gleich darauf folgenden Nachgeburt im Bette, in welches sie sich gelegt hatte, liegen liess. Die sofort gerufne Hebamme nahm das todte Kind hervor, unterband die Nabelschnur und badete dasselbe, wobei sie bemerkte, dass das Kind am Halse Eindrücke, wie von Nägeln hatte. Die Kopfknochen waren auch „so weich, als ob sie gedrückt wären." Dass die Mutter bei der Geburt sich viel zu schaffen gemacht haben musste, bewiesen der Hebamme auch die mit Blut besudelten Arme und Hände derselben. Bei der am 13. November verrichteten Obduction fanden wir die Leiche 18 Zoll lang, 7¼ Pfd. schwer, noch sehr frisch, die Kopfdurchmesser *resp.* von 3½, 4¼ und 5 Zoll, den Schulterdurchmesser von 4½, den Hüftendurchmesser von 3½ Zoll und alle übrigen Zeichen der Reife. An der rechten Seite des Halses zeigten sich in dreieckiger Form über einander stehend, drei zinnoberrothe kleine Flecke, von der Grösse einer Linse, weich zu schneiden mit Hautabschürfung, unsugillirt, und sich deutlich als Nägelzerkratzungen characterisirend. Am Kopfe, wie sonst, äusserlich keine Spur einer Verletzung. Von den Befunden in der Bauchhöhle erwähnen wir nur den Stand des Zwerchfells unter der fünften Rippe, eine starke Blutanfüllung der Leber, Nieren und *V. cava*, und die Leere der Harnblase bei strotzender Anfüllung der Dickdärme. Die Zeichen der Athemprobe bewiesen übereinstimmend und mit überzeugender Sicherheit, dass das Kind gelebt haben musste. An den Halswirbeln, am Kehlkopf keine Spur einer Verletzung. Wichtig waren nur die Befunde am Kopfe. Das ganze rechte Scheitelbein war mit einer liniendicken, dunklen blutigen Sulze überzogen. Auch auf dem untern Theil des linken Scheitelbeins befand sich eine ähnliche, rundliche Ausschwitzung von ½ Zoll Durchmesser. Das rechte Scheitelbein war genau in seiner Mitte durch einen halbmondförmigen Bruch in zwei Theile getheilt, die Bruchränder waren gezackt, aber nicht sugillirt. Auf beiden Gehirnhemisphären zeigte sich in der Scheitelgegend ein liniendickes Extravasat von dunklem geronnenem Blute von 2 Zoll Durchmesser. Die Gefässe der *pia mater* waren ziemlich leer, die *Sinus* aber noch blutgefüllt, und die Schädelgrundfläche unverletzt. Im Obductionsberichte bewiesen wir zunächst, was hier keiner weitern Ausführung mehr bedarf, die Reife, das Athmungsleben des Kindes und den Tod durch Blutschlagfluss. Eine solche Todesart könne, hiess es weiter, bei Neugebornen wohl auch aus innern Ursachen entstehn, wenn gleich eine Summe von Befunden, wie die vorliegenden, als Folge eines natürlichen Todes, zu den grössten Seltenheiten gehören würde; dass aber eine solche blosse Möglichkeit hier nicht angenommen werden könne und vielmehr behauptet werden müsse, dass eine gewaltsame und unnatürliche Behandlung des Kindes den genannten Tod veranlasst habe, dafür lägen beweisende Leichenbefunde vor. „Wir zählen dahin die blutig-sulzige Ausschwitzung auf beiden Scheitelbeinen, die nicht das blosse Product einer schweren Entbindung sein kann, die auch actenmässig gar nicht, vielmehr eine sehr rasch beendete Geburt, Statt gehabt hat, und ganz besonders den Bruch des rechten Scheitelbeins, das dadurch in zwei Theile getheilt war. Solche Befunde lassen mit Sicherheit auf eine gewaltthätige Behandlung des Kopfes schliessen, und zwar auf eine stumpf quetschende Gewalt, z. B. sehr starken Druck mit den Händen, oder Anschlagen des Kopfes an einen harten Gegenstand u. dgl. Dass äusserlich am Kopfe keine Spuren einer solchen Gewalt gefunden worden, kann nicht als Gegengrund aufgeführt werden, da, wie die Erfahrung uns selbst, namentlich in einer sehr grossen Anzahl der allerverschiedensten Fälle, gelehrt hat, die allererheblichsten innern Folgen von tödtlichen Misshandlungen sehr häufig gefunden werden, ohne dass die äussere Besichtigung der Leichen sie hätte ahnen lassen können. Ein belehrend-warnender Beweis der Unzulänglichkeit der Leichenbesichtigungen von Nichtärzten. Es haben sich ferner noch am Leichnam des Kindes an der rechten Seite des Halses drei zinnoberrothe Flecke gefunden, die nicht von selbst und etwa durch den blossen Act der Ge-

burt entstanden sein konnten, vielmehr auf Finger- (Nägel-) Eindrücke
deuten, die hier eingewirkt haben mussten, und einen Beweis mehr für
unsere obige Behauptung abgeben." Wir standen hiernach nicht an, zu
erklären, dass der Tod des Kindes durch gewaltthätige Behandlung veranlasst worden sei. Die Geschwornen sprachen hiernach ihrerseits das
„Schuldig" aus, und die Angeschuldigte wurde zu der gesetzlichen
langjährigen Zuchthausstrafe verurtheilt.

Drei Jahre später kam der oben mitgetheilte ganz ähnliche Fall vor,
(s. 328. Fall), in welchem das spätere Geständniss der Angeschuldigten
unsre Annahme einer gewaltthätigen Behandlung bestätigte.

336. Fall.

Wasserleiche. Nicht zu ermittelnde Schuld der Mutter.

Die Leiche eines neugebornen Knaben war Ende März aus dem
Wasser gezogen worden. Von sehr vorgeschrittner Fäulniss war der
Körper graugrün, aufgeschwollen und ohne *Epidermis*. Um den Hals
war ein Bändchen fest geschlungen, woran ein Beutelchen hing, das einen
Stein enthielt. Die Lungen waren braunröthlich, füllten die Brusthöhle
aus, waren überall mit Fäulnissbläschen besetzt und schwammen in allen
ihren Theilen. Aber auch das Herz schwamm, nicht aber die verweste
Leber. Einschnitte in die Lungen ergaben zwar zischend entweichende
Luft, aber (bei diesem hohen Verwesungsgrade erklärlich) nicht mehr
blutigen Schaum. Das Herz war blutleer. Wasser- und schaumleer war
auch die Luftröhre, und leer der Magen. Das Zwerchfell stand zwischen
der fünften und sechsten Rippe. Am ganz grünen Halse hatte sich eine
ringsum laufende Vertiefung gezeigt, die aber ganz weich zu schneiden
und ohne Spur von Sugillation war. Unser Gutachten ging dahin: dass
das Kind ein reifes gewesen, dass mit Sicherheit nicht mehr über sein
Leben nach der Geburt entschieden werden könne, dass jedoch Gründe
der Wahrscheinlichkeit für ein solches Leben sprächen (Stand des
Zwerchfells, Farbe und grosse Ausdehnung, so wie die vollständige
Schwimmfähigkeit der Lungen), dass aber jedes Urtheil über die Todesart des Kindes (folglich über die Schuld der Mutter) zurückgehalten
werden müsse.

337. Fall.

Geburt in Excremente.

Eine Uneheliche, die ihre Schwangerschaft, wie so häufig, bis zum letzten Augenblicke verheimlicht hatte, fühlte Drang zum Stuhl, und kauerte über einem hölzernen, etwa anderthalb Fuss hohen Schöpfbottich nieder. Sie liess eine bedeutende Masse Koth und Urin hinein, und gleich darauf schoss, ihrer Angabe nach, das Kind von ihr. Die uns zwei Tage später vorgelegte Leiche war stark mit Koth besudelt. Das Zwerchfell stand verhältnissmässig tief, zwischen der fünften und sechsten Rippe. Die Luft- und Speiseröhre, wie der Magen waren ganz leer und normal. Die braunrothen, völlig ungefleckten Lungen lagen beide nach hinten stark zurückgezogen, knisterten nicht beim Einschneiden, noch zeigten sie Blutschaum, und waren vollkommen schwimmunfähig. Wieder war auch hier die Harnblase leer und der Mastdarm voll. Mit Recht, wie wir glauben, alle Subtilitäten vollkommen unbeachtet lassend, welche Henke und seine Schule an Fälle, wie dieser, knüpfen, um den Werth der Athemprobe anzuzweifeln, erklärten wir ganz einfach: dass (das Kind im achten Monat geboren worden, dass) dasselbe todtgeboren worden, und dass die Schuld eines Dritten an der Todtgeburt durch die Obduction nicht erhelle, dem Untersuchungsrichter, wie billig, es überlassend, zu ermitteln, ob die übrigen Umstände etwa eine Schuld der Mutter in Betreff des Herganges bei der Geburt ergeben würden. Es kam weder eine Rückfrage, noch wurde später der Obductionsbericht gefordert, ein Beweis, dass der Fall nach unserm summarischen Gutachten nicht weiter verfolgt worden ist.

Complicirter war der folgende

338. Fall.

Aus dem Abtritt gezognes Kind. Nicht zu ermittelnde Schuld.

Am 9. März hörte ein Mann, als er eben auf den Abtritt gehn wollte, aus der Grube herauf das Geschrei eines Kindes, und fand nun auch die Abtrittsbrille rund herum mit frischem Blute besudelt, und Blutspuren, die sich auf dem Hofe bis zur Kellerwohnung der unverehelichten K. verfolgen liessen. Von den zur Rettung des Kindes herbeigerufnen Zeugen deponirte der Hauswirth, der das Kind lebend und anscheinend gesund aus der Grube heraufholte, dass der Abtritt am

Tage vorher ausgeräumt worden war, und dass das Kind auf einer weichen und nicht flüssigen Substanz, und zwar auf dem Rücken gelegen habe, so dass es nicht ertrinken konnte. Ein andrer Zeuge nannte die Masse „Koth mit Stroh untermischt, fest, nicht flüssig", und sagt, das Kind sei „voller Blut" gewesen. Die als Mutter sofort ermittelte K. deponirte, sie sei von der Geburt, die sie noch entfernter geglaubt, insofern überrascht worden, als sie einen Stuhl- und Urindrang gefühlt, und auf dem Abtritt sitzend, sei mit der Nothdurft das Kind „hervorgeplatzt", wobei die Nabelschnur zerrissen und das Kind in den Abtritt gefallen sei. Die Untersuchung hat ergeben, dass die Brille 10 Zoll im Durchmesser hatte, und so gross war, dass allerdings ein Kind durchschiessen konnte. Das Kind starb zwei Tage später in der Charité, ohne dass uns über die Krankheit etwas bekannt geworden wäre. Das Kind ergab sich bei der gerichtlichen Obduction als ein reifes männliches, bei dem es jedoch nicht unerheblich war, wahrzunehmen, dass der Kopf etwas kleiner als gewöhnlich war, indem der grade Durchmesser nur 4, der queere nur 3 und der diagonale nur $4\frac{1}{2}$ Zoll maassen. Von Verletzungen fand sich keine Spur. Als Todesursache ergab sich ganz unzweifelhaft apoplectische Hyperämie. Was die Entstehung des Schlagflusses betrifft, so äusserten wir, mit Rücksicht auf die Fragen des Staatsanwalts: „eine Verbindung zwischen dem Tode des Kindes und den Umständen, welche dessen Geburt begleitet haben, ist weder aus den Ergebnissen der Leichenöffnung, noch aus den actenmässigen Ermittelungen nachzuweisen. Denn wenn der Fall oder das Werfen des Kindes in den Abtritt die Ursache seines Todes, oder doch von Einfluss auf denselben gewesen wäre, was an sich, zumal bei der Kälte, die am Tage seiner Geburt herrschte, nicht unmöglich war, so hätte 1) sich eine äussere Spur dieses Falles oder Wurfes, namentlich am Kopfe des Kindes, erwarten lassen, welche indess nicht vorgefunden worden, wobei indess zu berücksichtigen, dass das Kind ziemlich weich fiel, und 2) und hauptsächlich würde der Tod des Kindes grade durch den schnell tödtlichen Blutschlagfluss, nicht, wie geschehn, erst zwei Tage später, während welcher Zeit das Kind fortwährend unter ärztlicher Aufsicht war, erfolgt sein." Betreffend die Angabe der Mutter über den Hergang der Geburt, mussten wir natürlich annehmen, was hier keiner weitern Ausführung bedarf, dass dieselbe nach der allgemeinen ärztlichen Erfahrung in allen ihren Theilen um so mehr als glaubwürdig zu erachten sei, als die K. eine Mehrgebärende, und der Kopf des Kindes kleiner als gewöhnlich gewesen war. (Das mütterliche Becken haben wir nicht zu untersuchen gehabt.) Für die Annahme aber, dass das Kind bei der Geburt nicht in den Abtritt gefallen, sondern erst nach derselben in die Grube geworfen worden sei, lägen ärztlicherseits gar keine Gründe vor.   Hiernach lautete, mit Rücksicht auf die vorgelegten Fragen, der *tenor* unsers Gutachtens dahin: 1) dass das Kind *qu.* ein reifes und lebensfähiges gewesen; 2) dass dasselbe an Blutschlagfluss gestorben sei; 3) dass aus den Resultaten der Obduction eine äussere und gewaltsame Veranlassung zu der tödtlichen Krankheit nicht erhelle; 4) dass eine Verbindung zwischen dem Tode des Kindes und den Umständen, welche dessen Geburt begleitet haben, nicht nachzuweisen; 5) dass nicht anzunehmen, dass der Fall oder das Werfen des Kindes in den Abtritt die Ursache seines Todes gewesen; 6) dass der von der K. geschilderte Hergang bei der Geburt überhaupt und nach Lage der Acten, so wie mit Rücksicht auf die Localität des Abtritts und die Lage und Beschaffenheit, in welcher das Kind vorgefunden wurde, wahrscheinlich sei, und 7) dass Gründe für die Annahme nicht vorhanden, dass das Kind nicht bei der Geburt in den Abtritt gefallen, sondern erst nach derselben in die Grube geworfen worden sei. Es wurde hierauf kein weiteres Verfahren gegen die K. wegen Kindermordes eingeleitet.

339. Fall.

Aus dem Nachtstuhl gezognes Kind. Oeconomische Veranlassung der Beseitigung?

Die Leiche eines reifen neugebornen Knaben von $6\frac{1}{2}$ Pfund Gewicht und 18 Zoll Länge, aber von kleinen Kopf- und Schulterdurchmessern (3, 4, $4\frac{1}{2}$ Zoll und Schultern $4\frac{1}{4}$ Zoll) war in einem Nachtstuhl gefunden worden, dazu eine 22 Loth schwere *Placenta.* Der vierzehn Zoll lange kindliche Nabelschnurrest war zackig zerrissen und ununterbunden. Unter dem *Pericranium* am linken Scheitelbein zeigten sich inselartige Sugillationen, sonst nirgend weder äusserlich noch innerlich Spuren von Verletzung an der noch frischen Leiche. Die Todesart ergab sich als Hirnhyperämie, nicht Erstickung. Das Athmungsleben war zweifellos. Für eine präcipitirte Geburt sprachen übereinstimmend die mit vorgefundne *Placenta,* die abgerissene Nabelschnur, die kleinen Kopf- und Schulterdurchmesser, die heimliche Entbindung; dafür, dass ein Kindssturz auf den Kopf dabei Statt gehabt, die Sugillationen auf dem Scheitelbein. Der Sturz konnte aber diese Wirkung nicht gehabt haben, wenn die Geburt auf dem Nachtstuhl vor sich gegangen und das Kind auf die (im Mai) weich-flüssigen Excremente gefallen war, in welchem Fall auch

Erstickung, nicht Hirnhyperämie als Todesursache erfolgt sein würde. Hiernach war anzunehmen, dass das lebensfähige, lebend gewesene, Kind durch Sturz auf irgend einen festen Boden an Gehirnschlag bald nach der Geburt verstorben, und todt, vermuthlich nur, um die Geburt vollends zu verheimlichen und die Beerdigungskosten zu ersparen, in den Nachtstuhl geworfen worden war. Der Sache wurde hiernach keine richterliche Folge gegeben.

340. Fall.

Ein ähnlicher Fall.

Noch wahrscheinlicher wurden die eben genannten Beweggründe in folgendem Fall. Das Kind musste als ein nur achtmonatliches abgeschätzt werden; denn es wog nur 4 Pfund 9 Loth, war nur 16 Zoll lang, der Queerdurchmesser des Kopfes betrug nur 2¾, der grade nur 3½, der diagonale nur 4 Zoll und der Hüftendurchmesser nur 2½ Zoll. Es war noch mit der *Placenta* verbunden, welche 23 Loth wog. Es war, wie die Athemprobe ergab (leere Harnblase!) eine Todtgeburt gewesen. Das Kind konnte möglicherweise allerdings auch auf dem Nachtstuhle geboren worden sein, mit der Erklärung aber, dass es in und nach der Geburt nicht gelebt gehabt habe, sondern todtgeboren gewesen sei, hörte das richterliche Interesse an der Sache auf. *)

341. Fall.

Aus dem Wasser gezognes Kind. Beseitigt aus öconomischen Gründen?

Der reife, lebensfähige neugeborne Knabe, der aus einem der kleinen Seen im Thiergarten gezogen worden, war entschieden todtgeboren gewesen, wie die Athemprobe unzweifelhaft ergab. Das Kind war folglich todt ins Wasser gekommen, verhielt sich aber bei der äussern Besichtigung ganz wie jede Wasserleiche. Denn während Bauch und Geschlechtstheile noch die gewöhnliche Leichenfarbe hatten, war der Kopf schon grau, die Brust grün von Verwesung. Interessant war aber für die Aufklärung des Falles der Befund der, mit einem hänfenen Bande (Bindfaden) unterbundenen Nabelschnur. Wer hatte diese Ligatur ange-

---

*) Vgl. den 329. Fall.

legt? Die Mutter (die ganz unbekannt geblieben ist), wenn sie heimlich und unehelich geboren hatte? Aber zu welchem Zwecke? Oder eine Helferin bei der Entbindung, eine Hebamme oder auch nur eine sogenannte Wickelfrau? Aber eine solche, geschweige ein Arzt, nimmt nicht eine solche Schnur zur Ligatur. Vermuthlich also war das Kind gar nicht heimlich, sondern vor einer oder mehrern Zeuginnen geboren, vermuthlich rasch und leicht geboren worden, und eine anwesende bewanderte Weibsperson hatte geglaubt, die Nabelschnur unterbinden zu müssen. Und als man sich überzeugte, dass das Kind todt, war es höchstwahrscheinlich, zur Ersparung aller Weiterungen, namentlich der polizeilichen Anmeldung und der Beerdigungskosten, ins Wasser vor das Thor getragen worden.

342. Fall.

Wasserleiche eines Neugebornen mit abgesägtem Schädel. Oeconomische Veranlassung der Beseitigung.

Die öconomische Veranlassung war hier unzweifelhaft, und der Fall zu eigenthümlich, um ihn hier nicht mit aufzunehmen. Diagnostisch hatte er freilich gar kein Interesse. Es war ein reifes männliches Kind, das aus dem Wasser gezogen und schon (im October) in so hohem Grade verwest war, dass es nur äusserlich besichtigt wurde. Aber es ergab sich dabei — dass die obere Schädeldecke kunstgemäss abgesägt und die Kopfhaut wieder eben so zugenäht worden war. Beim Oeffnen derselben fand sich die Schädelhöhle ganz leer. Offenbar also war das Kind von einem Privatarzte der Diagnose wegen geöffnet, und danach von den Angehörigen, Statt der Beerdigung, ins Wasser geworfen worden!

343. Fall.

Umschlingung der Nabelschnur. Schlagfluss. Selbsthülfe.

Ein reifes männliches Kind lag (im Januar) vor, noch ganz frisch, mit vierfacher Umschlingung der frischen Nabelschnur, die dreiunddreissig Zoll lang, ununterbunden und mit zackig-ungleichen Rändern versehn (abgerissen) war. Die Mutter war weder zur Zeit bekannt, noch ist sie später ermittelt worden. Die Leiche war 7¾ Pfund schwer und 20¼ Zoll lang. Sie hatte grosse Kopfdurchmesser von *resp.* 3½, 4½ und 5½ Zoll, eben so einen Schulterdurchmesser von 5¼ Zoll. Am Kopfe fand sich keine Spur einer Verletzung. Am Halse war von einer Rinne gar Nichts, und nur am Nacken ein zwei Zoll langer, weisslicher, drei

Linien breiter, nicht eingefurchter, weich zu schneidender, nicht sugillirter Streifen zu bemerken. An der rechten Seite des Halses fanden sich
nebeneinander sechs erbsengrosse, hellrothe, weich zu schneidende Flecke
mit Hautabschürfung, deutliche Nägelzerkratzungen; am linken Unterkieferwinkel eine groschengrosse, blaue, wirklich sugillirte Stelle, und auf
der linken Backe noch eine kleine Abschilferung, wie die geschilderten.
Die Bauchhöhle bot nichts Besonderes dar; die Harnblase war leer, aber
der Dickdarm voll und der After mit Kindspech beschmutzt. Die rechte
Lunge war gleichförmig leberbraun, zurückgezogen und sank bis in ihren
kleinsten Stückchen im Wasser unter. Die linke dagegen bedeckte den
Herzbeutel fast, war hellrosenroth, bläulich marmorirt, ergab knisterndes
Geräusch und Blutschaum bei Einschnitten, was bei der rechten nicht der
Fall gewesen, und schwamm ganz vollständig. Im Gehirn ergab sich
nicht nur eine sehr sichtliche Hyperämie, sondern auch im Kopfe noch
der bemerkenswerthe Befund eines Extravasats von dunklem, dicklichem
Blute auf der *Basis Cranii*. Eine andre Veranlassung, namentlich eine
äussere, gewaltsame zu dieser Apoplexie, als die Umschlingung, lag nicht
vor, und war nicht anzunehmen. Bei der starken Entwicklung des ganzen Kindskörpers konnte eine etwas zögernde Geburt wohl angenommen
werden, und es erschien gerechtfertigt, die geschilderten äussern Verletzungen an Hals und Gesicht als Resultate der Selbsthülfe der Kreissenden anzusprechen.

344. Fall.

Aus dem Kamin gezognes Neugebornes. Oeconomische Veranlassung zur Beseitigung.

Der Fall war insofern interessant, als diesmal wieder unser Urtheil
später vollständig durch das Geständniss bestätigt wurde. Die Athemprobe ergab das Leben der Geburt ganz unzweifelhaft*), das deshalb,
wie die Todesart durch Hirnschlagfluss, die einzige in der Leiche nachgewiesene, und zwar als aus innern Ursachen entstanden, angenommen wurde.
Den Fundort der Leiche betreffend, ein ungeheitzter, mit einer Thüre
verschlossner Kamin (im April), in welchem das in Lappen und Wäsche
gehüllte Kind gelegen hatte, wurde ausgesprochen, dass das Kind erst
als Leiche dahin gekommen und wohl anzunehmen sei, dass nur eine
wohlfeilere Beseitigung, als die Beerdigung beabsichtigt gewesen sein

---

*) Die Lungen des Kindes s. in der Abbildung Taf. VI. Fig. 16.

dürfe. In der Mutter wurde eine mit ihrer Herrschaft hier durchreisende
Russin ermittelt. Sie gestand ganz offen, dass sie das Kind heimlich
geboren, dass es eine kurze Zeit gelebt habe und dann todt gewesen
sei, und dass sie, fremd und mit den Gebräuchen des Landes unkundig
und zu arm, um weitere Schritte für die Beerdigung der Leiche zu
thun, dieselbe in den Kamin versteckt gehabt habe, da ihre Abreise
bevorstand. *)

---

*) Vgl. noch als hierhergehörige Fälle die unter den Nummern 142.,
201., 236., 248., 273., 274., 276. mitgetheilten.

Register.

Berichtigungen.

Seite 52. Zeile 18 v. o. statt Taf. VII. lies: Taf. IX.

— 121. statt 29. Fall und 30. Fall, lies „30. und 31. Fall.“

— 464. Zeile 19 v. o. vor: „Ich habe u. s. w.“ setze: 8)

— 607. — 11 v. u. statt ℮ lies ℈ (Scrupel).

— 797. — 5 v. u. statt 20 a. und b. lies: 20 und 20. a.

— 800. — 14 v. u. statt 20 a. lies 20.

— 802. — 6 v. o. statt 20 b. lies 20 a.

SEVERUS Verlag

Bisher im SEVERUS Verlag erschienen:

Achelis. Th. Die Entwicklung der Ehe * **Andreas-Salomé, Lou** Rainer Maria Rilke * **Arenz, Karl** Die Entdeckungsreisen in Nord- und Mittelafrika von Richardson, Overweg, Barth und Vogel * **Aretz, Gertrude (Hrsg)** Napoleon I - Briefe an Frauen * **Ashburn, P.M** The ranks of death. A Medical History of the Conquest of America * **Avenarius, Richard** Kritik der reinen Erfahrung * Kritik der reinen Erfahrung, Zweiter Teil * **Bernstorff, Graf Johann Heinrich** Erinnerungen und Briefe * **Binder, Julius** Grundlegung zur Rechtsphilosophie. Mit einem Extratext zur Rechtsphilosophie Hegels * **Bliedner, Arno** Schiller. Eine pädagogische Studie * **Blümner, Hugo** Fahrendes Volk im Altertum * **Brahm, Otto** Das deutsche Ritterdrama des achtzehnten Jahrhunderts: Studien über Joseph August von Törring, seine Vorgänger und Nachfolger * **Braun, Lily** Lebenssucher * **Braun, Ferdinand** Drahtlose Telegraphie durch Wasser und Luft * **Brunnemann, Karl** Maximilian Robespierre - Ein Lebensbild nach zum Teil noch unbenutzten Quellen * **Büdinger, Max** Don Carlos Haft und Tod insbesondere nach den Auffassungen seiner Familie * **Burkamp, Wilhelm** Wirklichkeit und Sinn. Die objektive Gewordenheit des Sinns in der sinnfreien Wirklichkeit * **Caemmerer, Rudolf Karl Fritz** Die Entwicklung der strategischen Wissenschaft im 19. Jahrhundert * **Cronau, Rudolf** Drei Jahrhunderte deutschen Lebens in Amerika. Eine Geschichte der Deutschen in den Vereinigten Staaten * **Cushing, Harvey** The life of Sir William Osler, Volume 1 * The life of Sir William Osler, Volume 2 * **Dahlke, Paul** Buddhismus als Religion und Moral, Reihe ReligioSus Band IV * **Eckstein, Friedrich** Alte, unnennbare Tage. Erinnerungen aus siebzig Lehr- und Wanderjahren * Erinnerungen an Anton Bruckner * **Eiselsberg, Anton Freiherr von** Lebensweg eines Chirurgen * **Eloesser, Arthur** Thomas Mann - sein Leben und Werk * **Elsenhans, Theodor** Fries und Kant. Ein Beitrag zur Geschichte und zur systematischen Grundlegung der Erkenntnistheorie. * **Engel, Eduard** Shakespeare * Lord Byron. Eine Autobiographie nach Tagebüchern und Briefen. * **Ferenczi, Sandor** Hysterie und Pathoneurosen * **Fichte, Immanuel Hermann** Die Idee der Persönlichkeit und der individuellen Fortdauer * **Fourier, Jean Baptiste Joseph Baron** Die Auflösung der bestimmten Gleichungen * **Frimmel, Theodor von** Beethoven Studien I. Beethovens äußere Erscheinung * Beethoven Studien II. Bausteine zu einer Lebensgeschichte des Meisters * **Fülleborn, Friedrich** Über eine medizinische Studienreise nach Panama, Westindien und den Vereinigten Staaten * **Goette, Alexander** Holbeins Totentanz und seine Vorbilder * **Goldstein, Eugen** Canalstrahlen * **Graebner, Fritz** Das Weltbild der Primitiven: Eine Untersuchung der Urformen weltanschaulichen Denkens bei Naturvölkern * **Griesser, Luitpold** Nietzsche und Wagner - neue Beiträge zur Geschichte und Psychologie ihrer Freundschaft * **Hartmann, Franz** Die Medizin des Theophrastus Paracelsus von Hohenheim * **Heller, August** Geschichte der Physik von Aristoteles bis auf die neueste Zeit. Bd. 1: Von Aristoteles bis Galilei * **Helmholtz, Hermann von** Reden und Vorträge, Bd. 1 * Reden und Vorträge, Bd. 2 * **Henker, Otto** Einführung in die Brillenlehre * **Kalkoff, Paul** Ulrich von Hutten und die Reformation. Eine kritische Geschichte seiner wichtigsten Lebenszeit und der Entscheidungsjahre der Reformation (1517 - 1523), Reihe ReligioSus Band I * **Kautsky, Karl** Terrorismus und Kommunismus: Ein Beitrag zur Naturgeschichte der Revolution * **Kerschensteiner, Georg** Theorie der Bildung * **Klein, Wilhelm** Geschichte der Griechischen Kunst - Erster Band: Die Griechische Kunst bis Myron * **Krömeke, Franz** Friedrich Wilhelm Sertürner - Entdecker des Morphiums * **Külz, Ludwig** Tropenarzt im afrikanischen Busch * **Leimbach, Karl Alexander** Untersuchungen über die verschiedenen Moralsysteme * **Liliencron, Rochus von / Müllenhoff, Karl** Zur Runenlehre. Zwei Abhandlungen * **Mach, Ernst** Die Principien der Wärmelehre * **Mausbach, Joseph** Die Ethik des heiligen Augustinus. Erster Band: Die sittliche Ordnung und ihre Grundlagen * **Mauthner, Fritz** Die drei Bilder der Welt - ein sprachkritischer Versuch * **Müller, Conrad** Alexander von Humboldt und das Preußische Königshaus. Briefe aus den Jahren 1835-1857 * **Oettingen, Arthur von** Die Schule der Physik * **Ostwald, Wilhelm** Erfinder und Entdecker * **Peters, Carl** Die deutsche Emin-Pascha-Expedition * **Poetter, Friedrich**

SE**V**ERUS
Verlag

Christoph Logik * **Popken, Minna** Im Kampf um die Welt des Lichts. Lebenserinnerungen und Bekenntnisse einer Ärztin * **Prutz, Hans** Neue Studien zur Geschichte der Jungfrau von Orléans * **Rank, Otto** Psychoanalytische Beiträge zur Mythenforschung. Gesammelte Studien aus den Jahren 1912 bis 1914. * **Rohr, Moritz von** Joseph Fraunhofers Leben, Leistungen und Wirksamkeit * **Rubinstein, Susanna** Ein individualistischer Pessimist: Beitrag zur Würdigung Philipp Mainländers * Eine Trias von Willensmetaphysikern: Populär-philosophische Essays * **Sachs, Eva** Die fünf platonischen Körper: Zur Geschichte der Mathematik und der Elementenlehre Platons und der Pythagoreer * **Scheidemann, Philipp** Memoiren eines Sozialdemokraten, Erster Band * Memoiren eines Sozialdemokraten, Zweiter Band * **Schlösser, Rudolf** Rameaus Neffe - Studien und Untersuchungen zur Einführung in Goethes Übersetzung des Diderotschen Dialogs * **Schweitzer, Christoph** Reise nach Java und Ceylon (1675-1682). Reisebeschreibungen von deutschen Beamten und Kriegsleuten im Dienst der niederländischen West- und Ostindischen Kompagnien 1602 - 1797. * **Stein, Heinrich von** Giordano Bruno. Gedanken über seine Lehre und sein Leben * **Strache, Hans** Der Eklektizismus des Antiochus von Askalon * **Thiersch, Hermann** Ludwig I von Bayern und die Georgia Augusta * **Tyndall, John** Die Wärme betrachtet als eine Art der Bewegung, Bd. 1 * Die Wärme betrachtet als eine Art der Bewegung, Bd. 2 * **Virchow, Rudolf** Vier Reden über Leben und Kranksein * **Wecklein, Nikolaus** Textkritische Studien zu den griechischen Tragikern * **Weinhold, Karl** Die heidnische Totenbestattung in Deutschland * **Wellmann, Max** Die pneumatische Schule bis auf Archigenes - in ihrer Entwickelung dargestellt * **Wernher, Adolf** Die Bestattung der Toten in Bezug auf Hygiene, geschichtliche Entwicklung und gesetzliche Bestimmungen * **Weygandt, Wilhelm** Abnorme Charaktere in der dramatischen Literatur. Shakespeare - Goethe - Ibsen - Gerhart Hauptmann * **Wlassak, Moriz** Zum römischen Provinzialprozeß * **Wulffen, Erich** Kriminalpädagogik: Ein Erziehungsbuch * **Wundt, Wilhelm** Reden und Aufsätze * **Zoozmann, Richard** Hans Sachs und die Reformation - In Gedichten und Prosastücken, Reihe ReligioSus Band III

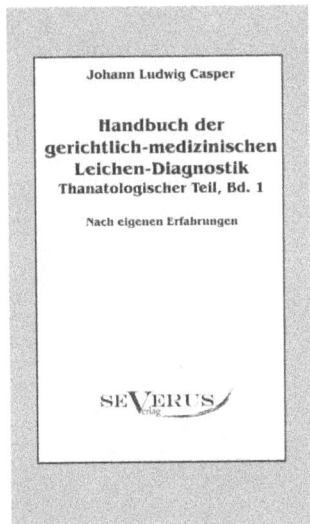

Mit seinem „Practischen Handbuch der gerichtlichen Medicin" hat der deutsche Rechtsmediziner Johann Ludwig Casper 1857 ein Standardwerk vorgelegt. Bis zu Beginn des 20. Jahrhunderts acht Mal neu aufgelegt, führt das Werk „mit Theorien und Erklärungen [...] zurückhaltend" und „überall den practischen Standpunkt festhaltend" in die Grundlagen der Gerichtsmedizin des 19. Jahrhunderts ein.

Aus der Perspektive des Praktikers, legt Casper den Schwerpunkt auf dem medizinischen, statt auf den juristischen Aspekt seines Berufsstandes, denn „der gerichtliche Arzt ist – Arzt, nichts mehr, nichts weniger, nichts Andres". Die anschaulichen Erklärungen anhand von 344 Fallbeispielen, die nicht der Literatur, sondern der eigenen Erfahrung entstammen, machen das Werk auch ohne Medizinstudium gut lesbar. Für alle, die sich für Medizin-, Rechts- oder Wissenschaftsgeschichte interessieren.

SEVERUS Verlag

Ebenfalls im SEVERUS Verlag erhältlich:

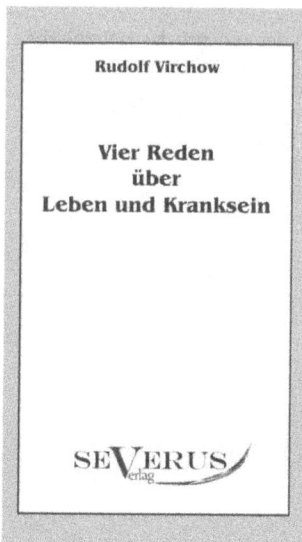

Rudolf Virchow
Vier Reden über Leben und Kranksein
SEVERUS 2010 / 268 S./ 19,50 Euro
ISBN 978-3-942382-63-2

Rudolf Virchow

Vier Reden
über
Leben und Kranksein

SEVERUS Verlag

Rudolf Virchow (1821 – 1902), Mediziner und Anthropologe, war Inhaber des ersten Lehrstuhls für pathologische Anatomie in Deutschland und viele Jahre Leiter des pathologischen Instituts der Berliner Charité.
Zeit seines Lebens setzte er sich stark für die Herausbildung einer allgemeinen gesundheitlichen Grundversorgung und die öffentlichen Hygienebedingungen ein. Dieses Engagements führte schließlich zur Errichtung von Berlins erster moderner Kanalisation.

Das vorliegende Werk präsentiert vier Vorträge Virchows, die allesamt auf der Entstehung einer einzelnen Zelle aufbauen und komplexe biologische Prozesse wie die Atmung und den Blutkreislauf detailliert und verständlich darstellen. Seine berühmte Lehre der Zellularpathologie wird eindrucksvoll an dem Beispiel von Fiebererkrankungen demonstriert: Der Leser erhält einen Einblick darin, wodurch Fieber entsteht und wie dieser Erscheinung im Altertum mit Hilfe verschiedener Gottesvorstellungen und Heilungsmethoden begegnet wurde.

www.ingramcontent.com/pod-product-compliance
Lightning Source LLC
Chambersburg PA
CBHW061625220326
41598CB00026BA/3883